中医药畅销书选粹·临证精华

# 一味中药巧治病

续集

薛文忠　刘改凤　编著

中国中医药出版社·北京

**图书在版编目（CIP）数据**

一味中药巧治病续集/薛文忠，刘改凤编著．—北京：中国
中医药出版社，2013.9（2025.4 重印）
（中医药畅销书选粹·临证精华）
ISBN 978 – 7 – 5132 – 1520 – 6

Ⅰ．①一…　Ⅱ．①薛…②刘…　Ⅲ．①方书—汇编—中国
Ⅳ．①R289.2

中国版本图书馆 CIP 数据核字（2013）第 133820 号

---

**中国中医药出版社出版**

北京经济技术开发区科创十三街 31 号院二区 8 号楼
邮政编码 100176
传真　010 64405721
北京盛通印刷股份有限公司印刷
各地新华书店经销

开本 880×1230　1/32　印张 10.125　字数 252 千字
2013 年 9 月 1 版　2025 年 4 月第 4 次印刷
书号　ISBN 978 – 7 – 5132 – 1520 – 6

定价　32.00 元
网址　www.cptcm.com

**服务热线　010 – 64405510**
**购书热线　010 – 89535836**
**侵权打假　010 – 64405753**

**微信服务号　zgzyycbs**
**微商城网址　https://kdt.im/LIdUGr**
**官方微博　http://e.weibo.com/cptcm**
**天猫旗舰店网址　https://zgzyycbs.tmall.com**

如有印装质量问题请与本社出版部联系（010 – 64405510）
版权专有　侵权必究

# 内容提要

  本书是《一味中药巧治病》的续集，编写体例如《一味中药巧治病》。所编内容为《一味中药巧治病》中所未载的病证，本书搜集了各种病证170种，医方6200余首。所集之方以简单、及时、节俭、疗效显著为特点，按急救科、内科、妇产科、儿科、五官科、皮肤科、外科分类编排。其间尚有一证之中含数证者，如"中毒"一证，有解毒通用、解诸药毒、砒霜中毒、食物中毒、解诸鱼毒、煤气中毒等；再如"虫疾"一症，有诸虫统治、蛔虫病、寸白虫病、蛲虫病、钩虫病、丝虫病、血吸虫病，读者可按病证总目依证查找。书中所集之方大都注明出处，未注明的均为民间验方。

  该书不仅适合中医研究人员、广大医务工作者阅读，而且尤宜于广大病患者。特别在缺医少药的情况下，患者一册在手，可速解疾病之苦。

编　者

于太原不息斋

# 目　录

# 急 救 科

## 救 自 缢

（1）急将缢者解下，轻扶仰卧，将活雄鸡一只倒悬，流出口涎，入人口内，自活。（《急救方》）

（2）炒热生盐两大包，从颈喉熨至脐下，冷则随换，不可住手，并作人口呼吸，其活更快。（《圣济总录》）

（3）以半夏为末，洒冷水作丸如豆大，纳入鼻中，心温者一日可治，此法兼治五绝。（《直指方》）

（4）葱心刺鼻出血，男左女右。（《儒门事亲》）

（5）治吊死。不可割断绳索，急以衣裹手紧抵粪门。若系妇女则连阴户抵住，缓缓抱住解下，安被放倒，即将所吊绳索用碗装好，用火蒸之，其活更快。一人踏其肩，以手紧提其发，不可使头垂下；一人微微撚整喉咙；一人擦按心胸，又轻轻摩其肚腹；一人摩擦手足，缓缓弯动，若已硬直，但渐渐强弯曲之。又用脚裹衣紧紧抵粪门、阴户，不使泄气；以两人用竹管吹其两耳，不可住口，或用鸡冠血滴鼻中，男左女右。如此一饭之久，即有气从口出，不可松手。少刻以淡姜汤或清粥与食，令润咽喉，渐渐能动乃止。凡吊死从早至晚虽已冷可活，自夜至早稍觉难救。总之，身全稍软，心下微温者，虽一日以上，若依此救法，多吹多摸，无不活者。勿谓已冷略忽不救。

（6）照（5）法救活。再将其两手大拇指并排平正，以小带缚定，于两指缝中，离指甲角一分半处，名鬼哭穴，用艾火烧3~7壮，并烧两脚心3壮，即活。凡无故中邪而自缢者，以多烧鬼哭穴为要。

（7）用手紧掩其口，勿令通气，两时许气急即活。

（8）用真野山羊血2克，研极细，以好酒灌下，立活。

注：以上4方见《验方新编》

（9）以鹅嘴插入缢者口中，鹅鸣，应声即活。

（10）刺鸡冠血滴口中即活。男用雌鸡，女用雄鸡。

注：以上2方见《种杏仙方》

（11）用老鹅1只，将香油抹鹅嘴上，插入粪门内，一二时自活。若过十三时辰，则不救矣。（《集验良方》）

（12）细辛1克，研细末，吹鼻中。

（13）鸡粪1克，调白酒灌入鼻中。

# 救 溺 水

（1）胸前尚暖者，速令生人脱贴身内衣更换，将溺者微倒侧之，令腹水出，一面用纸捻燃烟熏其鼻，稍熏片刻，即用皂角细末，吹入鼻内，微有喷嚏即可生。（《应验良方》）

（2）以酒坛1个，烧纸片一把放坛内，以坛口覆脐上，冷即再烧，去水即活。（《证治要诀》）

（3）先打壁泥一堵，置地上，令溺者仰卧其上，复以壁土覆之，只露口眼，水气口龠入泥间，遂醒。（《三因方》）

（4）急用灶中灰，不拘多少埋之。惟露七孔，良久自苏。（《本草纲目》）

（5）令溺者仰卧枕上，以足放高，用盐搽脐中，待水自流出，切勿倒提出水。（《救急方》）

（6）溺死一宿者，捣皂荚，棉裹纳下部，须臾出水即活。（《穷乡便方》）

（7）以一人将死者双足，反背在肩上，行1千米许，则水必由口中出。乃置之灰内半日，任其不动，然后以生半夏丸纳鼻孔中，必取嚏而苏。

（8）鸭血灌之即活，终身戒食鹅鸭。

（9）醋灌鼻中，绵裹石灰纳粪门及阴户，水即出。

注：以上3方见《华佗神医秘方真传》

（10）切忌火攻，逼寒内入，不救。用牛一头，令腹横卧在牛背上。两边用人扶策，牵牛徐徐而行，出腹中之水，以老姜切片擦牙，即活。必先横放箸于牙间，使水可出。即无牛，以活人仰卧凳上，令溺水之人卧于活人身上，水出即生。（《秘方集验》）

（11）急解衣带，艾灸脐中，仍令两人以芦管吹其耳中，即活。

（12）以好酒灌鼻中，又灌下部（指肛门）。（《千金方》）

# 救　冻　死

（1）用毡或草席卷之，以索系定，放平坦处，令二人相对推踏，令滚转往来，候四肢温，即活。（《应验良方》）

（2）炒灶灰，布包敷心上，可急救。（《墨娥小绿》）

（3）脱去湿衣，换他人贴身内衣，不可近火，用布袋盛炒热炉灰，放心口上，冷即换热，待开眼，以温酒、姜汤灌之，即活。（《本草衍义》）

（4）于火器熬灰使热，盛以囊，敷其心口上，冷即易之，心暖气通，目得转，口乃开。可温尿粥稍稍吞之，即活。若不先温其心，使持火灸身，冷气与火争，立死。

（5）冬月冻极之人，虽人事不知，但胸前有微温，皆可救，倘或微笑，急掩其口。如不掩，笑而不止，不可救矣。切不可聚令近火。但一见火，则必大笑而死。凡冻死四肢直，口噤有微气者，用生半夏末如豆大少许，入耳鼻内。又用大锅炒灰，布包熨心腹上，冷则换之。候目开，以温酒与清粥稍稍与之，不可太热，恐伤齿尽落。如已救活，用生姜捣碎，陈皮槌碎，各等分，用水1000毫升，煎至300毫升，温服。

注：以上2方见《华佗神医秘方真传》

# 救　跌　死

（1）急扶起，盘脚坐地，手提其发，将生半夏末，约豆

大，吹入鼻中，以生姜汁灌之，心头微温者，虽至一日皆可救，再用白糖调水灌服，散其瘀血，或加童便灌之。（《全生指迷方》）

（2）以热童便灌之，立效。

（3）用豆豉 60 克，水 600 毫升煎三沸，去渣服。若便觉气绝不能言，取药不及，急擘开口，以热小便灌之。（《万氏济世良方》）

## 救 自 刎

（1）初刎时，一面将头垫曲，合拢刀口，拭去血，一面急用大雄鸡 1 只，轻去其毛，剥其皮，乘热包贴患处完好，安稳枕卧，苏醒后调理，不久如常。（《应验良方》）

（2）自刎者，乃迅速之症，救在早，迟则额冷气绝，必难救矣。初刎时，气未绝，身未冷，急用热鸡皮贴患处，安稳枕卧。或用丝线缝合刀口，掺上桃花散（石灰 250 克，同大黄 45 克，切片，炒石灰变红色为度，去大黄，筛极细末，治一切金疮出血并效），多掺为要，急以绵纸 4～5 层，盖刀口上。以女人旧布裹脚，周围缠绕五六转扎之，颈部郁而不直，刀口不开，3 日后，急手解去前药，再用桃花散掺刀口，仍急缠扎。过数日，再用红玉膏敷患处，外用生肌长肉大膏药贴之，外用绢帛围裹，针线缝颈，候其肉长收功。（《经验良方全集》）

## 救 惊 死

（1）速以醇酒 20 毫升，温热灌之即活。（《钱氏箧中方》）

（2）用雄鸡冠血沥口内并涂面生，又吹入鼻孔，即醒。（《验方新编·增辑》）

（3）以生半夏末，吹鼻中。

# 救 打 死

松节捶碎200克，入铁锅中，炒起青烟为度，以老黄酒200毫升，四周冲入，即滤净，候半熟，开牙灌入即活。（《应验良方》）

# 救 触 电

（1）速卧地上，以泥屑盖其身，则电化去，不致受大伤。（《急救须知》）

（2）用潮湿沙土铺地，令卧于上，再将潮沙满铺于身，仅留口鼻，使其呼吸即醒。（《临床医典》）

（3）以蚯蚓捣融敷脐上，敷半日即活。

# 救 吞 金

（1）误吞金环、钗股等物，用白糖1000克，一顿渐服之。（《千金方》）

（2）饮生鹅血，2日内自与大便同出。（《本事方》）

（3）取黄泥1块作小丸，用开水服下，吞下之金即出，屡验。（《证治准绳》）

（4）用生韭菜，囫囵搓作一团，吞下，连续吞服，约4小时，韭菜裹金从大便中泻下。（《乾坤生意》）

（5）鸡子清3枚，用新棉花撕极碎，搅入蛋清内灌下，则金从大便出。（《医宗金鉴》）

（6）曝韭令萎，蒸熟，勿切，食一束即出。（《丹溪心法》）

（7）羊胫骨煅末，每服9克，米汤调下，立从大便出。

（8）葱白煮汁饮。

（9）核桃任意食之。

（10）陈大麦（去芒刺，炒研面粉），用红糖少许拌食，1日3次，每服30克，3~4日解下，只可吃饭粥，忌饮汤水。

注：以上4方见《奇效简便良方》

（11）夜明砂蘸荸荠吃，即下。（《增补神效集》）

（12）砂仁浓煎，服之，其物自下。（《静耘斋集验方》）

（13）活鸭血灌之。

（14）红枣煮烂，不时食之，金从大便出。（《奇方类编》）

（15）苜蓿籽20克，炒熟后，慢慢吞下。

（16）豇豆子100克，焙焦为末，用白糖调水服。

# 救吞鸦片

（1）用活鸭子血多多灌之，神效，或用巴墙草捣烂，煎冷服。（《名医录》）

（2）真阿魏15克，研细末，菜油10毫升调服即吐，如不吐，真毒亦从大便出，可保无虞。（《验方新编·增辑》）

（3）用硼砂4.5克，以凉水调和，灌下一吐而愈。或服宫粉毒，或饮酒过醉者，均能治之，屡试屡验。

（4）用南瓜汁灌之，或香油灌之。或棉花12克烧灰，盐6克擂末，冲开水200毫升，调匀灌，重者稍停再灌一服，如牙关紧闭，可装茶壶内，将壶嘴向鼻孔缓缓灌之，使下咽喉入肚内即活（此方去盐并治食铅粉、野菰诸虫毒）。

（5）服冷水即活，服热茶即死。

注：以上3方见《奇效简便良方》

# 救 猝 死

（1）以葱刺鼻中，血出者勿怪，无血则难疗。因有血乃活候也。欲苏时，当捧两手，莫放之。须臾死者目当举，手捞人，言痛乃止。男刺左，女刺右。令入7寸余，无不立效。

（2）凡人卒然倒卧，急扶住正坐，火炭灰醋，使醋气冲入鼻中，良久自醒。

（3）捣韭菜汁灌鼻。

（4）用皂角末吹鼻，得嚏即醒。

（5）治卒死，仓猝无药。急于人中穴及两足大拇指离指甲一韭菜叶许，各用艾火灸 3~5 次即活。

注：以上 5 方见《华佗神医秘方真传》

（6）以生姜捣汁和童便灌之，即活。

（7）生半夏研末，吹鼻中。（《活人一术初编》）

（8）治猝死心头热者。用百草花晒干，水渍封埋百日。砂锅内连水煎稠，如皂荚子大。放 1 丸入病人口内，须臾即活。

（9）用井底泥涂目毕，令人垂头于井，呼其姓名便起。

（10）以雄鸡冠割取血，芦管吹入鼻中，并涂其面，干后复涂，仍以灰围四旁，立起。

（11）治猝死四肢不收失便者，用马粪 100 克，水 3000 克。煮取汁 2000 克，以洗之。

（12）取牛粪 100 克，温酒和，灌口中。灸心下 1 寸，脐上 2 寸，脐下 4 寸，各 100 壮。

注：以上 5 方见《急救良方》

（13）视上唇内沿，有如粟米粒形者，以银针挑破，取出血，即活。

（14）令人尿其面即醒，此扁鹊法也。

# 救酒醉不醒

（1）饮葛根汁 500 毫升，以醒为度。

（2）用蔓青菜并少许米煮熟，去渣冷之，使饮良佳。

注：以上 2 方见《华佗神医秘方真传》

（3）锅盖上汽水 200 毫升，灌服，愈。（《增补神效集》）

（4）用热豆腐细切片，遍贴之，冷即换，苏醒乃止。

（5）白萝卜或热尿灌之，其毒即解。

注：以上 2 方见《古今灵验秘方大全》

（6）用白盐擦牙数次，以水漱之即醒。（《奇方类编》）

（7）急以新汲水浸其发，又以青布浸湿贴胸背，仍以盐

调，井水细细灌之，至苏乃已。(《濒湖方》)

（8）苍术 12 克，加水适量，煎汤频服，坚持常服。

（9）用麝香 0.3 克，置口内即醒。(《家用良方》)

（10）以浓咖啡或浓茶频频饮服。

（11）紫地榆 10 克，水煎服。

（12）樟树子 30 克，水煎服。

（13）鲜藕洗净，捣碎，绞汁饮服。

（14）绿豆加水研磨，滤出汁液，灌服。

（15）青甘蔗榨汁，饮服。

（16）苹果汁 30 毫升，1 次服下。

（17）南瓜花 15 克，水煎服，每日 2～3 次。

（18）梨捣汁饮。

（19）黑豆 60 克，水煎饮汁。

（20）醋 20 毫升，徐徐饮下，或加白糖适量饮服。

（21）生蚌沥水灌下。

（22）人乳或牛乳饮服，并进行热水洗浴。

（23）松花蛋 1 个，蘸醋徐徐吃下。

（24）扁豆 30 克，水煎，饮汁。

# 救　中　毒

**解毒通用方**

（1）蝉蜕纸烧研细，每 3 克，冷水调下，顿服取瘥，虽面青脉绝，腹胀吐血立解。

（2）荸荠 240 克，煮浓汁微热服。日 3 夜 2。

注：以上 2 方见《三补简便验方》

（3）蓝青叶研水服，妙。

（4）玉簪花，擂水服，亦效。

注：以上 2 方见《万病验方》

（5）甘草 60 克，锉细，水 300～500 毫升，煎为 150～250 毫升，去渣停冷，每服 50～100 毫升。细细饮之，未效更

服或吐无妨。(《卫生易简方》)

(6) 用桑白汁 200 毫升服之，须臾吐利自出。(《肘后方》)

(7) 服生韭菜汁数升，效良。(《千金方》)

(8) 巴墙草（即土筑墙上蔓生细叶如瓜子样草）捣烂，煎汤冷服。(《验方新编》)

(9) 胆矾 6 克，研末，用水冲服。

(10) 汉防己 50 克，水煎饮。

**解诸药毒**

(1) 白扁豆生嚼及煎汤服。

(2) 甘草、荠苨、蓝汁、蓝实、大小豆汁服。

(3) 绿豆粉调水服。

(4) 米糖调水服。

(5) 生姜擂水服。但不可以热物与食。

注：以上 5 方见《卫生易简方》

(6) 饮新汲水 200 毫升。或以生葛汁饮之，或者煎汁服。或取东壁土调水 100 毫升，顿饮之。(《肘后方》)

(7) 豉汁饮之，或饴糖食之，或水和胡粉服之。(《千金方》)

(8) 防风 1 味，擂冷水灌之。(《积善堂方》)

(9) 甘草 3~5 克，水煎服。

(10) 明矾 30 克，以沸水冲开，趁热服下。用此法催吐，以解毒。

**砒霜中毒**

(1) 生绿豆 50 克，擂粉，入新汲水搅和，绞汁饮之。(《平易方》)

(2) 活羊血，随意饮之。或捣乌桕树根叶汁服之，以吐尽毒为度。(《经验良方全集》)

(3) 早禾秆，烧灰，新汲水淋汁，绢滤过，冷服 200 毫升，毒下利即安。

（4）白扁豆末，新汲水调下。

注：以上 2 方见《仙传外科秘方》

（5）防风 60 克，煎汁，饮，立解。如不愈，再服前药 1 服，立愈。此方灵效异常，曾救多人矣。（《近录良方》）

（6）柏子壳（炒）9 克，红土 9 克，共研末，用鸡蛋清调服。

（7）白矾 15 克，水化服下。

注：以上 2 方见《增补神效集》

（8）冬青树叶不拘多少。捣烂取汁，200～300 毫升，若叶干可稍入水捣绞取之。用上汁服下，即愈。或加绿豆粉，井水灌之，更妙，随吐随灌，效。（《订补简易备验方》）

（9）真麻油灌。刺羊血或鸡鸭血热服。

（10）3 年陈酱化水频漱即解。

注：以上 2 方见《三补简便验方》

（11）急灌醋碗许即苏，小儿数滴。（《万病验方》）

（12）杨梅树皮煎汤服，或豆豉浓煎汤服。（《增补神效集》）

（13）热豆腐浆灌之。或白芷末，井水服 6 克。（《经验良方大全》）

（14）郁金末 6 克，蜜少许，冷水调下或用酱水调服。

（15）地浆，浓服 200～300 毫升。

（16）重楼磨水服。

（17）用腊月猪胆收起，遇中毒，即割开 1 个，入水化开，服之立解。（《种杏仙方》）

（18）用南竹子 120 克，擂碎服之，立解。（《谈苑》）

（19）硼砂 30 克研末，鸡子清 7 枚调灌愈。（《三因方》）

（20）地浆频灌。

（21）甘草煎汤服。

（22）以白蜡 9 克研末，调鸡子清 3 枚，入口即愈。

注：以上 3 方见《集验良方》

（23）夏枯草，捣汁服。（《四科简效方》）

**食物中毒**

（1）白萝卜捣汁，每服100克，每日2次。

（2）食盐100克（炒），泡汤多喝。

（3）鸡毛或手探吐，随吐随喝，吐尽食物为止。

（4）汉防己50克，研细末，放入凉开水内搅匀，澄清后将汁灌入口中。

（5）甘草500克，水煎，分4次服。

（6）甜瓜蒂3克，研细末，开水冲服，鸡毛探吐。

（7）鸡子清10个，白矾10克，白矾为细末，调入蛋清喝下，以催吐。

**解诸鱼毒**

（1）芦根舂汁多饮良。亦可取芦苇茸汁饮之。

（2）橄榄煎汤服，生食亦可。

（3）橘皮汁、大豆汁、紫苏汁皆治。

（4）豆豉30克，新汲水100毫升浸浓温服，即瘥。

注：以上4方见《三补简便验方》

（5）捣蒜汁饮之亦佳。

（6）冬瓜汁、马鞭草汁饮之俱可解之。

注：以上2方见《万病验方》

（7）橘皮去白，煎汤饮之，甚良。

（8）以鱼鳞烧灰，水服6克。

（9）紫苏叶煎浓汁，稍冷，当茶饮。

（10）南天竹鲜叶4～5片，生嚼其叶，吐渣取汁。反复使用，以吐为度。

（11）南瓜根，煎浓汁服。

（12）鲜番薯叶，捣烂，冲入开水大量灌服催吐，不吐再灌，待吐出黏液即效。

**解河豚毒**

（1）槐花炒末，水调服。又甘蔗汁妙，芦根汁亦佳。

（2）急以青油多灌之，吐出即愈。

注：以上2方见《三补简便方》

（3）橄榄、芦根、白茅根，上药任选1种捣汁，冷饮。

（4）牛角研末，白汤送下（解一切鱼毒，甚效）。

（5）砂糖食之即解。

（6）饮芦根汁、茅根汁、甘蔗汁、扁豆汁，并解之。（《万病验方》）

（7）紫苏或薄荷煎浓汁饮。（《四科简效方》）

（8）马兰草（全草）250克，水煎服。

**解巴豆毒**

（1）黄连煎汤服之。（《秘方传奇》）

（2）大豆、菖蒲汁并解之。（《万病验方》）

（3）熟豆腐浆200毫升，饮之即愈。（《增补神效集》）

（4）芭蕉叶捣汁服。或藜芦煎汤，冷服。（同上）

（5）凉粥，任意食之。

（6）冷开水，随意饮。

（7）绿豆60克，为细粉，冷开水冲服。

（8）板蓝根20克，捣汁和入砂糖，随意服。

**解野蕈（野菇）中毒**

（1）饮地浆水数碗，取吐，瘥。

（2）以金银草生啖，遂愈。

（3）大豆浓煮汁饮之。

（4）橄榄捣为泥食之。

注：以上4方见《万病验方》

（5）芫花生研，新汲水服3克，以愈为度。（《危亦林世医得效方》）

（6）绿豆，生研，新汲水搅之，澄清饮。

（7）金银花捣汁服。

注：以上2方见《四科简效方》

（8）莲房水煎服之，即解。

（9）鱼腥草根、叶，生用嚼吃。

（10）早、晚稻根，洗净，水煎服。

（11）空心菜，捣汁服。

（12）生石膏100克，研末，开水冲服。

（13）芫荽子，水煎服。

### 解川乌、天雄、附子毒

（1）黄连、大豆、菖蒲汁并解。（《三补简便验方》）

（2）食饴糖即解。（《本草纲目》）

（3）防风6克，水煎饮。（《验方新编》）

（4）绿豆或黑豆煎汤冷服。（《四科简效方》）

（5）松树尖10～15个，水煎服。

（6）松萝20克，水煎服。

### 解盐卤毒

（1）生豆腐浆灌之。（《秘方传奇》）

（2）以鸡蛋10～20个搅散，入生大黄末，搅匀徐徐灌下，能利泻则愈。或白砂糖120克，汤调灌之。（《经验良方》）

（3）黄豆擂碎，冲冷水，去渣，服之。

（4）用活鹅、鸭血多多灌之，即解。

（5）白砂糖150～180克，用冷水调服。

（6）淘米水冷服500～1000毫升，亦可。

注：以上4方见《验方新编》

（7）熟猪油服之，立愈。（《鹤顶新书》）

（8）生甘草90克，煎汁冷服。

（9）以鸡蛋清调硼砂5～10克（研末），灌下，或吐泻，毒可解。

（10）醋适量喝下。

### 煤气中毒

（1）移病人于风凉处，用盐菜水灌服，愈。

（2）饮冷水或萝卜汁即醒。

注：以上 2 方见《增补神效集》

（3）白菜 250 克，洗净，绞取汁，调水灌服。白菜根亦可。

（4）食醋 50 毫升加入等量凉开水，缓缓服之。

（5）咸菜卤，灌病人口中数匙。

（6）茶叶 15 克，水煎浓汁服下。

**链霉素中毒致聋**

（1）响铃草 30 克，水煎服，每日两次。

（2）白僵蚕炙黄研粉，每次 3 克，开水冲服，每日 2 次，连服 1～2 月。

（3）黄精 10 克，水煎服，每日 2 次。尚可同时辅助服用维生素 $B_1$ 和维生素 A。

（4）骨碎补 15 克，水煎服，每日 2 次。

（5）黑豆 50 克，水煮熟吃豆喝汤，或与大米共煮食粥，每日 1 次。

# 救狂犬咬伤

（1）急于无风处，以冷水洗净咬伤处，服韭汁 200 毫升，隔 7 日又服 200 毫升，49 日共服 1400 毫升，百日内忌食酸咸，1 年内忌食油腥，终身忌食狗肉，方得保全，否则十有九死。（《肘后方》）

（2）速取蚕豆数枚去壳，置口内嚼之，敷于患处，毒尽即愈。（《朱真人灵验篇》）

（3）干姜末，水服 3 克，生姜汁服亦良。并以姜炙热，熨之。（《小品方》）

（4）用蛤蟆后足捣烂，水调服之。先于顶心拔去血发三两根，则小便内见沫也。

（5）用蓖麻子 50 粒，去壳，以井花水研膏。先以盐水洗净痛处，乃贴此膏。

注：以上 2 方见《肘后方》

（6）用乌梅末，酒服6克。或桃白皮适量，煎500毫升服。（《千金方》）

（7）用鼠屎100克，烧末敷之。（《梅师方》）

（8）花盆内栽种之万年青，连根捣融绞汁灌之，腹内如有小犬变成血块，由大便而出。不论久近皆治，一切不忌，真仙方也。

（9）初被咬时，即用砂酒壶2个，盛多半壶烧酒，先以1壶上火令滚无声，倾去酒即按在疮口，拔出污黑血水，满则自落，再以1壶去酒，仍按伤口，轮流提拔，以尽为度，奇效无比，并拔去头顶红发。或用癞蛤蟆（即蟾蜍，目红，腹无八字纹者不可用），破开，连肠杂敷伤口，1日1换，换过即埋土内，并另取癞蛤蟆煮食，最为神妙。

（10）马鞭草和荸荠煎水饮之，神效之极。

（11）地骨皮捣烂熬酒，服1～2日，当茶饮，永无后患。

注：以上4方见《验方新编》

（12）用苦杏仁研末，口津调敷患处，用布包裹，其毒自出，不致溃烂，极效。（《验方新编·增辑》）

（13）韭菜根捣汁多服，或真胆矾为末，贴疮上立愈。（《仙传外科秘方》）

（14）人粪涂伤处，新粪尤佳。（《箓竹堂集验方》）

（15）虎骨油搽之，立效。

（16）李子树根捣烂，冲酒服，神效。

（17）斑蝥（去头足翅）7个，鸡蛋2枚。趁毒未发，用鸡蛋同蒸，去斑蝥，淡食蛋，于小便内取下血块，痛胀不解，则血块未净，仍再食，血块净乃止。

注：以上2方见《经验良方大全》

（18）水仙花根捣烂，入水白酒50～100毫升，绞汁，以笔管吸饮，即上吐下泻而愈。（《静耘斋集验方》）

（19）桐子树根（去粗皮）白水煎好，和砂糖调服。（《随缘便录》）

（20）用槐树白皮 1 块，安伤处，再以白面作圈围之。内以人粪填满，盖槐皮 1 块，用大艾灸之十四五壮，候热透，身上汗出即愈。

（21）紫荆皮，砂糖调涂，留口退肿，口中仍嚼咽杏仁，去毒。

注：以上 2 方见《经验良方全集》

（22）地黄捣汁，饭饼涂之百度，愈。（《百一选方》）

（23）用床脚下土，和水敷之，灸伤处 7 壮。（《本草拾遗》）

（24）宜于无风处，用热小便挤去恶血，再以荔枝壳，或胡核壳填满人粪，灸 70～80 壮，或 100～200 壮，以其人臭汗出，大困为度。（《经验广集》）

（25）急于无风处吮出恶血，无血以针刺出血，小便洗净，香油调雄黄少许加麝香，敷之。如仓卒无药，以百草霜麻油调敷，或蚯蚓粪敷之，皆能救急。（《信验方》）

（26）急于无风处捏去伤处恶血，如伤孔干者，用针刺出血，即以小便或盐汤洗净，随以葱白捣烂敷之。或用蓖麻仁并水捣成膏贴之。或杏仁炒黑捣成膏贴之。或牛屎、蚯蚓泥皆能救急。（《文堂集验方》）

（27）急用射干 30 克炖酒，时常饮之神效。

（28）用斑蝥 49 个，糯米 10 克同炒黄，出火毒，去斑蝥，将糯米煎汤服。（《万病验方》）

（29）老万年青根叶捣汁 200 毫升，生服。如仍痛，再服 200 毫升，倘多服不快，用生姜汁，毒亦可解。

（30）韭菜地红蚯蚓 7～8 条，破肚去泥，盐水洗净，水醋煮 1～2 沸，绍酒送下，毒从大便出，重则两服。

注：以上 2 方见《古今灵验秘方大全》

（31）用艾灸伤处 5～7 壮。

（32）用胆矾为末，贴疮上立愈。

注：以上 2 方见《卫生易简方》

（33）急用斑蝥7个，去翅足为末，酒调服，小便盆内见沫似狗形不再发，此方累试经验。（《三补简便验方》）

（34）黑牵牛30克，水煎服。（《增补神效集》）

（35）板蓝根200克，用白酒250毫升煎，分多次服完。

（36）马钱子1个去壳，用锅炒黄研末，香油调搽患处。久伤可用针挑破患处，挤出毒血，再搽。

（37）刘寄奴50克，与红糖、熟米饭共同捣烂，然后外敷伤口。

（38）胡椒1克，研细末，外敷患处。

（39）地榆若干，每日125克，500毫升水煎至250毫升，内服。

（40）过路黄120克，捣烂，米泔水200毫升，搅匀取汁顿服，1日1次。

（41）乌苞刺根60克，水煎服，每日1剂，连服3日。

（42）柑皮烧存性，研末敷患处。

（43）青风藤30克，为细末，黄酒冲，分3次服，3日用完，多服几次更好。

（44）紫竹根15~30克，水煎服1日3次，连服2~3日，孕妇忌服。

（45）生天南星30克和红糖同捣烂，敷患处，敷前须先用针划破。1日换药1次，并需把敷过的药末刮下埋入土中。此外，可用制天南星15~30克，加白糖20克，水煎服，连服2~3次。

（46）野菊花（根茎叶并用）500克，洗净，取一半捣敷伤口，一半绞汁内服。

（47）牛蒡根60克，捣烂煮粥吃。

（48）半边莲200克，水煎服。药渣敷患处。

（49）虎耳草15克，同煮粥吃。

（50）透骨草灰120克，加黄酒50毫升，白糖60克，煎服出汗。

（51）石松 100 克，捣烂并取汁，用温酒冲汁，空腹时服。

（52）刚开的紫荆花晒干研末，以开水或烧酒送服 15～30 克。

（53）板蓝根 30～120 克，洗净，用黄酒 300 毫升煎成 150 毫升，分 3 次服完。

（54）土狗子（即蝼蛄），用瓦焙酥，研粉和酒服下，服至下泻。

（55）大青叶 30 克，水煎服，服时冲入白酒 10 毫升。孕妇忌服。

（56）木槿花根 30～60 克，水煎，加老酒少许服，亦可用野木槿全株，盐少许，捣汁冲服，渣可外敷。

（57）生野大黄 9 克，水煎，空腹服。尚可以捣烂敷伤口上。

# 禽兽咬伤

### 狗咬伤

（1）蚯蚓泥、盐，研敷之。（《奇方类编》）

（2）青苔、冰糖，捣烂，敷患处。（《奇效简易良方》）

（3）杏仁嚼敷之。（《济众新编》）

（4）白果仁嚼烂涂之。（《本草衍义》）

（5）以屋漏水洗之，更以水浇屋檐取滴下土敷之，效。（《本草拾遗》）

（6）人参置桑柴炭上烧存性，以碗覆定少顷，为末，掺之，立瘥。（《经验方》）

（7）以砂糖涂之。

（8）白矾为末，疮内裹之。

（9）用蓖麻子 50 粒，去壳，井水研成膏。先以盐水洗咬处，敷贴。

注：以上 3 方见《急救良方》

（10）用蔓青根捣汁服之，佳。或用屋旧瓦上青苔屑刮下。按之。（《经验方》）

（11）用砖青和牛粪涂伤处。（《卫生易简方》）

（12）老鼠屎捣烂敷之，即止痛。（《奇方类编》）

（13）鲜刘寄奴，捣敷。

（14）野菊花捣碎敷伤处。

（15）益母草将叶捣烂，调醋烘热敷。

### 猪咬伤

（1）松脂炼作饼，贴之。（《千金方》）

（2）龟板烧研，香油调搽之。（《叶氏摘玄》）

（3）用屋溜中泥涂之。即今之承溜也。（《急救良方》）

（4）野苎叶取鲜叶，捣桐油，敷患处。

（5）用番薯或番薯叶捣烂敷。

### 马咬伤

（1）马齿苋捣烂，煎汤服。（《奇效简易良方》）

（2）用生栗子嚼烂敷患处。（《医方择要》）

（3）用鸡冠血涂之。牡马用雌鸡，牝马用雄鸡。

（4）独颗栗子烧研敷之。

注：以上 2 方见《肘后方》

（5）益母草切细，和醋炒之涂之。（《千金方》）

（6）用艾灸疮上并肿处。

（7）用人粪、或马粪、或鼠粪，烧为末，和猪脂敷之皆效。

注：以上 2 方见《急救良方》

（8）以寒水石敷伤处，旬日即愈。（《集验方》）

（9）打马鞭子，或马笼头索，烧灰掺之，即愈。其毒入心者，此二方亦效。

（10）白煮猪肉 20 克，同饭本人自嚼，贴患处，立时止痛，即愈。

注：以上 2 方见《验方新编》

（11）马鞭草烧存性，香油调敷。

（12）服童便，韭汁皆妙。

（13）服苏木汤 200 毫升，即可止痛。

注：以上 3 方见《寿世编》

（14）薄荷汁涂，或皂角子烧灰，麻油和涂。（《四科简效方》）

（15）白马屎和猪油涂伤处。

**猫咬伤**

（1）薄荷汁涂之。

（2）川椒，煎水洗。

注：以上 2 方见《奇效简易良方》

（3）以雄鼠屎烧灰，油和敷之。曾经效验。（《寿域神方》）

（4）陈萝头，嚼烂敷之，次日结痂，神效。（《验方新编》）

（5）凤仙花不拘量，捣烂敷患处。

（6）荔枝嚼融敷，即愈。

（7）狗骨，焙干微黄，研细，香油调擦。

**鼠咬伤**

（1）用猫头烧灰，油调敷之，以瘥为度。（《赵氏方》）

（2）以麝香封之。（《经验方》）

（3）用猫毛烧灰，入麝香少许，唾和封之。猫须亦可。（《救急易方》）

（4）用猫粪填咬处。（《卫生易简方》）

（5）香椿树皮捣汁 100 毫升，黄酒和服。（《四科简效方》）

（6）用番薯叶或番薯捣烂敷。亦可治狗、猪咬伤。

（7）苦参根洗净，捣烂敷伤处。

（8）丝瓜叶与红糖，共捣烂，敷患处。

（9）砂糖调水，冷服立效。

（10）枯矾为末，开水调敷。

### 虎咬伤

（1）先吃清油 200 毫升，次用油洗伤口。又以干葛煎水洗，又砂糖水调涂，仍服砂糖水 200～400 毫升。（《仙传外科秘方》）

（2）生铁煮令有味，洗之。（《肘后方》）

（3）以矾末纳入裹之，止痛尤妙。（同上）

（4）薤白捣汁饮之，并涂之。日 3 服，瘥乃止。（《经验方》）

（5）蛴螬捣烂涂之，良。（《唐瑶经验方》）

（6）三七研末，米饮服 9 克，仍嚼涂之。（《濒湖集简方》）

（7）地榆煮汁饮，并为敷之。亦可为末，白汤服，日 3 次，忌酒。（《梅师方》）

（8）水化砂糖 200 毫升服，并涂之。（《摘玄方》）

（9）干姜为末，敷疮口上，立愈。（《卫生易简方》）

（10）以蚕豆叶捣敷。如无叶时，以枯蚕豆，水浸软，连皮捣敷亦应。（《济世便易集》）

（11）樟树嫩叶嚼食，并令人将此叶嚼融敷之，绝无后患。

（12）韭菜白，捣汁饮之，渣敷伤处。

（13）嫩松毛，槌融如泥，将伤口内塞满，极效。

（14）内服生姜汁。外以生姜汁洗过，用白矾末敷之。

注：以上 4 方见《验方新编》

（15）生冬瓜瓤敷伤处，时刻换之亦好。（《灵验良方汇编》）

（16）治狼虎咬伤。杨树叶，捣烂，开水调敷伤口处。

### 蛇咬伤

（1）黄蟒蛇咬伤。用十大功劳叶搽之，即愈。（《游宦纪闻》）

（2）乌梢蛇咬伤。西湖柳叶，捣汁搽洗，效。

（3）灰朴蛇咬伤。明矾 1 块，另以煤头纸蘸菜油燃烧，矾烊，滴伤处即愈，兼治赤蛇咬伤

注：以上 2 方见《岭南方》

（4）先饮高粱酒 100 毫升，后以艾蒿数茎，沃以沸水，捣汁，饮 200 毫升，复以艾水倾桶蒸足，蒸毕，将捣汁之艾汁渣，敷于伤处，翌晨肿消而愈。重者日行 1 次，3 日霍然。（《百病秘方》）

（5）治毒蛇伤螫。嚼盐涂之，灸 3 壮，仍嚼盐涂之。或用薤白捣敷。（《徐伯五方》）

（6）急饮麻油 10 ~ 20 毫升解毒，然后用药也。（《急救良方》）

（7）以天名精捣敷之。

（8）用狼牙根或叶捣烂，以腊猪脂和涂，立瘥。

注：以上 2 方见《卫生易简方》

（9）用新地榆根捣汁饮，兼以渍疮。（《肘后方》）

（10）用马兜铃藤 15 克，煎汤饮之。（《袖珍方》）

（11）吴萸 30 克为末，冷水和，作 3 服，立安。（《胜金方》）

（12）烧刀矛头令赤，置白矾于上，汁出热滴之，立瘥，此神验之方也。（《传信方》）

（13）以铜青敷之。又以胡粉和大蒜捣敷。

（14）用生姜捣敷之，干即易。

（15）紫苏叶捣汁饮之。

注：以上 3 方见《千金方》

（16）以青木香不拘多少煎水服，效不可述。（《袖珍方》）

（17）蒲公英捣烂贴。（《胜金方》）

（18）用青苎麻嫩头捣汁，和酒等分，服 30 毫升。以渣敷之，毒从窍中出，以渣弃水中即不发。看伤处有窍是雄蛇，无窍是雌蛇，以针挑破伤处成窍，敷药。（《摘玄方》）

（19）用菰蒋草根，即茭草根烧灰敷之。或用生虾蟆 1 个

捣烂，敷之。(《外台秘要》)

(20) 葵根捣涂之。(《古今录验》)

(21) 旱芹菜生捣涂之。或用生石龙芮，杵汁涂之。(《万毕术》)

(22) 小蒜捣汁服，以渣敷之。(《肘后方》)

(23) 治蛇咬久溃。小茴香捣末，敷之。

(24) 以葵菜捣汁服之。

注：以上 2 方见《千金方》

(25) 以热尿淋患处。(《日华子》)

(26) 以艾灸数壮，甚良。(《濒湖集简方》)

(27) 用酸浆草捣敷之。(《海上方》)

(28) 以五灵脂末涂之，立愈。(《金匮玄钩》)

(29) 生蚕蛾捣，敷之。(《必效方》)

(30) 治蛇毒，发肿起泡。用牡荆嫩头汁涂泡上，渣罨咬处即消。(《谈野翁试效方》)

(31) 治蛇牙人肉，痛不可堪。以虾蟆肝捣敷之，立出。(《肘后方》)

(32) 半边莲捣烂涂患处，其毒即消。

(33) 捣大蒜和胡粉涂之，愈。

注：以上 2 方见《集验良方》

(34) 凡遇毒蛇咬伤，恶毒攻心，半日必死。急取竹木杆烟筒内烟油（又名烟屎），用冷水洗取，饮 300 ~ 500 毫升，受毒重者，其味必甜而不辣，以多饮为佳。伤口痛甚者，内有蛇牙，多用烟油揉擦必出。此为蛇咬第一仙方，切不可疑而自误。

(35) 被蛇咬，即刻昏死，臂肿如股，少顷遍身皮胀黄黑色，以新汲水调香白芷 500 克，灌之，觉脐中声响，黄水从伤口流出，良久便愈。

(36) 川贝母为末，酒调，尽量饮之，少刻，酒自伤口流出，候流尽，以渣敷上，垂死亦效。

（37）用两刀在水内相磨，取水饮之，虽痛苦欲死可救。

（38）用鸡蛋破1孔，对伤口按住，少刻，蛋内色即变黑，黑则又换，以蛋色不变为止。有人被蛇咬伤，即刻肿大异常，当将肿处用头发捆紧，毒气不致散开，照此方治之，立愈。至稳至便，百发百中之方也。或内服烟油，外用此法更妙。

注：以上5方见《验方新编》

（39）用生明矾，滚水泡汤洗患处。

（40）治毒蛇咬伤，甚至牙关紧急，焮痛难当，急吃蒜，饮酒。再将大蒜切片放咬处，以艾丸灸之，轻者5～7壮，重者30～50壮，拔出毒气即愈。

（41）用金凤花或茎或叶擂酒饮之，渣敷患处，立效。

（42）凡诸色恶虫及毒蛇咬伤，毒气入腹者。用苍耳草嫩叶，捣烂取汁灌之，并将渣敷伤处，一切皆效。

注：以上4方见《验方新编·增辑》

（43）急以绳缚伤上寸许，则毒气不得走。一面令人以口嘬所咬处，取毒数唾去之，毒尽即不复痛。口嘬当少痛，无苦状。或觅取紫苋菜捣，饮汁500毫升，其渣以少水和涂疮上。又捣冬瓜根以敷之。或嚼干姜敷之。或吴茱萸汤渍之，均效。

（44）取慈菇草捣以敷之，即瘥。其草似燕尾者是，大效。或捣射罔涂肿上，血出，乃瘥。

注：以上2方见《华佗神医秘传》

（45）治虺蛇螫伤。以头垢敷伤处立愈。或捣葎草敷之，亦效。（《华佗神医秘方真传》）

（46）好醋200～400毫升，急饮之，令毒气不随血走。或饮清油50～100毫升亦可。然后用药或用头绳扎定伤处两头，次用白芷为末，白水调下15克服之。顷刻咬处黄水出尽，肿消皮合。（《仙传外科秘方》）

（47）急取三七捣烂罨之，毒即消散。如无三七，以针刺伤处出血，用雄黄研细敷之，中留一孔，使毒气得泄。内服解

毒等药。(《信验方》)

(48) 急以小便洗去恶血，取口中津唾涂之，以近牙垩刮取封伤处，则不肿痛。(《文堂集验方》)

(49) 将30~60厘米高者小柏油树嫩枝苗取来捣碎，将汁泡酒，尽量饮醉。将渣敷患处即愈。如秋冬无嫩树枝苗，即将柏油树嫩根如前法用之亦可。(《秘传奇方》)

(50) 急取虾蟆烂捣罨痛处极妙，仍将绢片轻轻包定药，又以头垢敷伤处。

(51) 辣母藤五叶者，盐嚼敷之。

(52) 生龙脑敷之，甚妙。

注：以上3方见《百一选方》

(53) 夜壶内尿垢用涎唾研烂搽。

(54) 用荆紫叶捣，冷水洗，洗过敷药则不为患矣。

注：以上2方见《经验良方大全》

(55) 地松捣敷之。

(56) 山豆根，水研敷之。

(57) 蚯蚓粪，和盐研敷，神效。

(58) 马蔺草，即阶前菊，生捣敷伤处。

注：以上4方见《万病验方》

(59) 鲜天南星(一名独立一枝枪)捣敷，极效。

(60) 田鸡草放口内嚼融敷伤处，立能止痛消肿。

(61) 丝瓜汁冲酒服，并涂之。或丝瓜根捣烂加酒冲洗伤口。

(62) 蜘蛛捣敷之。

(63) 蓖麻仁嚼敷。

(64) 薄荷研酒敷。

注：以上6方见《古今灵验秘方大全》

(65) 用益母草捣烂，厚罨伤处。或用益母草煎服。

(66) 用鹅粪敷之。

(67) 用扁豆叶捣烂敷之。

（68）用犬粪涂之。

（69）用艾炷于伤处灸3～5壮，拔去毒即愈。

（70）紫苏叶油浸，涂伤处。

（71）樱桃叶绞汁服，渣敷伤处。

（72）用独蒜切片置伤处，以熟艾灸7壮。

（73）用雄黄为末涂之。

注：以上9方见《卫生易简方》

（74）芭蕉叶捣自然汁服之。（《寿世编》）

（75）白芷6克研为细末，掺于伤口，也可内服。

（76）蛇含草10克，加少许醋和面粉后捣烂，然后敷于伤处。

（77）鲜虎掌草适量，捣烂取汁50毫升，用开水送服，其渣敷伤处，1日1～2次。

（78）鲜蛇莓全草60克，水煎服，伤口外用叶适量，捣烂外敷。

（79）七叶一枝花粉适量，水调敷患处，1日2次。亦可每次3克，开水吞服。

（80）野苎叶适量，捣烂，调红糖敷患处，1日2次。

（81）芒种花鲜叶、红糖适量共捣烂外敷伤处，1日2次。亦可用芒种花鲜叶适量水煎服。

（82）鲜广豆根适量，嚼细连口津敷于伤口上，每日数次。

（83）治眼镜蛇咬伤。苦荬菜鲜全草适量，捣烂绞汁100毫升，开水冲服，渣外敷，1日2次。

（84）治眼镜蛇咬伤。阔叶麦冬（金锁匙）根100克，刮去外皮，洗净捣烂，冷开水送服，1日2次。

（85）鬼针草50克，水煎服。

（86）梨树叶洗净，加水煎汤饮服500毫升，出汗，并以梨树叶水洗伤口。

（87）火柴3根，被毒蛇咬伤后，即将火柴合拢，发火烙伤口，肿痛立即消失。

（88）活壁虎2条，捣烂挤汁，涂伤口上。或放瓦上炙干研细，用香油调敷患处。

（89）鲜马齿苋适量洗净捣烂取汁100毫升，内服，药渣敷伤口处。

（90）白矾适量小勺内溶化，趁热用液滴于伤口处，4～6小时后重复1次。

（91）鲜空心菜150克，凉开水洗净，捣烂取汁，拌黄酒20～30毫升，1次冲服。

（92）将旱烟筒内的烟油取出约黄豆大半粒，温水送服。或以烟油直接涂伤处。

（93）好醋300毫升或500毫升，毒蛇咬伤时，立即内服。

（94）生柿及柿饼捣烂，敷咬处，极效。

（95）臭虫7个，捣烂敷伤口。

（96）盐泡柴叶（即五倍子树叶，又名盐肤木叶），调冷水放掌中，搓烂敷伤口，并用开水冲其汁服。

（97）碱面适量，沏水洗伤口。

（98）半枝莲，捣烂敷于受伤处，外用布包扎，半日一换，连用3～4次。

（99）野柏树叶，捣汁敷伤处。

（100）乌茄子根磨细，烧酒搽。

（101）鲜芫花叶数片，捣烂敷患处。

（102）凤尾草捣烂敷伤处，连敷2～3次。

（103）臭椿树叶500克，加米醋捣汁，连叶敷患处，换2～3次。

（104）仙鹤草200克，用清水500毫升煎至300毫升饮服。再用仙鹤草捣烂，敷于患处。

（105）苦参磨米泔水敷伤口。

（106）鲜马鞭草，捣汁饮，每服300毫升，此药无副作用，毒轻者1次，重者服3～5次。或用马鞭草叶晒干研末备用。也可用马鞭草头捣汁或嚼烂敷患处。

（107）蜣螂 2 只，捣如泥敷患处。

（108）雄黄 9 克，加大蒜头 1 个捣烂敷。

（109）新鲜蚯蚓，捣如泥状或焙干研末，香油调匀，以布绑，敷患处。严重的可内服蚯蚓末，开水送下。

（110）土狗子（即蝼蛄）3~5 只，焙干研成细末，调冷开水，搽咬处四周。

（111）紫花地丁草 60 克，加盐 3 克，共捣烂，留出伤口，敷患部周围。

（112）万年青根、叶捣烂涂患处，亦可捣汁内服，每服 5 毫升。该汁有毒慎用。

（113）石竹花打烂，敷咬处。

（114）漏芦 60 克，泡酒 120 毫升，搽咬处。

（115）大青叶贴咬伤处。

（116）八角茴香根皮与酒共捣烂，外敷伤口。

（117）透骨草捣烂，加红糖调敷患处。

# 救虫类咬伤

### 蜈蚣咬伤

（1）白胡椒，口嚼涂之。（《医宗金鉴》）

（2）嚼盐涂之，甚妙。或独头蒜摩之，良。（《梅师方》）

（3）生甘草，嚼烂敷患处。

（4）锅底煤，或吴萸捣碎，或蚯蚓泥，或乌鸡粪，或雄鸡冠滴血敷之，均验。

（5）以盐水洗咬处，即用刘寄奴搽之。

注：以上 3 方见《增补神效集》

（6）青苔敷伤处，立愈。（《济人宝笈》）

（7）桑树汁涂之，即愈。（《菉竹堂集验方》）

（8）用灯草蘸油点灯，以灯烟熏之。不问其他毒虫伤，皆可用此熏，极验。（《卫生易简方》）

（9）盐汤洗伤处，痛止，用刘寄奴搭之。（《静耘斋集验方》）

（10）大蒜研烂涂之。

（11）用姜汁调雄黄末贴伤处。

注：以上2方见《增补神效集》

（12）嚼人参涂之。（《医学集成》）

（13）嚼香附涂之，立效。（《袖珍方》）

（14）用醋磨生铁敷之。或用鸡冠血涂之。（《箧中方》）

（15）苋菜叶擦之即止。（《谈野翁方》）

（16）马齿苋汁涂之。（《肘后方》）

（17）嚼小蒜涂之，良。（同上）

（18）楝树枝叶涂之，良。（《杨起简便方》）

（19）大蒜涂之，效。（《寇氏方》）

（20）以石首鱼干皮贴之。（《集成方》）

（21）以头发烧烟熏之。（《本草纲目》）

（22）手指甲，磨水敷，立效如神，万无一失。（《验方新编》）

（23）雄黄擂水涂之。（《单方汇编》）

（24）桑叶烧烟熏伤处，即止痛，多验。

（25）烧酒100毫升炖热，自口噙喷伤处，立消。

（26）用旧竹箸火中将头上烧黑，取下少许，研细敷患处。

注：以上3方见《万病验方》

（27）竹沥，或薄荷汁皆可涂。（《四科简效方》）

（28）以麻鞋底揩之。（《急救良方》）

（29）生白矾火化滴患处，痛止肿消。（《名医类案》）

（30）生铁石上水磨汁涂。（《传信适用方》）

（31）取蜘蛛置咬处自吮其毒，痛即止。（《古仙方》）

（32）以蚰蜒涂之，即止。

（33）以人头垢封伤，其验。

（34）用腌制之鱼片皮贴之。

（35）灯草烧灰擦之。

注：以上 4 方见《不药良方续集》

（36）蜗牛捣融，敷螫处。（《华佗神医秘方真传》）

（37）黄荆叶，捣细搽患处。

（38）旱烟筒内烟油，抹于咬伤处，立即止痛。

（39）南瓜叶或苦瓜叶捣烂取汁，涂咬处。

（40）丝瓜叶或丝瓜适量捣烂敷搽患处。

（41）火柴头适量，将火柴药放入伤口，再用火柴烧 1 次。

（42）白心番薯，捣烂敷伤处，或将番薯叶捣敷亦可。

（43）茄子或茄子叶，捣烂敷伤处。

（44）枫树嫩叶，捣烂敷伤处。

（45）生蒜头捣烂擦伤口。

（46）鲜鱼腥草适量，捣烂敷患处。

（47）红薯叶适量，或扁豆叶适量，捣烂敷患处，每日数次。

（48）鲜半夏捣烂，外敷患处，每日 3 次。

（49）磨刀石浆，外搽患处，每日 3 次。

**蝎咬伤**

（1）白糖按痛处揉之。

（2）葵菜捣汁饮之。

（3）瓦沟下泥敷。

（4）缚定咬处，勿使毒行，以贝母末冲酒服。至醉良久，酒化水自疮口出。并治蜘蛛咬伤。

（5）薄荷叶，或半夏末，或大蒜汁，或井底泥，或银朱，调鸡蛋清敷之，均验。

注：以上 5 方见《增补神效集》

（6）干姜末唾调涂之。

（7）用葱白切 0.7 厘米厚，置螫处，以艾灸 3～5 壮。

（8）香油燃灯吹灭，以余烟焠之。

（9）用鸡粪涂之。

注：以上4方见《卫生易简方》

（10）醋调黄丹涂之。

（11）用羊角腮烧灰，醋和敷之。

注：以上2方见《肘后方》

（12）苦李仁嚼涂之，良。（《古今录验》）

（13）薄荷叶挼贴之。（《外台秘要》）

（14）水调硇砂涂之，立愈。（《千金方》）

（15）人参末敷之。或蟹壳烧存性，研末，蜜调涂之。（《证治要诀》）

（16）半夏末水调涂之，立愈。（《箧中方》）

（17）用醋磨附子汁敷之。

（18）野苋菜挼擦之。

注：以上2方见《医学心镜》

（19）丁香末，蜜调涂。（《圣惠方》）

（20）川椒嚼细涂之，微麻即止。

（21）木漆碗合螫处神验，不传之秘。

注：以上2方见《杏林摘要》

（22）用马齿苋捣封之。（《张文仲方》）

（23）蜗牛1个，捣绒敷之，其痛立止。（《验方新编》）

（24）取木梳内油垢，以水调搽之。

（25）用人耳垢，以唾津调搽，痛止。

（26）先用针刺咬处出血，冷水浸之，水稍温，即易以青布浸冷水频拓之，必效。

（27）真阿胶，津唾润湿搽之，效。

注：以上4方见《万病验方》

（28）胆矾擦之立消。（《三补简便验方》）

（29）荷梗擦之。（《四科简效方》）

（30）鸡蛋敲1小孔，合咬处立瘥。（《兵部手集》）

（31）桐树皮，贴患处，即止疼。

（32）用煤油调碱面，抹伤处，其疼即止。

（33）用碱水洗伤处。

（34）用肥皂沫外涂。

（35）生石灰、碱各少许，加水溶解，煮开待凉敷患处，每日数次。

（36）新鲜瓦松适量，去根洗净，捣烂取汁。把螫伤处洗净后用消过毒的三棱针刺破，挤去毒汁后用瓦松汁涂患处，每日数次。

（37）明矾为末，醋调敷患处，每日数次。

（38）鲜蒲公英适量，折断取白乳外搽，每日数次。

（39）食盐用少许热水溶成浓液，用消毒棉浸湿涂伤处数次，片刻疼止。

（40）生烂山药，用布包好揉取汁，擦患处。

**壁虎咬伤**

（1）觅大活蜘蛛，将蜘蛛放于伤处，蜘蛛即在伤口伏而不动，其痛随止。（《指迷方》）

（2）桑叶煎浓汁，调白矾末敷之。（《验方新编》）

（3）柿漆水涂之。（《经验良方大全》）

（4）用桑柴灰水煎数沸，滤浓汁，调白矾末涂之。（《三补简便验方》）

（5）用青苔涂。或用矾末敷。（《四科简效方》）

（6）以清水淋壁上，注咬伤处，自愈。（《经验良方》）

**毒蜂咬伤**

（1）急饮醋100毫升，令毒不散开。随以尿洗，或蚯蚓粪，或嚼青蒿，或捣芋梗汁，或嚼盐敷，均验。

（2）皂角钻孔，贴咬处，孔上艾灸3～5壮。

注：以上2方见《增补神效集》

（3）用醋磨雄黄涂。

（4）用蜂房末猪脂调涂，煎汤洗亦得。

（5）挼薄荷贴之。

（6）用人参苗细嚼，搓擦之立效。

注：以上4方见《卫生易简方》

（7）嚼青蒿封之即安。（《肘后方》）

（8）清麻油搽之，妙。

（9）醋磨生铁敷之。

注：以上2方见《济急方》

（10）蟹壳烧存性研末，蜜调涂之。（《证治要诀》）

（11）生栗子嚼烂擦效。

（12）用人尿洗或桑汁敷。

注：以上2方见《三补简便验方》

（13）旱烟筒内烟油，涂于患处。

（14）苋菜捣烂涂于伤口或捣取汁滴患处。

（15）马齿苋，捣汁100毫升，兑开水服，渣敷患处。或捣烂外敷患处。

（16）生芋头切开擦患处，痛立止。

（17）菊花叶擦患处。或与食盐少许混合捣烂敷患处，亦治蜈蚣咬伤。

（18）韭菜30克，捣烂敷患处。

（19）鲜夏枯草，捣烂擦患处。

（20）生芙蓉叶15克，食盐少许，同捣烂，外搽患处，数遍后，将药敷上。

（21）家葫芦叶，捣烂敷患处，一刻即消。

（22）鲜薄荷叶少许，捣烂涂。

（23）鲜扁豆叶，捣烂敷患处。

（24）鲜天南星叶或鲜半夏叶，捣烂敷患处，少刻止痛。

（25）地榆叶，捣烂擦患处。

（26）鲜花1朵，遇恶蜂咬伤时，取擦伤口，立见肿消。

（27）人乳汁，外涂患处，每日2次。

（28）鲜苍耳子叶，揉搓后，外擦患处，每日可数次。

（29）桑叶捣烂取汁，外搽，每日数次。

（30）苦楝树叶捣烂取汁，外搽，每日数次。

（31）鲜山芋藤，折断取白色乳汁外搽患处，每日数次。

（32）鲜丝瓜叶捣烂，外涂患处，每日数次。

（33）鲜瓦松捣烂，外敷患处，每日数次。

（34）鲜蒲公英捣烂，外敷患处，每日数次。

（35）八角莲捣烂，外敷患处，每日数次。

（36）七叶一枝花根捣烂，外敷患处，每日数次。

（37）鲜蔓荆叶揉烂外敷患处，每日数次。

（38）将蜂蜜涂于伤口，每日数次。

（39）鲜青蒿捣如泥外敷患处，每日数次。

（40）鲜芦荟叶捣烂外涂患处，每日数次。

（41）两面针根皮捣烂外敷患处，每日数次。

（42）食盐饱和溶液少许，滴入两眼内眦各两滴，可立即止痛。

（43）肥皂水洗伤口。

（44）鲜毛射香叶适量，揉擦患处，每日数次。

（45）甘草嘴嚼后外搽伤口及周围皮肤，每日数次。

（46）速食生芋艿，直至感觉有芋味、生腥气及麻舌感为止。

（47）生野芋头，切取面搽伤处。

（48）凤仙花全株，洗净捣烂，敷伤处，2 小时换药 1 次。

（49）氨水适量涂患处。

（50）泡过的茶叶，擦痛处。

（51）醋涂患处。

（52）酒烫暖淋洗伤处。

**黄蜂咬伤**

（1）蚯蚓粪，井水调敷，其痛立止。（《飞鸿集》）

（2）暖酒淋洗伤处，自愈。（《广利方》）

（3）急搔头垢涂之，能止痛。（《集简方》）

（4）用泡过茶叶，不拘多少，痛处搽之，立时止痛。（《医方捷径》）

（5）用清油擦之愈。

（6）芋头梗，捣绒敷，极效。

（7）用臭虫血涂之，立愈。

注：以上2方见《验方新编》

（8）以醇醋沃地，取泥涂之。

（9）取人溺新者洗之。

（10）以尿泥涂。

（11）以醋磨雄黄涂。

注：以上4方见《万病验方》

（12）棉叶揉汁涂伤处。

（13）鲜青蒿，捣如泥状，敷患处。

（14）掳掳藤（又名菉草），捣烂出汁为度，敷患处。

（15）半边莲适量生捣或浓煎取汁，敷患处，留原叮孔，勿被封住，有毒液流出即愈。

**蠼螋咬伤**

（1）蠼螋又名多足虫，藏壁间，以尿射人，若中其毒，皮肤上即起燎紫泡，痛极难熬，急用棉絮蘸盐水频敷。

（2）田大黄末，敷之，亦妙。

注：以上2方见《杨氏家藏方》

（3）用水牛角磨汁涂之则愈。

（4）用乌鸡翎烧灰，鸡子清调敷。（《胜金方》）

（5）鸡屎涂之。或取活公鸡血热饮之。（《经验良方大全》）

（6）马鞭草捣封之，干复更。

（7）韭菜捣汁涂之。

（8）捣扁豆叶敷之。

注：以上3方见《万病验方》

（9）用生甘草煎汤洗之。

（10）嚼梨叶敷之。

（11）麻子捣末敷之。

注：以上3方见《急救良方》

（12）鹿角烧末，醋调服。

（13）醋和胡粉封之。

**蜘蛛咬伤**

（1）盐汁服之自愈。

（2）蔓荆子捣末，酒调敷。亦以油和丸。

（3）花蜘蛛咬人能致命，急以靛青汁饮之即解。

注：以上3方见《增补神效集》

（4）生姜汁调腊粉敷之。

（5）用羊乳饮之，瘥。或用羊乳敷其上。

（6）用山豆根末唾涂之。

（7）用灰藋捣碎和油敷之。亦治恶疮。

（8）用清油搽之即安。

（9）用桑白皮捣汁敷之，效。

注：以上6方见《卫生易简方》

（10）以醋磨生铁涂之。（《箧中方》）

（11）麻油和盐擦之，妙。（《普济方》）

（12）炮姜切片贴之，良。

（13）芋叶汁涂之，良。

注：以上2方见《千金方》

（14）牛乳饮之，良。（《生生编》）

（15）热酒淋洗疮上，日3次。（《广利方》）

（16）葱1茎（去头尾），将蚯蚓入叶中，紧捏两头勿令泄气，频摇动即化为水．以点之，甚妙。（《小儿方》）

（17）芝麻研烂敷之。（《经验良方》）

（18）雄黄末敷之。（《朝野金载》）

（19）羊桃叶捣敷之，即愈。（《备急方》）

（20）羊肝遍体擦之，极效。（《验方新编》）

（21）姜汁调胡粉敷伤口。或真麻油涂之。（《良方大全》）

（22）葱捣泥敷之。或以鸡粪涂之，俱可。（《万病验方》）

（23）嚼韭白敷之。（《急救良方》）

（24）鸡蛋敲1小孔，合咬处立瘥。（《兵部手集》）

（25）姜汁加清油调搽患处。

（26）桃叶捣敷患处。

（27）秦艽10克，煎汤饮服。

（28）蜈蚣为末，和猪胆汁搽之。

（29）槟榔切烂，加饭、红糖适量，用童便煮滚，敷伤口四周，留咬口不敷。

**治壁镜咬人**

（1）白矾涂之。（《太平广记》）

（2）以刀烧红，置白矾于上，汁出趁热滴之，立愈。神验之至。

（3）用花盆内铺地锦敷，或用陈醋捣敷，即愈。

注：以上2方见《验方新编》

（4）醋磨雄黄，或大黄涂。（《四科简效方》）

**蚕咬人**

（1）取青苎麻汁饮之。（《本草拾遗》）

（2）以蜜调麝香敷之。（《广利方》）

**蚯蚓咬人**

（1）以石灰水浸之，良。（《经验方》）

（2）以盐汤浸之，并饮100毫升乃愈也。（《本草衍义》）

（3）以白鸭血涂之，即愈。（《濒湖集简方》）

（4）用白鸭粪和鸡蛋清调搽，更妙。（《验方新编》）

（5）盐汤温洗数次，甚效。（《同寿录》）

（6）先以尿洗之，再用鸭口涎搽。（《经验良方大全》）

（7）扁豆捣烂涂患处。

**蚂磺致伤**

（1）竹叶烧灰存性，研细末，敷伤处。

（2）洋葱，石灰少许，捣烂涂患处。

（3）白蜜频频食之，连服 500 ~ 1000 克。如无效，再食羊肉。

（4）烟油少许放在桂圆内吞服。可用于救蚂磺入腹。

### 射工伤人

（1）用豆豉清油捣敷之。

（2）马齿苋，捣汁 200 毫升服，以渣敷之，日 4 ~ 5 次。

（3）猪血饮之即解。

（4）苍耳草嫩苗，取汁和酒温灌之，其渣厚敷伤处，甚效。

（5）白鹅血饮之，并敷其身，极效。

注：以上 4 方见《验方新编》

（6）用白芥子作丸服之。或为末，醋和涂之，随手有验。（《卫生易简方》）

### 蝼蛄咬人

（1）用槲叶烧灰，以泔别浸槲叶洗疮，拭干，涂少许于疮。（《卫生易简方》）

（2）醋和石灰涂之。（《圣惠方》）

### 百虫毒虫咬伤

（1）用五灵脂末涂之，立愈。（《金匮钩玄》）

（2）以灯火熏之，出水妙。（《济生编》）

（3）用香油浸紫苏涂之。（《十便良方》）

（4）用灯草蘸油点灯，以灯烟熏之，极效。（《简易方》）

（5）治蛇、蝎、蜈蚣、蜘蛛咬伤灸法。急用艾火，于伤处灸之，拔毒气即安。或用独蒜片，隔蒜灸，2 ~ 3 壮换 1 片。毒甚者，灸 50 ~ 60 壮。（《刺灸心法》）

（6）以苍耳草嫩叶杵汁灌之，仍将药敷伤口。或益母草煎服。

（7）地松捣敷之。

（8）芋头叶捣烂敷之，效。用生芋苗涂之亦可。

注：以上 2 方见《万病验方》

（9）马齿苋熟杵敷之。（《万病验方》）

（10）用蛇蜕煮汤，洗数次。（《急救良方》）

（11）捣大蒜敷之，多食蒜饮酒。

（12）靛青叶捣汁，敷之即效。

注：以上 2 方见《文堂集验方》

（13）以姜汁洗伤处。

（14）生芝麻嚼涂，即愈。并治小儿头面诸疮。

注：以上 2 方见《不药良方集》

（15）白凤仙花茎、根、叶 30 克，捣烂，取汁饮，或温酒和药汁服。并将其渣敷患处。敷前须先用甘草汤洗净患处。红凤仙花亦可，但药力较差。

（16）柳树根 9～12 克，加糯米 10 克，水煎服。

（17）生白矾磨水涂于咬伤处。或醋调敷伤处。

（18）雄黄调烧酒或生姜汁，涂伤口处。

（19）大葱、蜂蜜共捣泥状，擦于伤口处。

（20）以灯火熏之，出水妙。

（21）紫茄子，捣烂外涂患处，每日数次。

（22）景天叶 6 克，捣烂外敷患处，每日 3 次。

（23）萝藦叶 6 克，捣烂外敷患处，每日数次。

（24）仙人掌去刺，捣烂炒熟，外敷患处，每日数次。

（25）三桠苦叶 6 克，捣烂外敷，每日数次。

（26）五灵脂研末，冷开水调敷患处。

（27）紫草煎油涂之。

（28）不论何物，何虫咬伤，日久不愈者。用童便洗净污血，用甘草自己嚼融厚敷，干则随换，日夜不断，3 日必愈，屡试奇验。

# 救 中 暑

（1）治中暑发昏。以新汲水滴入鼻孔，用扇扇之。重者，以地浆灌则醒，与冷水则死。

（2）治夏日暍死。用水蓼浓煮汁 500 克灌之。

（3）治暑毒。用新胡麻 100 克，炒黑，摊冷，碾为末。新汲水调 6 克，或丸如弹子大，新汲水化下。凡着热，不得以冷物逼，得冷即死。

（4）治人中热，五心烦闷。用楝实煎汤浴洗良。

（5）治旅途中暑者。移置阴处，急就道上掬热土，于脐上作窝，令人尿其中，次用生姜、大蒜细嚼，热汤送下。

（6）治中暑毒欲死。用大蒜 2 瓣，细嚼，温汤送下，仍禁冷水，即愈。

（7）治中暑毒。用小青叶，先以井水浸去泥，控干，入砂糖擂汁，急灌之。

（8）治中暍至死。不可使得冷，得冷即死。宜屈草带溺脐中则活。

（9）治暑月伤热。用车轮土 15 克，冷水调，澄清服之。

注：以上 9 方见《卫生易简方》

（10）治中暑，不发语言，不省人事。萝卜子研极细末，新汲水调服。（《经验秘方》）

（11）治暑证，诸药不救者。朱砂（研细）0.1 克，冰水调灌下，立瘥。（《必用全书》）

（12）治中暑毒道途卒倒，遗尿，面垢自汗，身热恶寒，肢厥。生姜或蒜嚼烂，以热汤或童便下，外用布蘸热汤熨气海（穴）立醒。（《济众新编》）

（13）治暑暍闷绝方。道上热土、大蒜等量研烂，冷水和，去渣，饮之即瘥。（《是斋医方》）

（14）治中暑。扁豆叶捣汁 100 毫升，饮下。（《奇效简便良方》）

（15）治一切暑病。腊月马粪（干者），煎汤，温服。（《东医宝鉴》）

（16）治伤暑。黄连（去须）180 克，好酒 1250 克。将黄连以酒煮干，研为末，滴水丸，如桐子大，每服 30 ~ 50 丸，

空心，热水送下。(《医碥》)

(17) 治中暑。黑芝麻（炒），井水擂汁，灌下即愈。(《普济应验良方》)

(18) 治暑月喝死。屋上雨畔瓦，热熨心头，冷即易之。(《千金方》)

(19) 治夏月喝死人。以道中热土积心口，少冷即易，气通则苏。(《本草纲目》)

(20) 治太阳中喝，身热头痛而脉微弱。此夏月伤冷水，水行皮中所致，一物瓜蒂汤主之。瓜蒂 14 个，水 500 克，煮 250 克，顿服取吐，良。(《金匮要略》)

(21) 治热喝昏沉。地黄汁 10 毫升服之。(《普济方》)

(22) 治中暑发昏。取湿地上苔衣如草状者，研末，新汲水调灌之。大明曰：此地衣草乃阴湿地被日晒起苔卷皮也。(《本草纲目》)

(23) 治中暑昏眩，烦闷欲绝急救方。挖地深 1 米，取新汲水，倾入坑内，搅浊，饮数瓯即愈。

(24) 治中暑。蒜头两个研烂，取街心热土，去掉面层不用，污泥亦可用，搅新汲水调匀，服 300 毫升，甚效。(《应验良方》)

(25) 治中暑。热汤徐徐灌之，小举其头，令汤入腹即苏。(《千金方》)

(26) 治中暑。浓煮参汁 20 毫升服之。(《外台秘要》)

(27) 治中暑。井水和面酌量服之。(《千金方》)

(28) 治中暑。荞麦面酌量炒黄，水煎服。(《简便方》)

(29) 治中暑。绿豆壳浓煎汁，随量饮。

(30) 治中暑。急以大蒜汁灌鼻孔，喉响即苏。再以凉水调蒜汁服之。

(31) 治中暑迷闷。取蒜研烂，热汤灌之立愈。

(32) 治中暑迷闷。用连皮生姜 50 克，研烂，热汤灌下亦苏。卒急不得热汤，以冷水研捣亦可。

注：以上 2 方见《万氏济世良方》

（33）治暑热。每日清晨空心，用核桃肉 30 克，下烧酒 10~20 毫升，一生可免脾土之苦。服此后，不妨用粥。用粥后，不可服此。四季可常服。（《万病验方》）

（34）治中暑，不省人事。急取灶内微热灰壅之，复以稍热水蘸手巾，熨肠胁间，良久即苏。切不可便与冷物吃。（《急救方》）

（35）治中暑。草纸卷成筒，点火向口鼻间熏之，即活，甚效。

（36）治中暑腹痛。苦蓼鲜幼芽 10 克，食盐少许，合搓烂，开水送服。

（37）治中暑。鲜马齿苋 30~60 克，水煎服。

（38）治中暑。食盐适量，揉擦两手腕、两足心、两胁、前后心 8 处，擦出许多红点，觉轻松即愈。

（39）治中暑。鲜丝瓜花 15 克，先煮绿豆至熟，捞出绿豆再放入丝瓜花煮一沸，温服。

（40）治中暑。食盐 30 克，生姜 15 克，同炒，以水 300 毫升煎服。

（41）治中暑昏倒，不省人事。韭菜叶（或姜汁）100 毫升，灌下。

（42）治中暑昏倒不省人事。明矾 5 克，研末，每服 0.5 克和冷开水服下。

（43）治小儿中暑。鲜荷花或鲜荷叶，水煎服。或芭蕉水 100 毫升，白糖 10 克，开水冲服。

（44）治一般伤暑。绿豆水煮至豆烂，频频食之。或加红糖亦可。

（45）治伤暑。竹叶心 20 克，沸水冲茶喝。

（46）治一般伤暑。鲜菠萝 1~2 个，去皮壳，捣如浆，随意食之。

（47）治一般伤暑。车前草 20 克，煎汤服。

（48）治中暑。枇杷叶适量，煎汁饮服，每日 10 克，分 3 次服下。

（49）治中暑烦躁不安，口渴尿黄。鲜冬瓜绞汁，尽量服用。

（50）治中暑。桃叶适量，盐少许，两者揉搓后贴于两足足心。

# 内　科

## 瘟　疫

（1）治时气瘴疫。用杜仲西南枝、柏树东南枝，为末，水调30克，日三四服。

（2）治天行时气，宅舍怪异。用降真香烧之悉验。小儿带之能辟邪恶之气。

（3）治天行疫疠。用东行桃枝锉细，水煮浴身，佳。

（4）治时疫。立春后有庚子日煮芜菁，合家大小咸服，不限多少，可理时疾。

（5）治温病。用松菜切如粟米，酒服2～3克。

（6）治温病。用大豆150克，以新布盛，内井中一宿取出，每人服7粒。

（7）治温病。用赤小豆以新布囊盛之，置井中3日取出，举家男10枚，女20枚服。

（8）治伤寒时气大效方。柴胡水煮汁，服之大效。

注：以上9方见《卫生易简方》

（9）治热病时气，狂言心躁。苦参不拘多少，炒黄为末。每服6克，水50毫升煎至40毫升，温服，连煎3服有汗无汗皆瘥。（《胜金方》）

（10）避瘟疫方。大黄3～6克，冬至日，将线穿好，合家大小佩之。（《神仙济世良方》）

（11）避瘟散，治天行瘟疫传染。雄黄研细，水调，以笔浓蘸涂鼻窍中，初洗面后及卧时点之。

（12）治时行瘟疫。苍耳草阴干，水煎，口服。

注：以上2方见《急救良方》

（13）避瘟疫方。用稷米为末，顿服之，令不相染。（《肘

后方》）

（14）避瘟疫方。用生葛捣汁 10 毫升服，去热毒也。（《圣惠方》）

（15）治天行热病，初起一二日者。用麻黄 30 克（去节），以水 2000 毫升煮，去沫取 1000 毫升，去渣，着米 10 克及豉为稀粥，先以汤浴后，乃食粥，厚覆取汗即瘥。（《必效方》）

（16）治时疫头痛，发热者。以连根葱白 200 克，和米煮粥，入醋少许，热食取汗即解。（《济生秘览》）

（17）治天行热病。白药子为末，浆水 10 毫升，冷调 6 克服。仰卧少顷，心闷或腹鸣疠痛，当吐利数行。如不止，吃冷粥 200 克止之。（《圣济总录》）

（18）治天行热病，伏热，头目不清，神志昏塞及诸大毒。以船底苔 150 克，和酥饼 50 克，面糊丸梧子大，每温酒下 50 丸。（《本草纲目》）

（19）治天行疫疠。常以东行桃枝，煎汤浴之，佳。内用松叶，细切酒服 2 克，日 3 服，能避 5 年瘟。（《伤寒类要》）

（20）治时气瘟疫，头痛壮热，初得一日。用生梓木，削去黑皮取黑白者，切 500 克，水 1500 克煎汁，每服 100 克，取瘥。

（21）治时气温病初得，头痛壮热，脉大。即以小蒜 150 克，杵汁 50 克，顿服。不过再作，便愈。

注：以上 2 方见《肘后方》

（22）治天行呕逆，食入即吐。1 枚鸡子，水煮三五沸，冷水浸少顷，吞之。（《外台秘要》）

（23）治时气烦躁，五六日不解。青竹沥 10 毫升，煎热，频频饮之，厚覆取汗。

（24）治时气烦躁，天行毒病，七八日热积胸中，烦乱欲死。用芫花 500 克，水 1500 克，煮取 750 克，渍故布薄胸上，不过再三薄，热除。当温四肢护厥逆也。

注：以上2方见《千金方》

（25）治时疫流毒，攻手足，肿痛欲断。用虎杖根，锉，煮汁渍之。

（26）治天行热毒，攻手足，肿痛欲断。用母猪蹄1具，去毛，以水2500毫升，葱白200克，煮汁入少许盐渍之。

注：以上2方见《肘后方》

（27）治山岚瘴气。犀角磨水服之，良。或羚羊角末，水服3克。（《濒湖集简方》）

（28）治时行面赤项肿，名虾蟆瘟。以金钱蛙（即田鸡）捣汁，水和，空心顿服，极效。曾活数人。（《本草蒙筌》）

（29）治大头瘟。好青黛末，白滚水调服6克。

（30）治大头瘟。马兰头适量捣汁，将鹅毛搽上，1日五六次，热气顿出，亲验，真神方也。

（31）治抱头火丹（即大头瘟）。将扁柏叶捣烂，用鸡子清调敷。神效。

（32）治鸬鹚瘟方，两腮肿胀，憎寒恶热者。外用赤小豆100克为末，水调敷；或用侧柏叶捣烂敷之。内用薄荷浓汤热服。

（33）治大头瘟。人中白，火煅研末，每服6克，白滚汤调服。

注：以上5方见《种福堂公选良方》

（34）治天行热病。干艾叶150克，水500克，煮250克，顿服取汗。（《肘后方》）

（35）治天行热病。吞生鸡子，即时清爽。（《经验良方》）

（36）治天行热病。芭蕉根捣汁饮之。（《日华本草》）

（37）治天行热病。生藕汁10毫升，生蜜10毫升，和匀细服。（《简易方》）

（38）治天行热病。生鸡子5枚倾盏中，先入水50毫升许，搅浑，乃以水1000毫升煮沸投入，纳少许酱啜之，汗出愈。（《许仁则方》）

（39）治天行热病。鸡子1枚，水煮三五沸，冷水浸，少顷吞之。（《外台秘要》）

（40）避瘟疫方。以麻油涂鼻孔中，然后入病家，则不相传染。既出，或以纸捻探鼻，深入令嚏之为佳。（《万氏济世良方》）

（41）避瘟疫方。腊月二十四日，五更初，汲井花水，用净器盛，浸乳香，至岁元旦五更，暖令温。从小至大，每入乳香一小豆块，以浸香水三呷咽下，则1年不患时疫。

（42）避瘟疫方。黑豆适量，每日清晨五更投于井中，勿令人见。凡饮此水之家，俱无传染。若自家水缸内，每早亦投黑豆适量，则保全家无恙。

（43）防时气传染。日饮雄黄酒20毫升，仍以雄黄豆许，绵裹，塞鼻一窍，男左女右。若出路，须用酒几杯以壮气。回家时亦先饮酒几杯，后食饮别物。如不能饮酒者，出入俱嚼些姜蒜，或将蒜塞鼻孔内。若又无蒜，即将香油抹在鼻孔中、耳中亦可。或以麻油及烧酒调雄黄末浓涂鼻孔，更妙。或用雄黄调烧酒服20毫升。如此，便入病家不妨。男子病秽出于口，女人病秽出于阴户。相对坐立，必须识其向背，既出，自以纸捻探鼻深入，喷嚏二三个，则不相染矣。

（44）治瘟疫头痛发热，众人一般者。黑砂糖20克，入姜汁20毫升，化开服之。当即憎寒壮热，汗出立愈。

注：以上4方见《万病验方》

（45）治瘟疫心腹疼痛。白乌鸡杀之，破开去肠杂，扑心上即愈。或用血涂心上亦可，并用鸡肉煮汤食，极效。

（46）治瘟疫心腹疼痛。癞虾蟆破开扑心上，亦效，愈后须戒杀放生，免再传染。

（47）治虾蟆瘟。侧柏叶捣自然汁，调蚯蚓泥敷之。

（48）治瘟疫发狂，不识人。即以地浆水服500毫升，即解。或用童便浸白颈蚯蚓，捣烂，取新汲井水，滤下清汁，任服，即清爽遂愈。

（49）避瘟疫方。青松毛切细为末，酒下 6 克，常服避疫。

（50）治瘟疫方。用虎耳草擂酒服。

注：以上 6 方见《古今灵验秘方大全》

（51）治疫气传染。此疾污气入鼻至脑，即散布经络。初中觉头痛，即以水调芥菜子末填脐，以热物隔衣一层熨之，即汗而愈。（《种杏仙方》）

（52）治阳证疫毒。以竹筒两头留节，中开一窍，纳入大粉草锉碎于中。仍以竹木钉油灰闭窍。立冬浸于大粪缸中，待至立春先一日取出，于有风无日处干，二十一日，愈久亦好。却破竹取甘草为细末，水调服 5 克。（《伤寒类要》）

（53）治瘟疫。取马蹄屑 60 克，缝囊盛带之，男左女右。（《肘后方》）

（54）治天行。水 2.5 千克，煮桃叶 2.5 千克，以铺席自围衣被盖上，安桃叶汤于麻簀下，乘热自熏，停少时当雨汗，汗遍，专汤待歇，速粉之，并灸椎则愈。（《张文仲方》）

（55）治天行热狂。绞甘蔗汁服，甚良。（《日华子》）

（56）治仓卒中暑。饮童便数杯，加姜汁兑服更妙。或井花水调砂糖灌之。（《寿世编》）

（57）治时行瘟疫方。乌梅 30 克，蜜 20 克，水 1000 克，煎汤服之。（同上）

（58）避时疫神效方。疫疾盛行时，车前子隔纸焙为末，服 15 克即不染。

（59）治天行热病心闷。水中细苔捣汁服。（《三补简便验方》）

（60）治孕妇遭时疫，令子不安顿。用井底泥涂足心。或用灶中对锅底土，研细末，水调服。仍涂脐上方 5 寸，干再换。（《急救良方》）

（61）治天行时疫。枣仁 50 克，煎服而愈。

（62）治天行发斑。凡天行发斑疮，须臾遍身皆戴白浆，此恶毒时气也。急煮葵叶不拘多少，以蒜韭啖之即止。

注：以上2方见《家用良方》

（63）避瘟疫方。用桃根煎水磨浓，抹入鼻孔，次服少许，任人病家再不沾染。

（64）治瘟疫。稻草砻糠不拘多少，用盛火器内于病人床前不时熏之可愈，且免传染。

（65）治狂走伤寒瘟症。用出过小鸡的蛋壳不拘多少泡汤，服之即睡。

（66）避瘟疫方。六月六采马齿苋瀹过晒干，元旦煮熟同盐醋食之，可解疫气。

注：以上4方见《经验良方大全》

（67）治疫病初发，但觉头痛。即以水调芥菜子末填脐，以热物隔布一层熨之，即汗出而愈。（《寿域神方》）

（68）避瘟疫方。马骨1块装红布小袋内，佩带身旁，男左女右。

（69）避瘟疫方。艾炷密熏卧床四角。

（70）治大头瘟。燕子窝连泥带粪锤融，醋调敷立愈。

（71）治大头瘟。吴茱萸研末，醋调敷足心，1周时取下，即消。如未愈，再敷1周时必效。

注：以上4方见《外治寿世方》

# 伤 寒

（1）治伤寒初起。元参30克，水200毫升，煎至100毫升，趁热服，服后盖被出汗即愈。（《回生集》）

（2）治身热作饱，不思饮食，头痛，冒雨受害，一时无觅医处，此法取汗。带皮老姜90克，捣烂，将热酒泡饮，出汗。轻者即愈，重者可解一时之急。（《丹台玉案》）

（3）治阴证伤寒。用葱白适量，如茶盏大，用纸卷紧，却以快刀切齐一指厚片安于脐上，以热熨斗熨之，待汗出为度。一片未效，再切一片熨之。（《急救良方》）

（4）治伤寒狂烦躁热方。萝卜子30克，捣碎，温汤搅取清汁。缓缓饮之，少顷即吐，吐不尽者，再行泄之可愈。（《奇效简易良方》）

（5）治伤寒结胸。葱、姜不拘多少，捣烂，炒热。用布包频换熨胸。甚效。（《绛囊撮要》）

（6）治伤寒胸膈结闭作痛，一切寒结、热结、食结、痞结、痰结等证。生姜适量捣烂如泥，去汁存渣。炒熟，用绢包好。置胸胁下，渐渐揉熨，其痛自解。（《厚德堂集验方萃编》）

（7）治阳明自汗，小便利，大便结，不可攻者。1枚猪胆，用醋少许，以竹管灌入谷道中，一时许通。（《古今医鉴》）

（8）治伤寒愈后复发方。鸡子空壳碎之，炒令黑色，捣罗为散，每服以热粥引调下9克，汗出即愈。（《圣惠方》）

（9）治伤寒舌出寸余，连日不收。梅花脑子为末，掺舌上，应手而收，当用15克病方愈。（《世医得效方》）

（10）治伤寒内伤方（如积食，积血，小腹硬胀，不能言语，两目直视，症候危笃，难以下药者）。紫苏120克煎汤，以手巾泡热汤内，取出拧干，摊在肚子上，以两手盘旋摩擦，冷则再换，如此数次，一切宿粪硬块自下。（《奇效简便良方》）

（11）治伤寒五六日上下不愈者。青竹沥少煎分数次饮之，厚覆取汗。（《肘后方》）

（12）治伤寒病，令不劳复。取头垢烧灰，水丸如桐子大，每服1丸。

（13）治伤寒四五日，忽发黄。取芝麻油20毫升，水10毫升，1个鸡子白，和之，搅匀，1服尽。

注：以上2方见《外台秘要》

（14）治伤寒心腹痛。用百合30克，炒令黄色，捣为末，不计时服，粥饮调6克。

（15）治伤寒心神热躁，口干。用秦艽 30 克，去苗锉，以牛乳 50 毫升煎五六分，去渣温服，不计时候。

注：以上 2 方见《圣惠方》

（16）治伤寒病在阳，应以汗解，反以冷水灌之，其热不去，心烦，皮上粟起，意欲水，反不渴，文蛤散主之。文蛤 250 克，捣筛，以沸汤和 3 克服。

（17）治阴毒伤寒，四肢逆冷，宜熨。茱萸 300 克，酒和匀温，绢袋 2 个盛，蒸令极热，熨脚心，候气通畅匀顺即停熨，屡用有验。

（18）治伤寒狐惑，毒蚀下部，肛外如𧏐，痛痒不止。以雄黄 15 克，先取瓶 1 个，口稍大者，如装香炉火样，将雄黄烧之，候烟出，当痛处熏之。

注：以上 3 方见《张仲景方》

（19）治伤寒后交接，发动欲死，眼不开，不能语。用栀子 30 克，水 500 毫升，煎取 150 毫升服。（《梅师方》）

（20）治伤寒脉结代，心动悸。用甘草 60 克，水 500 毫升，煎取 250 毫升，日 1 服。

（21）治伤寒交接劳复，卵肿，腹中绞痛便欲死，刮樗皮 300 克，以水 500 毫升，煮 5 沸，顿服。

注：以上 2 方见《伤寒类要》

（22）治一切伤寒。用甘草如指长，炙，细锉。取童便 200 毫升，和煮 140 毫升，空心日再服。

（23）治伤寒无问阴阳二证。用皂角 30 克，烧令赤为末，以水 300 毫升和，顿服，或以酒和服。

注：以上 2 方见《千金方》

（24）治伤寒阴盛，其人躁热不欲饮水。用 1 枚附子，烧灰存性为末。蜜水调下，为 1 服，汗出愈。（《扁鹊方》）

（25）治阴毒伤寒。取乌药子 50 克，炒令无烟起，投于水中，煎取五六沸，取 500 毫升，候汗出回阳立瘥。（《斗门方》）

（26）治伤寒痢后，日久津枯，四肢浮肿，口干。用1个冬瓜，黄土泥厚裹15厘米，煨令烂熟，绞汁服之。（《古今录验》）

（27）治伤寒初起，不拘老幼男女皆宜。急取梨叶适量，捣极烂，暖热，烧酒冲汁和匀，以布隔渣取酒饮之。用被盖睡，俟汗出抹去自愈。

（28）治伤寒大小便秘结。苋菜叶煎汤，服500毫升，效。

（29）治伤寒狂走。用新抱出鸡的蛋壳煎汤服。

（30）治伤寒发斑狂躁热极。生吞1个黄鸡鸡蛋。

（31）治发狂难制伤寒。炭火一盆用陈醋浇火上，气入病人鼻中即安。

（32）治伤寒咳逆。蔓荆子（炒）9克，水300毫升，煎3滚服。

（33）治伤寒吐血。韭汁磨好墨同服即止。无韭，鸡蛋清亦可。

（34）治虚人伤寒不能大表。老生姜（切片）250克，舂碎炒热，以棉裹之，两人各持一团，先擦病人两手心、两足心，次及前心、背心，如冷再换，得身上火热寒气自出。或即汗或发细红瘰即解。

（35）治阴证伤寒。7月7日采丝瓜叶阴干为末，每服3克，酒下即生。

（36）治阴证危笃伤寒。黑大豆（炒干）投热酒内，或饮或灌，吐则再服，汗出为度。

（37）治伤寒诸证，无论阴阳虚实一切等证。用洁白糖15克，阴证葱姜汤下，阳证白滚汤下。暑证或中热中暍，喝暑热也，太阳经中热为暍。其症汗出恶寒，身热而渴，新汲水下。虚证米汤下，实证陈皮汤下，伤食山楂汤下，结胸淡盐汤下，蛔厥乌梅汤下，紧痧腹痛新汲水下，妇人血崩锅脐煤汤下。

（38）治中寒，寒中三阴，口噤失音，四肢强直，挛急疼痛，似中风者。或厥逆唇青囊缩，无脉。并卒倒尸厥，脱阴、脱阳等症俱用。葱白500克，微炒热，二包轮换熨肚脐下，候暖气透入自愈。并以葱白10厘米捣烂，酒煎灌之，阳气即回，此华佗救卒方也。若病甚危者，再以艾丸如豆大灸气海、关元穴各14壮，则脉渐现，手足渐温，可得生矣。气海穴在脐下1.5寸，关元穴在脐下3寸。（此寸为针灸同身尺寸度量单位）

（39）治房事后中寒，凡房事后中寒厥冷、呕恶、腹痛者。葱、姜捣烂，冲热酒服之，睡少顷出汗即愈。如腹痛甚者，以葱白头捣烂，摊脐上，以艾灸之，或熨之亦可。鼻尖有汗其痛即止。

注：以上13方见《经验良方大全》

（40）治伤寒气喘。紫苏适量，水煮，稍稍饮之，其喘立止。

（41）治伤寒厥逆，面青，四肢厥冷，腹痛身冷。用大附子炮制去皮脐，为末。每服6克，姜汁5毫升送下。以脐下如火暖为度。（附子有大毒，服用请医生指导）

（42）治伤寒肢痛。煮马屎与羊屎汁渍之，日3度。或以猪膏和羊屎涂之亦佳。

（43）治伤寒口渴。用百合500克水泡1夜。煮汤洗身，并以百合食之能效。

（44）治伤寒发黄。生姜火煨去皮，布包扭汁蘸香油点两目大小眼角效。

注：以上5方见《华佗医秘方真传》

（45）治伤寒舌出。巴豆1粒，研细去油，以纸卷纳鼻中，舌即收上。

（46）治伤寒发狂目不识人或见鬼神。大蚯蚓250克，去泥，童便煮汁饮，或生绞汁兑童便饮亦可。又方：灶心土煎水，日服3次，即愈。或用癞虾蟆贴心口上方。

（47）治阴证伤寒。男女交合后，或外受风寒，或内食生冷等物，以致肚腹疼痛，男子肾囊内缩，妇女乳头内缩，或手足弯曲紫黑，甚则牙紧气绝，谓之阴证伤寒，又名夹色伤寒。急用砖烧红，隔布数层，在肚腹上熨之；或以布贴脐上，取滚水一壶熨之；或以蛸蛱虫（即鼻涕虫）7只，擂烂，滚水冲融去渣，温服，有起死回生之功；或以生姜60~90克，切片，大黑豆200克炒熟，用水1000毫升，用黑豆煮数滚，沥去姜、豆不用，取汁服之，汗出即愈。神效。

（48）治伤寒发狂兼发斑疹，不发斑疹者亦效。急用铜钱于脊背、两手腕、两乳旁、两脚踝刮出青紫色，随取癞虾蟆一只（目红、皮红、腹无八字纹者勿用），破开去肠肚各物，贴心坎上，取虾蟆肝煎水服之。并用煮熟整鸡蛋，去壳，于刮伤处乘热滚擦，随滚随换，其病顿减，有起死回生之功。滚过鸡蛋埋入土内，不可使鸡犬误食。此苗人秘方也。无癞虾蟆，用鸡亦可，不必食肝，终不如虾蟆之妙。

注：以上4方见《验方新编》

（49）治伤寒大病后，热毒攻目。煮蜂房洗之，日六七度。又，冷水渍青布掩目。

（50）治阴证腹痛。用芥菜子末，温水调贴脐上。

（51）治伤寒便秘。削生姜如小指，长6~7厘米，盐涂之纳下部中，立通；又，猪胆和醋少许，灌谷道中。

（52）治伤寒小便不通。捣生葱敷脐下横纹中，燥则易之。

（53）治伤寒热病，手足肿欲脱。生牛肉裹之，肿消痛止；又，酒煮苦参以渍之；又，螺蛳入盐少许，捣敷。又，苍耳草绞取汁，渍之；又，以稻穰灰汁渍之；又猪膏和羊粪涂之；又，菜子油敷；又马齿苋捣融敷。

（54）治伤寒衄血。纸浸白及水，贴眉心，或切白及片贴眉心；或延胡索塞耳，左衄塞右，右衄塞左；又，醋黄土，涂肾囊。

注：以上6方见《外治寿世方》

（55）治阴证手足紫黑方。黑料豆9克炒熟，好酒烹，滚

热服。加葱须同烹更炒。（《经验良方全集》）

（56）治伤寒热病口疮。用黄柏削去粗皮，取里面好处，薄削以蜜浸之一宿，令浓，含其汁，若胸中热有疮，饮15克尤佳。

（57）治急伤寒。半夏9克，生姜6克，酒煎服。

（58）治伤寒汗出不解已三四日，胸中闷吐。用豆豉30克，盐30克，水4升，煎1.5升，分3服，当吐。

（59）治伤寒头痛四五日，壮热，胸中烦痛。用乌梅14个，盐15克，水1升，煎去一半，服吐之。

（60）治伤寒寒热，骨节碎痛及中风面目浮肿。用葱白细切，煎汤或作羹粥食之良。

（61）治伤寒初起。好茱萸15克，水50毫升，煎30毫升，空心服。

（62）治阴证伤寒因女色者。用陈皮30克，炒焦，以酒烹下滤酒饮之。凡伤寒汗后不可饮酒。

（63）治伤寒胸膈闭痛。用枳实炒麸为末，米饮调9克下，日2服。

（64）治伤寒，瘥后未满百日交合，所致的手足拘挛，速当汗之。满4日难疗。宜用干姜末120克，汤调顿服，覆盖出汗得解，手足伸遂愈。

（65）治伤寒时气。用柴胡水煮汁，服之大效。

（66）治阴毒伤寒。百合60克，煮浓汁，饮500毫升良。

（67）治伤寒不解而下痢欲死。用龙骨250克，捣碎，水10升，煮5升，候极冷稍稍饮之，得汗即愈。

（68）治伤寒病后毒气冲目痛。用露蜂房15克，水2升，煮1升，重滤洗，日三四度。亦治赤目翳。

（69）治交接劳复，阴肿或缩入，腹绞痛。用蚯蚓数条，绞汁服之良。

（70）治热病新瘥早起，及多食复发。用栀子30克，水3升，煎1升，去渣，温服，卧令汗出。若食不消，加大黄。

注：以上15方见《卫生易简方》

（71）治伤寒阴证。灸中指顶，男左女右，五七炷即愈。

（72）治伤寒劳复因交接者腹疼卵肿。葱白捣烂，醋15毫升和服，效。

（73）治中寒腹痛（渐觉冷气入阴囊，疼闷欲绝）。布裹热椒包囊下，热气大通，日再易之，以消为度。

（74）治伤寒咳逆发饱诸药不效。雄黄6克，酒20毫升煎15毫升，乘热嗅之即止。

注：以上4方见《三补简便验方》

（75）治伤寒无汗。芝麻炒焦，乘热擂酒饮之，暖卧取微汗。（《肘后方》）

（76）治伤寒谵语。大黄150克，切炒微赤为末，用腊雪水煎成膏，每服10克，冷水送下。（《圣惠方》）

（77）治伤寒谵语。蚯蚓泥，凉水调服。（《简便方》）

（78）治伤寒发狂。番红花0.6克，水15毫升，浸一夕服之。（《医方集要》）

（79）治伤寒发狂。绿豆煮汤一锅，用青布数重，蘸汤搭于胸膈，冷则再蘸，日数十易，被盖复，得效愈。（《丹溪纂要》）

（80）治伤寒盗汗。韭根100克，水300毫升，煮150毫升。顿服之，以止为度，汗无时亦治；或豆豉200克，酒400毫升，渍3日服，3剂即止；或以温酒服牛、羊脂愈；或地黄1500克，水3000毫升，煮1000毫升，分3服。（《千金方》）

（81）治伤寒头痛。荆芥穗30克，浓煎服之。（《本草纲目》）

（82）治伤寒头痛。干艾叶15克，水煎，顿服取汗。（《肘后方》）

（83）治伤寒咽痛。甘草60克，蜜水炙，水500毫升，煮250毫升，服125毫升，日2服。（《伤寒论》）

（84）治伤寒烦渴。绿豆煮粥，常服。

（85）治伤寒结胸。牵牛子末3克，白糖化汤调下。（《郑氏家传方》）

（86）治伤寒结胸。苦参30克，醋150毫升，煮取50毫升饮之，取吐即愈。（《外台秘要》）

（87）治伤寒结胸。蚯蚓15条，活者擂烂，和蜜10毫升，冷水200毫升，灌服，无蜜，砂糖亦可。（《奇效良方》）

（88）治伤寒结胸。醋拌麸皮炒，纳布袋中，蒸热熨之，速效。（《陈海藏本草》）

（89）治伤寒肢痛。浓煮虎杖根，以渍手足。（《千金方》）

（90）治伤寒发斑。青黛6克，水研服。（《活人方》）

（91）治阴毒伤寒。鸡血冲热酒服。

（92）治阴阳易（伤寒病后余热末净，由房事而传之对方者）。手足指甲爪20片，烧研末，米汤调下。（《医学入门》）

（93）治劳复（指伤寒、温病瘥后，余邪末清，过度劳累而病复发者）。烧鳖甲末，饮服3克。或杏仁30克，醋50毫升，煎取25毫升服取汗。（《千金方》）

（94）治劳复。芦根煮浓汁饮，亦治食复欲死。（《肘后方》）

（95）治伤寒呃逆，声闻四邻。青皮研末，每服6克，白汤下。（《医林集要》）

（96）治伤寒发黄。以茵陈细切，煮羹食之。生食亦宜。（《食医心镜》）

（97）治伤寒结胸，已经汗下后者。槟榔60克，酒60毫升，煎30毫升，分2服。（《庞安时伤寒总病论》）

（98）治伤寒热病。马槟榔用井华水，每1枚用水10毫升，嚼下数枚，即清其热。

（99）治伤寒后呕哕。野葡萄藤捣汁饮之良，并治一切哕逆兼能止渴，去肠胃积垢，利小便。

注：以上2方见《不药良方续集》

（100）治伤寒大便闭结。尤宜于老人，并日久不能服药者。又恐服硝黄变为别证，又有粪入直肠者，此最便宜也。炼蜜如饴，乘热捻如指大，长7厘米，两头如枣核，纳入谷道中，良久，下结粪。加皂角末少许，尤妙。或用猪胆1枚，加醋少许灌之，一时即通。

（101）治伤寒瘟疫3日外，心腹胀满坚硬，手心热，遍身发黄。苦瓜蒂7个，为细末，用1～2克，吹入两鼻中，令黄水出；余末水调服。

（102）治伤寒鼻衄不止。茅草根20克，用水浓煎服之。茅草花亦可。或龙骨为细末，吹少许入鼻孔中。九窍出血亦用此吹。

注：以上3方见《万病验方》

（103）治初觉伤寒、伤食、伤酒、伤风。以酸齑汁1000毫升，煎三五沸，于避风处，先饮200毫升，以手揉肚；再饮200毫升，又用手揉肚；更饮更揉，直至餍足，心无所容。以鸡翎探喉中，令吐后，煎葱醋辣汤投之，以衣被盖覆，汗出愈。或用百沸汤，依前法饮探吐，亦妙。或用甜菜捣汁饮之。（《急救良方》）

（104）治伤寒湿热发黄，昏闷不省人事，死在须臾。用白毛乌骨鸡（雄鸡）1只，干挦去毛，破开去肠屎，刀切烂，铺心头，少顷，即能说话。

（105）治伤寒鼻衄久不止者。用山栀子，炒黑为末，吹鼻内，将纸水湿，搭于鼻中，其血自止。

注：以上2方见《种杏仙方》

# 痧 胀

（1）治绞肠痧腹痛方。明矾为末，温水调服9克，即愈。（《静耘斋集验方》）

（2）治发痧病。用盐30克，白滚汤送下。令吐则止；或用香油茶吐之亦得。

（3）治发痧病。用苎麻扎十指尖，针挑出恶血数点。

（4）治小腹急痛，肾缩面黑，气喘冷汗出，名为脱阳，有似发痧。用连须葱白3根研烂，以酒300毫升，煮120毫升，作3服；仍用炒盐先熨脐下气海穴，勿令气冷。

（5）治绞肠痧。若阴痧，腹痛而手足冷，看其身上红点，以灯草蘸油点火烧之；阳痧，则腹痛而手足暖，以针刺其十指背靠近爪一分半许，出血即安。仍先自两臂捋下，其恶血令聚指头刺出。

（6）治绞肠痧。用石沙炒赤色，冷水淬之，良久澄清水100~200毫升合服。

（7）治卒死心头热者。百草花曝干，水渍。封埋百日，砂锅内连水熬调，丸如皂角子大。放1丸入患人口内，须臾即活，大妙。

注：以上6方见《卫生易简方》

（8）治绞肠痧，痛不可忍，辗转在地欲死者。盐30克用热汤调灌病人口中，盐气到腹，其痛即止。（《济世神验良方》）

（9）治痧用刮痧法。择一光滑细口瓷碗，另用热水30毫升，入香油20毫升，将碗口蘸油水，令其缓而滑，两手覆执其碗于病人背、心上，轻轻向下顺刮，切忌倒刮，以渐加重。碗干则蘸油水再刮。良久觉胸中胀滞下行，始能出声，顷之腹中大响大泻如注，其痛遂减，睡后通身瘙痒，或发出疙瘩，遍身而愈。今有于颈臂刮痧者，亦能治病。然五脏之柔，咸附于背，向下刮之，邪气随降，故毒深病重者，非刮背不可也。此为痧症起死回生简便良方，最灵最稳。又有以铜钱蘸香油或水刮痧者，似较简便。

（10）治一切痧胀，及中暑、霍乱等症，虽垂死亦治，真良方也。以盐适量，揉擦两手腕、两胁、两足心，并心窝、背心8处，擦出紫红点许多，自然渐渐松快而愈。

（11）治绞肠痧。嫩车前草7根，揉软，塞鼻孔内，男左女右。

注：以上 3 方见《外治寿世方》

（12）治痧胀腹痛方。凡痧胀，夏日多患，此症面色紫赤，腹痛难忍。使饮热汤，便不可救，即温汤亦忌。如遇此症，速取生黄豆，咀嚼咽下，约至数口，立刻止痛。平人食生豆，最引恶心，只有痧胀人食之，反觉甘甜，不知腥气。此方即可疗病，且可辨症，真奇方也。（《种福堂公选良方》）

（13）治绞肠痧。白棉纱不拘多少，煎汤温服。（《增补神效集》）

（14）治绞肠痧。陈马粪不拘多少，瓦上焙干为末，用陈酒冲服 9 克，不足再服。（《扶寿方》）

（15）治痧症。生姜 1 片，贴脐中间，加艾绒炷香燃灼，灸七八炷，忍痛灸之。（《肘后方》）

（16）治痧症。急用生芋头食之，若非痧生涩艰食，若是痧则食之味美，连食 2 个即愈。（《医学正传》）

（17）治痧症。南蛇藤煎水，兑酒服之神验。（《中藏经》）

（18）治绞肠痧。旱烟筒中油，如豆大 1 丸，放病人舌下，掬水灌之，垂死可活。

（19）治羊毛痧（症状：腹胀连背心或腰胯剧痛）。用烧酒瓮头泥研细，筛过，和烧酒作辊，擦痛处即有细白毛黏团上。（《本草权度》）

（20）治绞肠痧。童子小便服之即止。（《太平圣惠方》）

（21）治绞肠痧心腹痛。大蒜捣烂涂足心，即愈。

（22）治痧症垂危，尿屎已出。用顶发数十根，烧灰，白矾（研）6 克，阴阳水 300 毫升，调服取吐。

（23）治黑痧（立时昏倒，微觉肛痛，面色黑胀，不呼不叫，过两三时不救，又名满痧）。急用荞麦，焙干研碎，去皮为末，温酒调服 9 克。重者 2 服愈，忌茶。

注：以上 3 方见《奇效简便良方》

（24）治风寒痧症。如死去者用生姜汁滴两眼角内立效。重症四眼角俱点即活。

（25）治缠腰痧。凡一时昏倒，腹痛，眩晕，腰间如有绳缠者。急以真麻油15毫升灌下，得吐即愈。

（26）治一切痧症，或阴阳痧、瘢痧、乌痧、绞肠痧、霍乱等症。白矾9克，敲成米粒大粗末，用阴阳水送下。

（27）治痧胀。用白鸭脚花3枚，泡汤灌下即活。开花时连根叶风干收贮，以便救急。如腹痛难忍，以白扁豆叶30片捣汁，冲井水服立止。

（28）治痧胀妙方。用葱白3枚，蘸盐细嚼，咽下即愈。

（29）治绞肠痧心腹痛。以苎麻绳蘸热水，先刮头顶，次刮两臂及手足曲弯处，刮起红紫泡为妙。或用铜钱蘸油刮之亦妙。

（30）治绞肠痧。凡绞肠痧，手足厥冷，腹痛不可忍者。急取温水微带热，于病者膝弯内用手拍出紫黑点，以针刺去恶血即愈。

注：以上7方见《经验良方大全》

（31）治绞肠痧腹痛欲死者。河里细沙若干，红糖30克，沙在锅内炒热，用盐水倒在沙内搅匀，再用新布过滤出来澄清，加红糖熬，温服。

（32）治绞肠痧。香油30克，韭菜根30克，水煎韭汁，调香油饮之。

（33）治痧症。芫荽30克，樱桃树皮60克，水煎服，每日3次。

# 火（热）证

（1）治肝火。黄连不拘多少，为细末，粥糊丸，白汤送服。（《医学正传》）

（2）治肺火。黄芩不拘多少，炒为末，水50毫升，煎至30毫升，食前温服。（《明医指掌》）

（3）治肺火。黄芩为末，滴水丸，白汤下。（《景岳全书》）

（4）治烦热，退阴火，此生津止渴之妙方也。用清香甘美大梨，削去皮。用大碗盛清冷甘泉，将梨薄切，浸于水中。少顷，水必甘美。但频饮其水，勿食其渣。退阴火极速也。（《成方切用》）

（5）治有火虚烦。青竹茹 60 克，以水 240 毫升，煎至 180 毫升，去渣，温分 5 服，徐徐服之。（《外台秘要》）

（6）治阴火。黄柏炒褐色，为末，粥丸或水丸。每服 9 克，日服 2 次。（《明医指掌》）

（7）治凡热毒劳热诸火，热极不能退者，用此最妙。解毒除烦，退热止渴，大利小水。用绿豆不拘多寡，宽汤煮糜烂，入盐少许，或蜜亦可。等冰冷，或厚，或稀，或汤，任意食之，日或 3～4 次不拘。若火盛口干不宜厚，但略煮半熟，清汤冷饮之，尤善除烦清热。（《成方切用》）

（8）治发热口干，小便赤。鸡子 3 个，白蜜 10 克，和服之。

（9）治发热口干，亦治孕妇热病心闷。葛根捣汁饮。

注：以上 2 方见《急救良方》

（10）治心热。黄连为末，水调服。

（11）治肺火。苦参炒为末，水丸，温汤下。

（12）治肝火。黄连用姜汁炒，为末，粥丸，温汤下。兼治心热。人中白亦泻肝火，须风露 2～3 年者佳。

（13）治胃火，并治食积痰火。软石膏不拘多少，火煅出火毒为末，醋糊丸，绿豆大，每用 6 克，服之。

注：以上 4 方见《万氏济世良方》

（14）治心经郁热烦躁。梨汁 500 毫升，顿服即愈。（《集验良方》）

# 气　证

（1）治诸般气痛急救方。烧酒 100 毫升，冰糖 30 克。用好烧酒浸冰糖块将酒烧燃，俟烧完自熄，将冰糖研碎。开水冲

服。(《验方新编》)

（2）治血气痛仙方。韭菜根捣烂，敷肚脐上，然后以锡壶盛热水熨于韭菜根上，令热气入腹内，以痛止为度。无不应手而效。

（3）治男妇气痛方。用白扁豆荳（去皮）煮酒服立愈。若红扁豆荳则不应。

（4）治男妇气痛。山羊粪与油头发适量，烧灰酒下，断根。

（5）治诸气攻刺及感受内寒、暑湿、饮食所伤，中脘痞闷，呕吐吞酸。陈皮洗净，新汲水煎服。

（6）治气结聚心不下散。桃树上不落干桃子3个，为末，空心温酒下，每服9克。

（7）治气卒上奔，呼吸有声，喘急欲死。韭菜捣汁饮之。

（8）治气滞痛。米醋磨青木香温服。

（9）治气滞腹胀，手背脚膝疼痛。大麦醋糟炒热，布裹熨之，三两换愈。

注：以上8方见《经验良方大全》

（10）治心气急痛方。厚紫木耳30克，焙干，研末。白酒送下，3服痊愈。（《救生集》）

（11）治气攻胸膈，心腹胀满疼痛。五灵脂30克，为末，以热酒调服6克。（《订补简易备验方》）

（12）治气痛常发十年五年不愈者。用小蒜30克以盐醋煮熟，痛时炖服，可除根。愈后永戒食脚鱼，可免复发。

（13）治气上暴逆。嚼姜2~3片即止，神效。

（14）治气痛，急切无药。以食盐一撮放刀口上，炭火烧红淬入水中，乘热饮之，即愈。愈后戒食脚鱼。

（15）治肝气。夏枯草30克，煎水，体虚者加瘦猪肉120克同煮，当茶饮。服过90~120克，断根。此药能舒肝气、养肝血、止肝风，故能奏效如神，屡试屡验。

（16）治气痛诸药不效者，服此方必效。元胡索末9克，酒下极效。有人因食荞面滞气，心胸不可忍，大便不通，百药入口即吐，后服此药而愈。

注：以上 5 方见《验方新编》

（17）治心气痛。马兜铃 1 个，清油灯烧存性，温酒冲服。

（18）治心气痛。陈香橼烧存性为末，酒调 6 克服，煎水亦可服。或吴茱萸 14 粒，滚水泡过，以开水吞之。或韭菜汁，水酒兑服。

（19）治气痛方。蜘蛛网并网所粘飞类，一并多取，瓦焙干，为末，酒泡服。或红鳞边鱼，明火烧边，阴干，以阴阳瓦焙一块，为末滚酒泡服。

注：以上 3 方见《寿世编》

（20）治气结者。用郁李仁 49 粒，酒吞下，得泻尤良。

（21）治常患气。用诃梨勒 3 枚，湿纸裹，煨纸干，剥去核，细嚼，以生乳 150 毫升下，日 3 服。

（22）治心胁下虚气胀满。紫苏子为末，随食服之，气亦散。

注：以上 4 方见《卫生易简方》

（23）治心气痛。生芝麻 50 克，候痛时，不必看，随手取来，不拘多少放锅内炒黑为末，好酒下，一服除根。（《古今灵验秘方大全》）

（24）走注气痛。芥菜子为末，鸡子白调敷；又酸醋，麸皮炒，热熨。（《三补简便验方》）

（25）治气滞塞。用苏子煎汤服之。或服萝卜亦可，萝卜子煎汤服皆可。

（26）治一切气不和，走注疼痛。用木香，温水磨浓，热酒调服。

注：以上 2 方见《种杏仙方》

（27）治五脏结气，益少阴经血。用栀子炒将黑，为末，以姜汁入汤同煎服。（《济世良方》）

（28）治气胀痰饮，中膈不利。砂仁不拘多少，捣烂，以萝卜捣绞汁浸透，焙干为末。每服 6 克，食远，沸汤调下。

（29）治女人气上壅满。桃仁泡去皮尖，研如泥，淡热姜汤调下。

（30）治上气壅。红小豆、通草煮烂服。

注：以上 3 方见《万病验方》

（31）治气逆烦满，血气逆烦。羊角烧灰，研末，服 1 克。

（32）治暴逆气上，嚼生姜 6 克，屡验。

（33）治膈气疼痛。壁上陈白螺蛳，烧灰研末，每服 3 克，酒下，甚效。

注：以上 3 方见《不药良方续集》

（34）治久患气胀。用乌牛尿温服 100 毫升，空心日 1 服，气散则止。（《外台秘要》）

（35）治一切结气，心胸壅塞，隔冷热气。用生姜汁和杏仁泥煎成膏，水调服。（《衍义方》）

（36）治奔豚气。斑蝥 1 个（去头、足、翅）。用好肥枣 1 个，劈开去核，安斑蝥在内，用湿纸包，文武灰中煨熟，去斑蝥不用，将枣子细嚼，热酒送下，空心服。

（37）治气攻腰痛。橘子仁炒，每服 3 克，酒 20 毫升，煎至 15 毫升和渣，空心服。

（38）治腹胀满，短气。草豆蔻 30 克，去皮，为细末，每服 3 克，空心煎木瓜、生姜汤下。

（39）治因气而胁痛。胡桃 1 味不去皮，不拘多少，用水、酒各 10 毫升，煎服。

注：以上 4 方见《类编朱氏集验方》

（40）治肝气不舒，气滞。地肤子 6 克，研末，酒送下。

# 痰　饮

（1）治一切风痰、老痰、眩晕、发痫。生白矾 30 克，细

茶 5 克，共研细末，炼蜜成丸，如梧子大。每服 5～10 丸，姜汤送下。(《救生集》)

(2) 治痰火。枸骨叶不拘多少，用水煮，饮之。(《李氏医鉴》)

(3) 治痰饮，化痰最捷，兼能止嗽。丝瓜烧存性为细末，枣肉为丸，如弹子大，每服 1 丸，姜汤化下。(《幼幼集成》)

(4) 治虚弱人痰涎壅盛。人参芦研为末，水调下 3～6 克，或加竹沥和服。(《医方集解》)

(5) 治胶痰，不治阴虚痰火。五倍子拣粗大者，安大钵头内，用煮糯米粥汤浸，盖好，安静处，7 日后常看，待发芽黄金色，又出黑毛，然后将箸试之，若透内无硬，即收入粗瓦钵中，擂如酱，连钵日中晒，至上皮干了，又擂匀，又晒，晒至可丸，丸弹子大，晒干收用，用时嚼化。(《先醒斋医学广笔记》)

(6) 治痰核方。天南星捣烂，滴醋调敷即消，效。(《葆竹堂集验方》)

(7) 治脾胃聚痰，发为寒热。生姜 120 克，和皮捣汁 200 毫升，夜露至晓空心冷服。(《医学入门》)

(8) 治痰饮，膈壅风痰。将半夏洗净为末，姜汁和为饼，如弹子大，湿纸包煨热。每服 1 块，入盐 1.5 克，水 200 毫升，煎至 100 毫升温服。

(9) 治腹中痰饮，吐水无时。赤石脂 60 克，捣为细末，每服 6 克，酒任饮下。

注：以上 2 方见《采艾编翼》

(10) 治气胀痰饮，中隔不利。砂仁不拘多少，捣烂，以萝卜捣绞汁浸透，焙干为末，每服 6 克，食远沸汤调下。(《订补简易备验方》)

(11) 治痰饮。乌牛屎 60 克，以水 1000 毫升，煮沸绞滤，顿服之。(《外台秘要》)

(12) 治痰涎壅塞。旋覆花洗焙研末，茶水任下。

（13）治积痰。顶大葱白 20～30 个，略捣烂入锅内炒热，俟微温，涂于胸坎，不久积痰自出。（《古今灵验秘方大全》）

（14）治风痰。萝卜子为末，温水调 10 克，良久吐涎沫，愈。

（15）治痰火殊效。云南白茯苓不拘多少，去皮为细末，先少用凉水漂去浮者。先如和面一般，令药体湿，方入水漂。浮者去之，取下沉者，以布扭去水晒干。再为末，再漂，再晒，如此法 3 次，复为细末。每末 2000 克，配白蜜 1000 克拌匀，入瓷罐内，以箬皮封口，置锅中。重汤悬胎，以桑柴火煮尽 1 日，抵晚，连罐坐埋五谷内。次早倒出，以在上者装罐下，在下者装罐上，仍封口，再煮，再埋五谷内，3 日后，又埋净土中一七，退火毒，每早晚 30 毫升匙噙嚼，少时以白汤咽。

（16）治痰方，童子劳绝妙。人中白，须天露者，不拘多少，炭火煅过，用布包放在青靛缸内，浸 7 日，取起晒干，为末，每服 6 克，蜜汤送下，10 日即愈。

注：以上 3 方见《万病验方》

（17）治胸中结痰。皂荚 30 个，去皮切，水 2000 毫升，浸 1 夜，捣取汁，慢熬至可丸，丸如梧子大，每食后盐水下 10 丸。（《圣惠方》）

（18）治风痰壅逆。木槿千瓣白花晒干焙研，每服 20 毫升，空心沸汤送下。（《简便方》）

（19）治一切风痰。白僵蚕 15 克细研，姜汁调灌之。（《胜金方》）

（20）治痰涎为害。槟榔为末，白汤每服 3 克。（《御药院方》）

（21）治痰饮宿水。收桃花阴干，为末。温酒服 5 克取利。觉虚，食少粥，不似转下药也。（《崔行功纂要方》）

（22）治胸中有痰瘀癖气者。用白矾 30 克，水 500 毫升，煮取 250 毫升，入蜜 50 毫升，更煮少时，温顿服。须臾即吐，如未吐，再以热水 15 毫升，即便吐。

（23）治冷痰饮恶心。荜茇 30 克为末，食前用清米饮调 2 克服。

注：以上 2 方见《卫生易简方》

（24）治痰证方。酸梅草不拘多少，阴干为末，遇患用醋调，将笔涂舌根，痰涎流出，又涂又流，3～4 次愈。（《箓竹堂集验方》）

（25）治胸中热，下气消痰。取橘皮 15 克，微熬作末，如茶法煎呷之。（《食医心镜》）

（26）治痰火上升，停滞不快。用大黄酒拌，九蒸九晒为末，水丸。每 50 丸白滚水下。（《种杏仙方》）

（27）治痰火。经霜丝瓜，自根至蔓留 48 厘米长，余藤不用，将断蔓就地脉接水 2 日，用瓶罐扎严，埋地，不要漏土。每一棵盛者可取 600 毫升，小者，亦取得 300 毫升，共埋地下。痰火甚者，60 克，轻者 30 克，以麦米白糖化，兑甜为则。缓，化糖连瓜水重汤顿取下，露一夜，一气饮之。急则煮化放冷饮下，即消痰利膈。如米糖无，以白砂糖亦好。（《鲁府禁方》）

（28）治膈中老痰，不论男妇，久积老痰，或失声，或发喘，或气促，汤药不效者。密陀僧 9～18 克，砂糖调白汤送下，痰与药从大便出，无碍。（《秘方集验》）

（29）治湿痰喘急，亦止心痛。半夏不拘多少，香油炒为末，粥丸梧子大。每服 30～50 丸，姜汤送下。

（30）治痰要药。用贝母不拘多少，以童便春夏浸 1 日夜，秋冬 3 日，捞起水淋洗净，晒干研末，糖霜和成不时服，滚白汤调下亦可。

注：以上 2 方见《济世良方》

（31）化痰方。巴豆 1 粒，研成粉，帛包，每日嗅数次。（《外治寿世方》）

（32）治上焦痰热。藕汁、梨汁各 50 毫升和服。（《不药

良方续集》）

（33）治停痰痛。白芥子炒末，每服 3～5 克，酒醋调服。
（《经验良方》）

（34）治痰嗽。胡桃肉 9 克，生姜 3 克，卧前嚼服，即饮
汤二三呷，再食胡桃肉 9 克，生姜 3 克，缓缓嚼下，数次
即效。

（35）治气壅痰盛者。用 1 个雪梨，开一窍，入白矾 3 克，
用纸封固，隔水煮熟，食 2～3 次愈。

（36）治痰晕。明矾火煅枯，研末，姜汤调下，吐之
即愈。

（37）治痰火。选 1 个老足西瓜，刮去青皮，钻一孔，入
白蜜 200 克，绳络挂于当风处，过冬，春天取用。凡痰火者服
9 克立愈。

（38）治痰火。天萝水霜降后 3 日，老丝瓜藤三四株，离
地 1 米，割断倒插入瓶中，取汁存用，痰火者，以滚水冲服
甚效。

（39）治痰饮。薄荷末，炼蜜丸芡子大，每噙 1 丸，白砂
糖和之亦可。（《简便方》）

（40）治痰。苦瓜汤煮 3～5 沸，物裹熨心膈上。（《袖珍
方》）

（41）治痰饮。苍术 500 克，去皮，切碎，研末；再用生
油麻（即胡麻）15 克，水 50 毫升，研油麻，过滤取汁；大枣
15 枚，煮烂去皮核，用麻汁均匀地研成稀膏。再与苍术粉混
合，倒入臼内久杵，做成梧桐子大的丸药。晒干，每日空腹时
用盐汤吞下 50 丸，渐渐增加到 100 丸、200 丸。服用苍术当
忌桃、李、雀、鸽等。（《普济本事方》）

# 健 忘

（1）治健忘。用菖蒲为末，酒调 2～3 克服，常服聪明
益智。

（2）治健忘。丁酉日密自至市，买远志著巾角中还，为末服之，勿令人知。

（3）治健忘。戊子日取东引桃枝 10 厘米，枕之。

（4）治健忘。用白商陆花阴干百日，捣末。日暮水服 1～2 克，卧思所欲事，即于眼中自觉。

注：以上 4 方见《卫生易简方》

（5）治健忘。牛脑子若干个，蒸熟常食之。

（6）治健忘。远志 30 克，每服 5 克，水煎，日 3 次。

（7）治健忘。取莲肉 15 克，去皮细研，令熟。次以粳米 150 克作粥，候熟，入莲实搅匀食之。（《圣惠方》）

# 嗜　睡

（1）茶叶 6 克煮汁，去渣，入粳米 50～100 克，煮粥，宜稀，分上下午温食。临睡前不宜服。

（2）五味子 250 克，文火炒焦，服用时加开水冲 400～500 毫升，同时放绿茶 1 克，蜂蜜 25 克，分 3 次温服，日服 1 剂。

（3）卷心菜籽（又名甘蓝籽）40～60 克，瓦上焙黄。闻香气后，研细末，每早饭、午饭时各服 3～4 克，午后勿服。

（4）川朴花 10 克，加绿茶 5 克，沸水泡茶，频频饮用。

# 虚　损

（1）治五脏虚损羸瘦，益气力，坚筋骨。用胡麻九蒸九曝。每取 300 克，用汤浸布裹挼去皮，再研，水滤取汁，煎饮和粳米粥食之。

（2）治肺脏虚寒。采五味子，蒸烂研滤汁，去子熬成稀膏，量酸甘入蜜，再上火待蜜熟后，冷器中作汤，时时服。

（3）治虚羸劳热。用生枸杞子 1500 克，以好酒 3000 毫升研之，勿令碎，浸 7 日，滤去渣饮之。初以 30 毫升为始，后即任性饮之。

注：以上 3 方见《圣惠方》

（4）治肾虚腰脚无力。取生栗袋盛悬干。每日平旦吃 10 颗，次吃猪肾粥。

（5）治骨髓虚弱。用鹿茸 150 克，去毛，涂酥微黄，为末；以酒 200 毫升，于银器锅内慢火煎成膏，盛瓷器中，每服 5 克～10 克，温水调下，食前服之。

注：以上 2 方见《经验方》

（6）治虚损劳瘦。用炙甘草 90 克，每旦以童便煎 3～4 沸，频服之。

（7）治虚损。用醍醐 60 克，暖酒 50 克，和醍醐一匙服之。

注：以上 2 方见《外台秘要》

（8）治下焦虚冷，小便数多，瘦损无力。取山药 250 克，刮去皮，以刀碎切令细，研烂，于铛中著酒一二，冲下山药不得搅，待熟，著少盐、葱白，更添酒，空心服饮 30 毫升妙。

（9）治虚弱，其功不能尽述。人乳 140 毫升，甜梨汁 70 毫升。二味倾入锡银旋中，入汤锅中顿滚，有黄沫起，开青路为度。每日五更后服。（《证治汇补》）

（10）治虚损，有回生之功。牛乳 2000 克，福圆 2000 克。煎膏，酒服。（《经验丹方汇编》）

（11）治虚劳。莲实去皮留心，不拘多少，酒浸一宿，入猪肚内，水煮干取出，切碎焙干。为末，酒糊丸，如鸡头大。每服 50～70 丸，温酒食前服。（《急救良方》）

（12）治虚劳。黑豆 250 克，炒熟研末，与枣汤 180 克共捣为泥作丸。每服 12 克，盐汤或酒送下。（《奇效简易良方》）

（13）治虚劳不足，汗出而闷，脉结心悸。甘草 7 克，水煎，早晚服。（《本草权度》）

（14）治男女五劳七伤，下元久冷，一切风病四肢疼痛。驻颜壮气，乌须发。补骨脂 500 克（浸一夜，晒干），乌油芝麻 500 克。二味合炒，令麻子声绝。去掉麻子取补骨脂为末，

醋煮面，合为丸如梧桐子大。每服 20～30 丸，空心温酒或盐汤任下。(《平易方》)

(15) 治形体黑瘦枯槁方。用腊月猪脂和大豆黄末和杵，丸如桐子大。每服 30～50 丸，空心温酒或米饮下。每 5 升为 1 剂，服 2 剂见效。

(16) 治五劳七伤，明目补虚，益筋力长精神，理一切风气。用仙茅根，八九月采，竹刀刮去黑皮，切如豆粒，米泔浸两宿，阴干，为末。炼蜜丸如桐子大。每服 20 丸，空心酒饮任下。忌食牛乳及黑牛肉，大减药力。

(17) 治同上。枸杞叶 250 克细切，粳米 300 克，石器中煮作粥，五味、葱白、豉调和食之。

(18) 治劳瘦。用青蒿细锉，水 240 毫升，童便 400 毫升，煎取 120 毫升，去渣，熬成膏，丸如桐子大。空心临卧以温酒吞 20 丸。或用青蒿细锉，每服 9 克，水 20 毫升，童便 10 毫升，煎八分服。

(19) 治虚劳尿血。用鹿角胶 90 克，炙，捣为末，酒 30 毫升和温服。

(20) 治虚劳，益髓长肌，悦颜色，令人肥健。用鹿角胶炙，捣为末，酒调 2 克，日 3 服。

(21) 治病后虚劳。用五六岁黄牛乳 500 毫升，水 2000 毫升，煎 500 毫升，饥则稍稍饮服，至 10 日有效。

(22) 治五劳七伤且明目。用白瓜子 1000 克，绢袋盛，纳沸汤中 3 遍讫，以醋 700 毫升，浸一宿，曝干为末。酒服 3～5 克，日 3 次服，瘥。

(23) 治虚劳目暗。用 3 月 3 日采芜菁花阴干为末，空心井花水调下 3 克，久服长生。

(24) 治虚弱昏昏常睡。用马头骨枕之。即渐清爽无昏睡。

(25) 治多年伤损不瘥。白瓜仁炒，为末，酒调 3 克，日 3 服。

注：以上 11 方见《卫生易简方》

（26）治脾胃虚弱，心肺燥热，一切肾虚等症。黑芝麻不拘多少，水淘净，九蒸九晒，皮去捣末，早晚用 9 克，白滚水调服。

（27）治脾胃虚冷，食积羸弱成瘵，其妙如神。温州白干姜，用浆水煮透，焙干捣末，陈仓米煮粥饮，丸如梧桐子大。每服 30 ~ 50 丸，白汤下。（《平易方》）

（28）治久病瘦羸，不生肌肉，水气在胁下，不能饮食，四肢烦热者。羊肚 1 个，白术 250 克，并切，以水共煮，随意食之。

（29）治劳伤。桑葚子熟时收之，日干为末，炼蜜丸，如桐子大。空心酒下 40 ~ 50 丸。长服之，良。

（30）治虚劳。黄精阴干为末，每日用净水调服，任意多少。

注：以上 3 方见《万病验方》

（31）治男女虚损，或大病后，或劳积后，四肢沉滞，骨肉酸疼，呼吸少气，或少腹拘急，腰背强痛，咽干唇燥，或饮食无味，多卧少起，久者积年，轻者百日，渐至瘦削。用生地黄 500 克，面 500 克，捣烂，炒干为末，每空心酒服 5 ~ 10克，日 3 服。（《肘后方》）

（32）治虚损。用乌雄鸡 1 只，洗净，五味煮烂食，不熟食之，反损人。（《食疗本草》）

（33）治虚劳体痛。天门冬为末，酒服 3 克，日 3 服。忌鲤鱼。（《千金方》）

（34）治虚劳客热。用枸杞根为末，白汤调服。有瘤疾人勿服。（《千金方》）

（35）治虚劳困乏。用地黄 5000 克，取汁，酒 500 毫升，搅匀煎收，日服，良。（《必效方》）

（36）治虚劳不足。糯米入猪肚内蒸干，捣作丸子，日日食之。（《外台秘要》）

（37）治虚损。甘枸杞和羊肉作羹，以粳米煮粥，入葱豉，五味食之，甚妙。

（38）治劳伤虚冷。肥白羊肉一腿，密盖煮烂，绞取汁服，并食肉。

（39）治虚损劳伤。羊肾1枚，洗净，米100克，水10升，煮9升服，日3服

注：以上3方见《不药良方续集》

（40）治虚怯。鳗鱼1条500克重者，入多年瓦夜壶，盐泥封固，火炙酥，击碎，取内中白并鳗灰研末，米饮吞下，每次2茶匙，自愈。（《秘方集验》）

（41）治虚羸，润肺腑，益精神，疗一切疾病，去风，服至3年，白发还黑，黑取其入肾，蒸去其寒滑之性耳。黑芝麻2000克，九蒸九晒，以汤脱去皮，炒香，杵为末，炼蜜丸，弹子大。每日空心服1~2丸。（《文堂集验方》）

（42）治形体黑瘦枯槁。用甜杏仁1000克，去皮尖双仁者，捣烂，水绞汁，研细再绞，滤过。用慢火于砂锅内熬熟，和炼过羊脂成膏。每日早晨，温酒调服10克。（《经验良方》）

# 痨瘵骨蒸

（1）治骨蒸日久，则终有留血不去其瘀，诸药不效，宜此。桃仁120个，去皮尖双仁，杵丸，平旦井花水下，隔日一服，百日不得食肉。

（2）治尸疰传染。用桃仁50克研，水煮取60毫升，一服尽当吐，若病未尽除，三两日再服。

（3）治传尸痨气，杀虫去毒。川椒1000克，去核并合口者，炒出汗为末。酒糊丸梧子大每服30丸，或空心米饮下3克，服至500克，瘵疾自瘥，兼治肾冷。

（4）治骨蒸痨瘦，及肠风下虫。鳗鲡鱼1000克，治如食法，切作段子入铛内，以酒1200毫升煮，入盐醋中食之，亦治心痛。

注：以上4方见《万病验方》

（5）治传尸痨。獭肝或獭爪，为末，酒服，愈。（《秘方集验》）

（6）治酒痨吐血。用鸡距子（即枳椇子）30克，水20毫升，煎10毫升。不拘时服，渣再煎服，服至数十日愈。（《种福堂公选良方》）

（7）治男女痨症。用屠羊家剥出小胎羊羔，砂锅内焙干为末，用酒调服。

（8）治痨热。用鲜青蒿去梗，水3升，童便5升，煎取1.5升，去渣慢火熬成膏，空心临卧以酒调30克送下。

（9）治痨瘵。用桑叶捣汁和童便熬煎，露至五更时服之，衣被盖暖，一睡而起，频服取效，此神方也。

注：以上3方见《集验良方》

（10）治骨蒸热病。芒硝末，水服3克，日2服，良。（《千金方》）

（11）治骨节积热，渐渐黄瘦。用黄连1.2克，切，以童子小便100毫升，浸经宿，微煎3～4沸，去渣，分作2服。（《广利方》）

（12）治骨蒸发热。3岁童便5升，煎取1升，以蜜50克和之，每服400毫升，半日更服。此后常取自己小便服之。轻者20日，重者50日，瘥。20日后当有虫如蚰蜒在身常出，十步内闻病人小便臭者，瘥也。台州丹仙观道士病此，自服神验。（《必效方》）

（13）治骨蒸痨热。用生地黄捣3度绞1升，分再服。若利即减之，以身凉为度。（《外台秘要》）

（14）治三消骨蒸。黄连末，以冬瓜自然汁浸一宿，晒干又浸，如此7次，为末，以冬瓜汁和丸梧子大。每服30～40丸，大麦汤下。寻常渴，只一服见效。（《卫生易简方》）

（15）治骨蒸。石膏300克研，加乳粉，水和服20克，日再服。

（16）治痨瘵。日食1个好梨（无生梨取干者泡汤饮，并食其渣），久自愈。

（17）治痨瘵。向东嫩侧柏叶，采阴干，略炒研细末，每服6克，白汤下。久病羸瘦卧床者加山楂肉6克，煎汤温服。

注：以上2方见《三补简便验方》

（18）治传尸痨。猪腰子2个，童便200毫升，无灰酒200毫升，新瓷盛之，泥封。炭火温养，自戌至子时止。待五更初，温热取开。饮酒食腰子。病危者1月见效。平日瘦怯者亦可用。（《邵真人验方》）

（19）治痨病。马蹄草捣烂，滚酒泡服。（《寿世编》）

（20）治阴虚火动，蒸热如燎，诸药投之不能退热。用无病壮盛童子小便色白者，趁热服之。不数服而热退矣。（《种杏仙方》）

（21）治骨蒸，饮食不作肌肉，发热自汗，若日夜间热易治，日夜俱热难愈。用羚羊角为末，每服3克，温水调下。

（22）治传尸痨瘵。用赤爬儿俗名王瓜，焙干为末，温酒调服有效。

（23）治鬼疰心腹痛不可忍。用东引桃枝白皮适量，水1000毫升，煮500毫升，如未定再服。

（24）治鬼疰癫痫及恶毒热气，小儿诸疳。用野猪胆水研少许，日2服效。

注：以上4方见《卫生易简方》

（25）治干血痨。香附子500克，酒泡125克，醋泡125克，童便泡125克，盐水泡125克。各泡7日，后炒干为末，用醋成丸如梧子大。每日早，用黄酒送下9克，百日后大愈。

（26）治干血痨。全归（酒浸洗）用15克，水200毫升，煎100毫升，每日早晚各进一服，10日见效。验过奇方。

（27）治干血痨奇方。用全蝎烧灰存性，空心黄酒下6克，3～5日见效（蝎去毒）。或用母猪子肠烧灰，黄酒送下，不过2～3服痊愈。

注：以上3方见《经验良方全集》

（28）治童子痨，并治传尸痨。猫粪取屋上晒白者，用黄土包裹，火内煨焦取出，用碗盖住，候冷，去土，研末，黄糖为丸，每服9～12克，效若仙丹，屡试屡验。此林屋山人方也。（《验方新编》）

# 伤　食

（1）治小腹坚硬如盘，胸中满，能食而不消。用曲末6克，日3服。

（2）治肉伤。山楂30克，捶碎，煎浓汤饮下。

（3）治牛肉伤成胀满。用干稻草浓煎汤服之，立消。

注：以上3方见《订补简易备验方》

（4）治伤肉食方。紫苏浓煎汁，加杏仁烂研，同服。或芦根150克，切碎，水300毫升，煎100毫升服。（《急救良方》）

（5）治食积、茶积，饮食减少，面黄。陈仓米（用巴豆7粒，去壳同米炒令赤色，去巴豆不用）15克，为细末，好醋和丸如豌豆大。每服25丸，食后淡姜汤下。

（6）治脾胃虚弱，胸膈不快，不进饮食。荜澄茄不拘多少，为细末，姜汁打神曲末，煮糊为丸，如桐子大。每服70丸，食后淡姜汤下。

注：以上2方见《济生方》

（7）治食积血痞。木贼（研末）3克，白汤空心服，即消，年远者连服3日。

（8）治同上。葱白捣和蜜，摊布上贴患处，熨斗微火熨之。

（9）治同上。生鹅血，好酒滚冲服，消化无形，重者服数次。

（10）治同上。野鸽子屎，水煎服，永远忌食鸽子肉。（野鸽子屎，方书称为左盘龙，治痞甚效）

注：以上4方见《万应良方秘本》

（11）治食积。饭搓成团，加盐少许，烧枯煎水饮下即消。（《千金方》）

（12）治食面成积。生萝卜取汁，炖服，极效。（《肘后方》）

（13）治米谷成积。大麦芽煎服，即消。

（14）治食鸡蛋成积。饮好醋或豆豉水，即消。（《简要济众方》）

（15）治鱼肉成积。山楂炭研末为丸。每服12克，数次即愈，或烧鱼鳞研末，水煎服3克。（《四科简效方》）

（16）治食羊肉成积。栗子壳煎汤，服之即愈。（《延年秘录》）

（17）治食羊肉成积。稻草切断，冲汤服之。（《肘后方》）

（18）治食豆成积。生萝卜煎饮之，即消。（《名医别录》）

（19）治食生枣成积。用大麦炒熟，研为细屑，加糖混合，干食之，一泻即愈。（《陶华六书》）

（20）治食菱成积。生姜汁饮下即消。（《乾坤秘韫》）

（21）治食桃成积。桃枭烧灰6克，水服，取吐即愈。（《张文仲备急方》）

（22）治饮茶成积。川椒炒研末，糊丸梧子大，每服10丸，茶汤下。（《简便方》）

（23）治食年糕、猪肉而成积腹痛。咖啡适量，开水冲服。（《民间药与验方》）

（24）治酒肉过多胀满不快。盐花擦牙，用温水漱下，二三次即舒畅。

（25）治大人、小儿食积诸药不能消者。陈年火腿骨（煅黑色）研末9克，肉500克煮熟，去汁上肥油，取清汤300毫升，将末送下。

注：以上2方见《济生简便方》

（26）治食豆腐成积。荔枝壳煎服。

（27）治食鸭肉成积。糯米泔水煎服。

（28）治食木耳成积。饮服冬瓜汁。

（29）治食索粉、凉粉成积。啖杏仁，良。

（30）治食各种瓜而成积。饮酒或饮盐汤。

注：以上5方见《四科简效方》

（31）治食瓜过多而成积。瓜皮煎汤解之。（《古今灵验秘方大全》）

（32）治伤食。以粟米饭为丸，如梧桐子大，每服三五十丸至七十丸甚妙。（《千金方》）

（33）治食粽子成痞成积。白酒曲2丸，焙为末，清晨开水下，或酒下，或用吃过粽子留下的干粽叶烧成灰，研末，温开水送下3克。（《家用良方》）

（34）治伤食。用鸡肫皮烧灰，酒服。大小停食不化，服之即愈。

（35）治酒膈百药不效方。粳米蒸糕2块，用陈酒浸，饭锅上蒸7次，露7次，半用猛火煅透存性。半用微火略煅。共为细末，陈老酒送服，神验。

注：以上2方见《经验良方全集》

（36）治老人伤冷，及难化之物。生姜或紫苏煎汤，揉擦心胃肚腹，气通即食自化。或煎汤倾浴盆中坐揉。（《外治寿世方》）

（37）治食鱼鲙及生肉不化。马鞭草捣汁饮50～100毫升即消。

（38）治酒积。用桃奴（即碧桃干）不拘多少为末，酒服9克效如神。

注：以上2方见《集验良方》

（39）治食酒糯米诸积。陈米面研末，酒服，立愈。

（40）治酒积面黄鼓胀。以猪项肉30克，切如泥，和甘遂末3克作丸，纸裹煨干食之，酒下即愈。

（41）治过食荔枝而成积。以荔枝壳浸水饮之解。

注：以上3方见《不药良方续集》

（42）治过食豆腐而成积。白萝卜汁适量饮之，即愈。（《医说》）

（43）治伤食消化不良。干无花果2个切碎捣烂，炒至半焦，加白糖5～10克，冲沏代茶饮。

（44）治不思饮食。用白面100克，做成宽面条。再以羊肉100克作肉羹，熟煮面条，空心食之。如和面用少量生姜汁效果更好。

（45）治食积。观音竹30克，水煎服。

（46）治食积。肉桂研末，和饭为丸如绿豆大。每服1～1.5克，开水送下。

（47）治食积，消化不良，慢性胃炎。牛或猪的新鲜胆汁，以小量冲服为宜，1次0.25～1毫升，1日数次服。

（48）治食积，消化不良。焦锅粑100～200克，研为细末，每日服5～10克。

（49）治同上。神曲30克，开水泡，去渣后服用。

（50）治同上。贝壳30克，为细末，每服3～5克，每日2～3次。

# 吐酸嘈杂

（1）治嘈杂。淡吴茱萸15克，水煎，顿服。（《杂病源流犀烛》）

（2）治嘈杂。用猪护心油蒸糯米食。（《活法机要》）

（3）治吐酸。萝卜生嚼数片或嚼生菜。（《濒湖集简方》）

（4）治吐酸水。黑山栀9克，煎浓汁，入生姜汁少许和服。

（5）治吐清水。干艾煎汤服。（《怪症奇方》）

（6）治恶心吞酸。核桃嚼烂，姜汤下之。（《验方新编》）

（7）治吐酸、胃痛。鸡蛋壳研细末，每服10～15克。（中医研究院《中医验方汇编》第一辑）

（8）治胃脘嘈杂吐清水。上好广陈皮，去白为末，五更坐起床上，取末 1.5 克于手心，男左女右，干吞舐下，勿卧服，三四次即愈。（《秘方集验》）

（9）治吐酸水。生黑芝麻嚼咽，或生瓜子亦可。（《四科简效方》）

（10）治久患吞酸，诸药不效。用鱼鲙（鲜活鱼薄切，洗净血腥，沃以蒜、韭、姜、醋五味而食是也），食之即愈，勿夜食及饮冷水。（《不药良方续集》）

（11）治吐酸。全刺柏 15 克，水煎服，1 日 3 次。

（12）治吐酸。煅瓦楞子 30 克，为细末，每服 2 ~ 3 克，1 日 3 次，开水送服。

（13）治吐酸。大洋山芋 30 克，捣烂，每日服 10 毫升，连服 10 日。

（14）治吐酸嘈杂。馒头或玉米成饼烧成焦黑色，研成细末，每服 15 ~ 30 克。

（15）治嘈杂。番石榴 150 克，焙干，研极细末，1 日 3 次，每服 10 克，饭前半小时服用。

（16）治吞酸恶心。蚌壳 4 只，放瓦上煅之研末，每服 1.5 克，日服 2 次，连服 3 ~ 5 日。蛤蜊壳、蚬壳、田螺壳、螺蛳壳均可用。

（17）治吞酸。槟榔片（炒黑），为细末，每服 3 克，白水送下。

# 疟　疾

（1）治劳疟积年不差者。取生牛膝适量，切，以水 1500 毫升，煮取 500 毫升。分 3 服，未发前 1 服，临发又 1 服。（《外台秘要》）

（2）治久疟。用鳖甲 100 克，涂酥炙黄，去裙为末。临发时，温酒调下 5 克。

（3）治疟。用干姜炒令热黑色，捣为末。临发时温酒下

6 克。

注：以上 2 方见《博济方》

（4）治疟。用蒴藋适量，炙令黄色，以水浓煎 50 毫升，欲发前服。（《斗门方》）

（5）治瘴疟浑身痛连背项。用茴香子捣取汁服。（《千金方》）

（6）治老疟。用龙骨 3 克为末。先未发时，酒 50 克，煮 3 沸，及热尽服取汗。

（7）治老疟。常山 30 枚为末，以鸡子白和丸如梧桐子大，每服 30 丸。

注：以上 2 方见《肘后方》

（8）治疟进退不定。用猢狲头骨 2 枚，烧灰研末，空心温酒下 3 克，临发再服。（《圣惠方》）

（9）治劳疟。研接骨木叶绞汁，饮之得吐乃瘥。大人 7 叶，小儿 3 叶，不可过多。（《图经》）

（10）治五疟。用夜明砂捣为末，每服 5 克，用冷茶调下立瘥。（《济众方》）

（11）治疟无久新，发无期。取驴尾下油垢，水洗取汁，和面如弹丸作烧饼，疟未发前食 1 饼，发时食 1 饼，瘥。（《唐续注》）

（12）治疟疾。青蒿叶研末或为丸。晚上服 9 克，次早服 9 克，姜汤下。身热黄酒下。此方又治阴虚声哑。（《济人宝笈》）

（13）治疟疾。斑蝥 1 个（去头足翅），红枣 1 个（去核），共捣烂，包在眉心。发病前半日包上，发过后即除下，迟则起泡。发过三五次后方可用此方，不宜早用。（《惠直堂经验方》）

（14）治疟疾。苦参为末，用好醋打面糊丸，桐子大。临发之日早晨，桃枝 25 厘米，柳枝 25 厘米，泡水 100 毫升送下。（《奇方类编》）

（15）治小儿热疟不寒者。穿山甲 30 克，大红枣 10 个。同烧存性为末，每服 3 克，发日五更，白汤调下。（《幼幼集成》）

（16）治久疟。荞麦细面不拘多少，取活鳖刺血，丸之阴干。未发之先预服 9 克，白滚水下。（《奇方类编》）

（17）治脾胃痰疟，发为寒热。连皮生姜 120 克，将姜捣汁 50 毫升，夜露，空心冷服。（《订补简易备验方》）

（18）治小儿疟疾。芫花根 0.6 克为末。每用 0.3 克，以鸡子一个去顶，入药末搅匀，纸糊顶口，外用纸裹塘灰，煨熟嚼吃。（《古今医鉴》）

（19）治小儿疟疾方。白术用酒煮熟，再焙干为末。白糖水调下。（《杂病经验方》）

（20）治疟仙方。用草从左中指顶尖处量至中指根处为止捏断，即用此草从根量至掌，再从掌量至腕为度，用墨点记，用核桃半个，盛独蒜研烂敷于黑点处，以绵扎上 1 个时辰即去之，即愈。

（21）治疟。临来时用白糖 50 克，烧酒 100 克，烫最滚尽量饮之。

（22）治小儿瘟疟。用鸡炖黄皮煅存性，乳和服之（男雄女雌）。

注：以上 3 方见《奇方类编》

（23）治疟。用牛膝根，水煮，不时服。（《急救良方》）

（24）治疟。何首乌 30 克，木石器捶碎，勿犯铁。水与酒各 500 克，煎 500 克，露至五更，复温，徐徐服，服急恐吐却。或何首乌为末，酒调每服 10 克。

（25）治疟。紫花地丁草捣汁，入头生酒炖滚热，临发清晨空心服。将发时先服亦可。渣包在额上，即止。

（26）治疟。陈曲为末，每服 3 克，好酒调下。

（27）治三阴疟久不愈者。鹿角胶，空心酒服 3 克起，每日加 1.5 克，递加至 9 克止。虚寒者多多益善，大有奇效。

（28）止疟法。桃仁半片，放在内关穴上。再用独蒜捣烂，掩在桃仁上，以布条缚之。男左女右，临发日先一二时行之即止，屡验。

（29）灸法治疟。大椎中第 1 骨节尽处，灸三七壮。或灸第 3 骨节亦可。

（30）治疟。蛇蜕塞两耳内，即止。

（31）治小儿疟。黄丹 3 克，以蜜水和服。冷即以酒和令服之，良，或天灵盖烧存性，为细末，每服 0.25 克，黄酒调下，立止。

（32）灸法治小儿疟。灸两乳下 1 指 3 壮。

（33）灸法治小儿久疟不愈。灸足大指次指外间陷中各 1壮，名内庭穴也。

注：以上 10 方见《万病验方》

（34）治久疟人虚。鸡蛋 2 个，入白糖 30 克，打匀蒸食。

（35）永断疟疾之法。每个初中末三伏日，用生姜 500 克敲碎煎汤，滚透，先熏后浴，以姜擦膝头、腕、小腿肚、脚底心，至水凉为度。

（36）止疟方。新汲泉水煎至百沸，1000 毫升煎至 300 毫升。发疟时寒过热来，起坐椅上，去被增衣，不时热服少许，助汗多发。一两个时辰，觉腹中寒冷气尽，舒畅即止。

（37）断疟神方。生姜适量捣烂，入净锅焙成饼，如茶杯底大，厚 1 厘米许，取至桌上略退火气。贴风门穴，外用碗口大新膏药 1 张，四周以手按紧贴，不可丝毫走气。中间姜饼处，勿按，恐其碎散，万宜仔细。或丝毫不紧，必有冷水流出，即不效，俟下期再治。风门穴在颈后第 2 骨节与第 3 骨节交锋处，临发黎明贴之，即愈。膏药勿揭，听其自下，但须发至三五次后方可用。

（38）治疟。旱莲草捶烂，男左女右，置寸口脉上，以古文钱压定，盖帛紧缚住，良久起小泡，谓之天灸，即愈。

（39）治疟。官司草（即车前草），嫩脑头搓熟，早 1 时辰塞鼻孔，男左女右。

（40）治疟疾渴甚。童便和蜜煎沸，发时炖服。

（41）治疟疾不止。龟板烧存性研末，酒服6克。

（42）治小儿疟疾。蛇蜕塞鼻，男左女右。未发前1时塞之，过时即去，神效。

注：以上9方见《家用良方》

（43）治疟。酒地金钱草，清早塞两鼻孔中各1丸，虽3日一发之疟，可以立愈。（《古今灵验秘方大全》）

（44）治疟。燕子屎泡酒熏鼻。

（45）治疟。用上好甜香肉桂一段，去净粗皮，将发时含于口中，则寒退热轻，神爽思食而愈，真仙方也。

注：以上2方见《寿世编》。

（46）治疟。胆矾2.5克，顺研成稀水，以飞罗为锭，男塞左鼻内，女塞右鼻内即止。俱忌油腻、生冷、瓜果等物。（《增补神效集》）

（47）治疟痢百病。立秋日五更取井花水，长幼各饮300毫升，可免一切病症。

（48）治疟疾不已。凡20、30日不止者，用人参1克，如无，用参须煎服立愈。

（49）治寒热疟疾。秋后霜3克，热酒服之。

注：以上3方见《经验良方大全》。

（50）治疟疾不止。火麻叶（不问荣枯）锅内文武火慢炒香，收起，纸盖，令出汗尽。为末，临发前，或茶酒下，移病人原睡处，其状如醉，醒即愈。（《经验良方》）

（51）治小儿久疟。鳖鱼煮食，多则2次，无不立愈。（《华佗神医秘方真传》）

（52）治疟。老生姜120克捣烂，于未发先1时敷膝上，男左女右，用油纸、蓝布包裹紧扎好，勿令汁流出，立效。

（53）治疟。鱼腥草适量，捣烂，绢包。临发前1时，周身摩擦，得睡有汗，即愈。

（54）治疟。马齿苋，捣，扎手寸口，男左女右。

（55）治疟。川贝母放膏药上，男左女右，贴大膀弯软处，不与人知，立愈。

（56）治疟发汗法。柴胡适量捣烂，绢包擦周身，得睡有微汗解。

注：以上5方见《外治寿世方》。

（57）截疟。五月五日，取花蜘蛛晒干，绛囊盛之，临期男左女右系臂上，勿令知之。（《普济方》）

（58）治虚寒疟疾。黄狗肉煮臛，入五味食之。

（59）治久疟不愈。白术土炒为末，每服6克，酒调服，10剂除根。

（60）截疟膏。斑蝥1个研末，放膏药上，发日贴印堂中即止。

（61）治疟痢。龟肉煮作羹，加生姜、砂糖食之，不用盐。名龟糖汤。

（62）治寒热鬼疟，发作无时。腊月采房上干白猫屎，以泥封固，烧存性，收之，临时以水和服。

注：以上5方见《不药良方续集》

（63）治疟疾寒热。独头蒜，火上炙熟，酒服6克，数次即止。

（64）治邪疟。黑牛尾烧存性研末，每服6克，酒下3服即效。

（65）止疟方。端午午时，取蛤蟆以大为佳，倒挂阴干，系臂上，勿令病人知，即止。

（66）治三阴疟（即3日一发者）。南天竺子（隔年陈者），蒸熟，每岁1粒，每早晨白汤下。

（67）治三阴疟。大淡菜煮烂连汁，陈酒下，久服即止。

（68）治三阴疟年久不愈。野茄根30克，不沾水，不沾铁器，用无灰酒500克，将根洗去泥，原酒澄清滤净，入根同煎300毫升。临发日服之，即止。

注：以上6方见《文堂集验方》

（69）治疟疾。常山叶30克，水煎去渣，于发作前2小时服下。

（70）治疟疾。常山24克，水煎，未发寒热前2小时徐徐服下。或土常山根30克，水煎服。

（71）治疟疾。威灵仙15～30克，水煎或酒煎服。

（72）治恶性疟疾。枫树仁研末，撒膏上，贴肺俞穴。

（73）治疟疾。山柰少许，研细末放于普通膏药处，在疟发前2小时贴在左右任何一手的桡骨动脉处，1日换1次，连用5～7次。

（74）治疟疾。红砒0.5克，放于膏药上，贴在背部第3胸椎处，待起泡挑穿，寒热即退。或用白砒0.3克研细，放膏药上，贴大椎穴。

（75）治疟疾。桃叶或桃树尖，捣烂敷手腕脉搏处，或塞鼻孔内。亦可取7～9个捣烂加酒酿服或用黄酒顿服。

（76）治疟疾。生半夏3克，研末放脐上，用小膏药贴盖。

（77）治疟疾。绿矾少许（研），掺于药棉上，用纱布包紧，塞左右任何一鼻孔内。

（78）治疟疾。荆芥叶少许揉碎，在疟发前1小时塞鼻孔内。

（79）治疟疾。丁香3～5个研为细末，发前将药末填入肚脐中，用膏药盖上。亦可用生姜汁调敷。

（80）治小儿疟疾。苍耳叶（嫩的）少许，捣烂搓成圆形，在疟发前1小时塞入左右任何一侧鼻孔内，或贴脐上，1日后取下。

（81）治疟疾。辣椒叶适量或辣椒根9克，加生盐少许捶烂，在疟发前2小时敷于任何一手腕桡动脉处。

（82）治疟疾。雄黄0.3～0.6克，疟发前2小时开水调服或纸卷雄黄0.5克，烧存性取灰，糖水冲服，或雄黄10克研末和冷饭为丸如绿豆大，发病前吞服7粒。

（83）治疟疾。胡椒20～30克，装鸡蛋内，煮熟服，或用胡椒末1.5克拌饭吃。

（84）治疟疾。密陀僧3克研细末，陈酒冲服，或糖水吞服。

（85）治疟疾。1个鸡胆，3日疟临发前2～3小时吞胆1个，隔2日再吞1个，连服3～4。

（86）治恶性疟疾。1个鸭胆，泡于20毫升酒中，疟未发前服。

（87）治疟疾。龟板醋炙研末，每服6克，陈酒调服。

（88）治疟疾。生明矾1～2克，每晨空腹吞服，连服数日。

（89）治疟疾。1个小青蛙，焙黄食下；或青蛙骨骼烧存性，每用3克，开水吞服。

（90）治疟疾。薏仁30克，好酒90克同煮，露一宿，次晨热透，去薏仁饮酒，神效。

（91）治温疟，但热不寒，而痰甚者。用当归30克，水煎服，每日1次，效颇佳。

（92）治脾疟。石胡荽（即鹅不食草）适量，杵汁100毫升，入酒100毫升，和服甚效。

（93）治瘴疟。茵陈煎汤服之，又煮羹食之。

（94）截疟方，治疟疾发作日久，口角生黄白色水泡的尤效。生鸡蛋1个灰火内炙熟，发病前半小时，去皮吃鸡蛋，多饮开水。

（95）治疟疾。鹅不食草10～15克，捣烂冲开水，于发作前2小时服，或捣烂塞鼻孔。

（96）治疟疾。马鞭草60克，煎水，日服3次，1日1剂。

（97）治疟疾。马兰30克，白糖20克，放入杯中以沸水冲泡，发作前半小时服。

（98）治疟疾。蜂蜜 15～30 克。白酒适量稍温热，冲入蜂蜜内调匀，发作前半小时服用。

（99）治疟疾。羊骨 250 克洗净，砸碎，加水煮汤，发作前 3 小时服。

（100）治疟疾。仙鹤草 20 克，水煎服。

（101）治疟疾。墓回头 15～30 克。发作前水煎服。

（102）治疾疟。豨莶草（干品）30 克，每日 1 剂，分 2 次煎服，连服 3 日。

（103）治疟疾。鲜地骨皮 30 克，茶叶 3 克，水煎，于发作前服，或地骨皮 120 克，水煎服或泡酒服。

（104）治疟疾。巴豆 4 粒，普通小黑膏药 2 张，巴豆去壳捣烂，置膏药中，用白纸将巴豆盖上，钻孔，于疟发作前贴大椎穴及双内关穴。或巴豆仁研末，贴第 3 胸椎或大椎穴或印堂穴或敷肚脐上。

（105）治疟疾。天名精 10 克，水煎或用桃、柳的嫩枝尖煎服。

（106）治疟疾。向日葵花瓣不拘量，泡茶或水煎服。

（107）治疟疾。苍耳子鲜品洗净捣烂，加水煮 15 分后取出药渣，再打入 2～3 个鸡蛋，煮成溏心蛋，吃蛋喝汤，病发前后均可服。

（108）治疟疾。刘寄奴 30 克，在疟发作之前 3 小时水煎热服。

（109）治疟疾。黄荆叶 30 克，水煎服。或分数次开水泡当茶服。

（110）治疟疾。猪牙皂 3 克，研末，炼蜜成丸，如豌豆大，每次 3 粒，水冲服。

（111）治疟疾。五倍子 2 个微炒，黑糖 30 克。将五倍子捣细末，入黑糖，开水冲服。

（112）治疟疾。鸦胆子仁，每次 10～20 粒（装胶囊内），1 日 3 次。

（113）治疟疾。知母叶 10 克，鸡蛋 2 个，调匀煎服，发作前服。

（114）治疟疾。马兰头根 120 克，加水浓煎，在疟未发前取汁服。

（115）治疟疾。鲜臭椿树叶不拘量捣汁，在疟疾未发前 2 小时服 100 毫升，开水送下。

（116）治疟疾。生蕹菜（又名空心菜）根 120 克，淡酒煎，在疟未发前半小时服，如不能饮酒，水煎冲酒服。

（117）治疟疾。阿魏约 0.6～1.5 克，为细末，置于膏药上，于发作前 2～4 小时贴肚脐上，发作过后去掉。或以阿魏少许棉裹塞鼻。

（118）治热疟。知母煎汤服之。

（119）治疟疾。老鸦酸草（即酢浆草）60 克，晒干研末，每服 3 克，于疟发作前 2 小时开水冲服，连服数次。

（120）治疟疾。油菜子 1.5 克，捣碎，在疟发前温开水 1 次吞服。

（121）治热疟。乌梅煮汤饮。

（122）治疟疾，小便癃闭或水饮内停等症。甘遂末适量，外敷于丹田或神阙，内服甘草汤，分途进药。

（123）治疟疾，热多寒少之症。青蒿 10～20 克，捣汁服。

（124）治疟疾。凤眼草 10～15 克，红枣 3～5 个，水煎服。

（125）治久疟。用端午日艾灸两拳尖。

（126）治疟，无问新久者。小便 100 克，蜜 20 克，同煮 3 沸，顿服。每发日平旦时服，自至发勿食。重者渐退，不过 3 服瘥。（《千金宝要》）

（127）治疟。干榆钱 30 克，水煎，临发前服有效。

（128）治疟。1 粒白胡椒，捣碎，以针刺陶道穴，稍见血，用膏药贴之。

（129）治疟疾。新鲜鸡蛋 3 个，打开调匀，和好醋 120 克，砂锅内煎开，等稍冷服下。

（130）治隔日疟。面碱 5 克，味醋 200 克。加在一起温化，在未发病前服之。

（131）治隔日疟，恶性疟。艾蒿根 15 克，煎水服，1 日 3 次。

（132）治寒热疟疾。用青蒿适量，水 2 升，捣汁服。（《肘后方》）

（133）治疟疾寒热。煮豉汁饮数升，得大吐即愈。（肘后方）

（134）治疟疾寒热。鸡腿根（即翻白草）五七个，煎酒服之。（《本草纲目》）

（135）治疟疾寒热。青皮 30 克，烧存性，研末，发前温酒服 3 克，临时再服。（《圣惠方》）

（136）截断疟疾。落葵适量，捣烂绢包，周身摩擦，得睡有汗即愈。临发 1 时作之。（《救急易方》）

（137）治不论双单疟方。用大荸荠，将好烧酒自春浸至秋间。如疟至不贪饮食，食则胀满不下者，每日食荸荠 2 枚，3 日即愈。（《种福堂方》）

（138）治疚疟邪热。冬葵子阴干为末，酒服 6 克。午日取葵花挼手，亦能去疟。（《圣惠方》）

（139）治脾寒疟疾。炮姜末，临发时，以温酒 5 克服。（《外台秘要》）

（140）治脾寒疟疾。临发时，以醋和附子末涂于背上。（《肘后方》）

（141）治疟疾不止。莨菪根烧灰，水服 100 毫升，量人大小强弱用。（《千金方》）

（142）治疟疾不已。桃花为末。酒服 1 克，良。（《梅师方》）

# 虫 疾

### 诸虫统治

（1）治诸虫在脏，久不瘥者。用槟榔15克，炮为末，每服6克，葱蜜煎汤调服3克。（《圣惠方》）

（2）治一切虫病。用狼毒杵末，每服3克。用饧一皂子大，砂糖少许，以水化开，卧时空腹服之。次早即下虫也。（《集效方》）

（3）治大人、小儿有虫病。每月上旬清晨空腹食使君子仁数枚，或以壳煎汤咽下，次日虫皆死而出也。或使君子仁7生、7熟煨食亦良。（《本草纲目》）

（4）治三尸虫法。用桃叶杵汁，服50毫升。（《外台秘要》）

（5）治脾胃有虫，食即作痛，面黄无色。以石州芜荑仁60克和面炒黄色，为末，非时米饮服5克。或用芜荑3克以干漆炒后研细末服。（《千金方》）

（6）治大肠虫出不断，断之复生，行坐不得。用鹤虱末水调15克，服之自愈。（《怪症奇方》）

（7）治虫积。马齿苋水煎，加盐醋，空心食之。

（8）治大人小儿腹内诸虫方。取东向楝树根（去皮洗净之），晒干炒黄为末，砂糖调和20克，虫即化为水；或葱汁20毫升，菜油20毫升。和服，虫化为水，除根，须空心服。

（9）治腹生虫积。每日空腹食榧实20～30枚，食至1000克外，腹内之虫俱死矣。

（10）治虫痛。白鸽屎烧存性，研末，米饮下3克。

（11）治蛔虫、绦虫、蛲虫、钩虫以及其他肠道寄生虫。木瓜干粉，每次9克，早晨空腹服，连服2日。

### 蛔虫病

（1）治蛔虫日夜咬痛。苦楝树白皮1000克，去粗皮切碎，水3000毫升煎至1000毫升，去渣入砂锅内熬成膏。每日

五更用温酒下 20 克，以虫下为度。(《经验良方大全》)

（2）治疗蛔虫方。漏芦为末，以饼臛和服方寸匕。(《外台秘要》)

（3）治蛔虫而致腹痛发作。韭菜汁 30 克，食油 20 克，1次服下。

（4）治腹中长虫。用楝实以醇苦酒渍 1 宿，棉裹纳谷道中 10 厘米许，日二易之。

（5）治蛔虫心痛，作痛如刺，口吐清水者。白熟艾 50克，水煮服。或生艾捣汁，五更食香脯 1 片，乃饮汁。

（6）治蛔虫攻心腹痛者。薏苡根 12 克，水煎，食前服。

（7）治蛔虫。鹅不食草 9 克，水煎加糖调服。

（8）治蛔虫。使君子肉火煨熟，五更食，以壳煎汤下。或缫丝蚕蛹 60 克，研细绞取汁顿服。

（9）治蛔虫上行者。乌梅煎汤饮。或川椒 3 克为末，开水冲服。

（10）治小儿蛔虫。石榴皮 250 克，水煎煮后去渣，再加入芒硝 8 克，将两药汁分为 16 份，1 日 1 次，空腹服下。

（11）治小儿蛔虫。槟榔 9 克为末，每次 3 克，1 日 3 次，白开水送服。

（12）治虫积腹痛。乌药 9 克与槟榔 1 个加水磨为浆，温开水冲服。

（13）治虫积心痛。五灵脂 6 克，加白矾 1 克，研细末服。

（14）治蛔虫。榧子 10 克，去壳研末，温开水冲服。或苦楝子树皮 15 克，熬水服。

（15）治蛔虫性肠梗阻。花生油 30 克煮沸，葱白 5 根，捣碎混合内服。

（16）治小儿胆道蛔虫。酸醋每次服 30～50 毫升，可服至疼痛消失为止。

（17）治蛔虫。葱汁 50 毫升，真菜籽油 10 毫升，兑服 1次服完。

（18）治蛔虫。土荆芥 30 克，水煎沸数分钟，空腹 1 次服。兼可驱钩虫、绦虫。

（19）治蛔虫。黑色丝瓜子（白色无效），空腹嚼食，成人每次 40~50 克，儿童 30 克，每日 1 次，连服 2 日。或生南瓜子 30~50 克，连壳 1 次嚼食吞下。或南瓜子约 100~200 粒，炒熟，研细，以蜂蜜调服，每日 2 次。

（20）治蛔虫。胡萝卜子微炒香，研末，与花椒粉等份混合，以水搅拌均匀制丸，空腹吞服，每次 30 克，每日 2 次，连服 3~5 次。

（21）治蛔虫。人头发 15 克，烧灰，炒鸡蛋饭吃，即下。

（22）治蛔虫。石榴根皮 60 克，煮猪蹄吃，虫即随大便出。或石榴根皮 15 克，煨服。或石榴根皮 12~15 克，水煎调红糖服。

（23）治小儿蛔虫。老葱白、香油。取葱捣汁调香油少许，调服。其病永不复发，大人蛔虫痛亦治。

（24）治蛔虫。白杨根皮（刮去外皮），切细晒干研末，每服 1~3 克，早晨白糖拌匀空腹服。

（25）治蛔虫腹痛。全丛葱几株，麻油 6 克。将葱放入麻油内（约半茶杯）炖热服。以上是大人用量，儿童可视年龄酌减。

（26）治蛔虫绦虫。发灰 1 克，开水吞服。

（27）治蛔虫。牵牛子粉 10 克，面粉 100 克，2 味调和，烙成薄饼，于清晨空服 1 次食尽，儿童量减半。半月后再服 1 次。

**治寸白虫病（绦虫病）**

（1）治寸白虫痛。榧子 100 克，去皮尖，火燃啖之，经宿即虫下。

（2）治寸白虫。酸石榴根适量，水煎浓，先嚼肉脯，次服此汁，则虫尽去。

注：以上 2 方见《经验良方大全》。

（3）治寸白虫。红藤根 200 克，水浸 1 夜，随意饮之，虫即出。（《夷坚志》）

（4）治寸白虫、蛔虫。用酢石榴东行根适量，洗，锉，用水 1000 毫升，煎取 300 毫升，五更温服尽。至天明取下虫一大团，永绝根本。食粥补之。或用石榴根皮煎水煮粥食之。（《海上方》）

（5）治寸白虫。用吴茱萸（东北阴细根大如指者妙，洗去土）15 厘米切，以水、酒各 150 毫升，渍一宿，平旦分再服，虫当尽下。（《千金方》）

（6）治寸白虫。用雷丸（水浸去皮，切，焙）为末，五更初食炙肉 5 克，以稀粥汤服 3 克，须至半月，虫乃尽下。（《经验方》）

（7）治寸白虫、蛔虫。用蜂窠烧存性，酒服 10 毫升，虫即死去。

（8）治绦虫病。鲜南瓜子仁 60 克，研末，加糖或蜂蜜少许，酌加开水，早晨空腹服，过 2~3 小时，再服适量蓖麻油导泻。

（9）治绦虫病。雷丸 20 克，研末，分 3 次服，每日 3 次。

（10）治绦虫病。火头鱼头 1 个，红糖 50 克，黄酒 250 毫升。将鱼头煮烂去渣，再入红糖和黄酒，晚上 1 次服完。

（11）治寸白虫。马齿苋水煎 100 毫升，和盐醋空心食之，少顷，虫尽出。（《食疗本草》）

（12）治寸白虫。桑白皮切 150 克，水煎，平旦空心顿服。

（13）治绦虫病。胡萝卜心适量，晒干研末，每服 20 克，每日 2 次，连服 3 日。

（14）治绦虫病。石榴根皮 15 克，水煎服。

（15）治寸白虫。露蜂房 5 克，研末，开水吞服。

（16）治寸白虫。葱籽 30 克，韭菜籽 30 克，合一起放罐内燃烧，坐其上熏之。

（17）治寸白虫。豆腐 500 克，用麻油 200 克炒豆腐，每早 1 次空心吃完，虫由大便泻下。

（18）治绦虫病。槟榔 30～60 克，水煎空腹服，每日 1 次，连服 3 剂。

（19）治绦虫病。苦楝根二层白皮 30 克，加黑糖 30 克，水煎服。

**蛲虫病**

（1）治蛲虫病。百部 9 克研细末，调凡士林敷于肛门。

（2）治蛲虫病。向日葵子 250 克，生吃。

（3）治蛲虫病。白矾 1 小块，临睡前塞入肛门，次晨取出，可见蛲虫聚集在白矾上。

（4）治蛲虫病。萹蓄草 30 克，水煎服。8～10 岁小孩，早晚各服 1 次。

（5）治蛲虫病。石榴皮 9 克，水煎至 50 毫升，待温时，晚上灌入肛门，灌后排大便。1 日 1 次，连续 3 日。

（6）治蛲虫病。金樱子研末，每服 3 克；或金樱子 9～15 克，水煎服。

（7）治蛲虫病。使君子适量，炒熟口服，每岁 1～2 粒，1 日 1 次，连续吃 10 日。

（8）治蛲虫病。白杨树皮 18 克研末，每次用 2 克，调鸡蛋，用菜油煎食。

（9）治蛲虫病。豨莶草 120 克，熬水灌肠，1 日 1 次，连续 3～4 日。

（10）治蛲虫病。白头翁 30 克，水煎，连服 3 剂，共服 3 日。

（11）治蛲虫病。白木耳 100 克用开水浸泡后，加入白糖 200 克。每次服 20 克，日服 1 次。

（12）治蛲虫病。苦参适量，研末，凡士林调涂于肛门上。

（13）治蛲虫病。马齿苋（鲜）60 克，水煎，空腹连渣服。

（14）治蛲虫。生南瓜子研末，以凉开水送服，每次30克，每日2次，连服5日。

（15）治蛲虫。鹤虱15克，炒熟为末，猪板油30克为引，成人每服2克，患儿酌减。

（16）治蛲虫。生百部30克，加水250毫升，煎成100毫升，晚上10～11时作保留灌肠，连用5次。

（17）治蛲虫。雷丸研极细末，瓷瓶收藏，成人每服1～2克，老弱幼酌减。

（18）治蛲虫。大蒜适量去皮，捣成泥状，加入菜油少许，临睡时，涂擦肛门周围。

（19）治蛲虫。榧子去壳取仁炒熟，以香为度。成人每食7粒，患儿酌减，1日2次。

（20）治蛲虫。韭菜绞汁，每日睡前醒后，擦洗肛门。

（21）治蛲虫。土木鳖子不拘量，磨汁搽肛门。

（22）治蛲虫。棉花蘸煤油纳肛门中。或棉花球蘸樟脑（3克化水），塞入肛门。

（23）治蛲虫。好烟叶适量，研细末，肛门痒时塞入，少时即止。

（24）治蛲虫。苦杏仁9克，杵泥，敷肛门上（洗净肛门）。或生白果亦可。

（25）治蛲虫。食醋50毫升，浓煎为40毫升，于每晚注10毫升于肛门内。

（26）治蛲虫。棉球蘸风油精，先抹肛门四周，再另以棉球蘸风油精塞肛门，2～3次奇效。酒精亦可。

**钩虫病**

（1）治钩虫病。鹤虱茎及根100克，加水1500毫升，煎成500毫升，1日2次，每服250毫升，饭前服，3日为1疗程。

（2）治钩虫病。生南瓜子60克，煮水当茶饮，亦可炒熟食。

（3）治钩虫病。土荆芥穗60克，研末，每服6~9克，温开水送下，1日服2次，连服3日。

（4）治钩虫病。核桃树花15克，鸡蛋3个，共煮，蛋熟后，食蛋及汤。

（5）治钩虫病。苦楝根皮6~12克，研细末分3次吞服。

（6）治钩虫病。榧子肉6克，炒食。或榧子90~120克，水煎服。

（7）治钩虫病贫血。青矾250克，酒2500毫升。用酒浸泡青矾，每次饮酒10毫升，1日1次。

（8）治钩虫病。雷丸研为粉末，每服6克，1日2次。

（9）治钩虫病。槟榔90克，捣碎，加水适量，浓煎1小时，渣再加水煮1小时，早晨6时空腹服头煎，7时服二煎。必要时连服1剂。或槟榔30克，研末，1日分3次服完。

（10）治钩虫病。百部90克，用水洗净，切片，每30克加水约300毫升，煎至100毫升。药渣再加水200毫升，煎至80毫升。将两次药汁混合，浓煎至60~80毫升，每日早晚饭前各服1次，每次服15毫升。

（11）治钩虫病。干净芜荑90克，煎药法同上（10）。每日服1次，早晨饭前服，每次服1/3。3日为1疗程。

（12）治钩虫病。苦楝根皮（二层皮），洗净，切成细块，每500克树皮加水1500毫升，煎第1次，取出药渣后，再加入1500毫升水煎2次，再将第1次和第2次的药液混合熬煎。浓缩成350毫升药液，即可用。成人每日服2次，早晚饭后服。每服30毫升，2日为1个疗程。患儿用药量酌减。

（13）治钩虫病兼绦虫病。石榴皮50克，水煎，空腹服。患儿减半。

（14）治钩虫病兼丝虫病。鲜桉树叶120克，加水适量，浓煎汁100毫升，于晚上1次服完。停药3日后可再服1次。

（15）治钩虫病黄肿。龙胆草30克，煮猪肝，吃2~3次。

（16）治钩虫病黄肿。吴茱萸根120克，将药与猪肉250

克合炖（不要放盐），分几次吃。

（17）治钩虫病黄肿。土花椒根（去粗皮）2500 克，加水 1000 毫升，煮成 1500 毫升，去渣过滤，成人每次 20～30 毫升，15 岁以下者每次 3～6 毫升。

（18）治钩虫病黄肿。水黄连 30 克，每服 3 克，1 日 2 次，服时用饴糖 30 克和在药粉中，加入适量的淘米水，搅匀服下，连服 3～5 日。

（19）治钩虫病贫血。一包针全草 500 克，大枣 60 克，驱虫后，煎水服，1 日 1 剂。

（20）预防钩虫感染。松毛或枫木叶，煎成浓汁，在赤脚下田时擦于脚部。

（21）钩虫感染初期，皮肤起硬痒疙瘩（俗称肥水疙瘩，沙虫子咬，粪毒）。青矾研细，泡冷开水刷洗患部，即可止痛、止痒、消炎。

（22）治钩虫病感染初期引起气喘咳嗽。柴皂荚半枚（虫蛀不用）去子打碎，加白矾 9 克，同煎。取汁 200 毫升，每服 50 毫升，1 日 3 次。

**丝虫病**

（1）治丝虫病。大桉叶 90 克，切碎加水适量，煎 3 小时，去渣浓缩至 60 毫升。1～4 岁服 15 毫升；5～10 岁服 20 毫升；11～15 岁服 40 毫升；16 岁以上服 60 毫升。日服 1 次，连服 3 日。

（2）治丝虫病。杜鹃（映山红）根 30～60 克，水煎服，用 30～60 克砂糖为引，每日 1 次。

（3）治丝虫病。威灵仙 30 克，白酒 60 毫升，加水同煎，1 日 1 剂。

（4）治丝虫病。芹菜根若干洗净，加水煎数沸，加白糖适量，每日早晚 1 次饮用。

（5）治血丝虫病。赤小豆 50 克研末，黄泥土加水搅拌，取细泥糊和入赤小豆细末外敷。每日换 1 次。

（6）治丝虫病。苦楝皮 12 克，煎汤空腹服，连服数剂。

（7）治丝虫病。土牛膝根 500 克，用水适量煎至 500 毫升，加入糖少许。分 3 次服，连服 3 日为 1 疗程。孕妇忌服。

（8）治丝虫病。贯众 15 克，水煎加酒、糖各 25 克，早晚各服 1 剂。

（9）治丝虫病。嫩桑枝 500 克，切断成 3 厘米左右，淘洗干净，放锅内用温火炒至米黄色，加水 6000 毫升，煮取 3000 毫升，去渣，继续煎至 1500 毫升，用纱布滤过即成。成人 1 次服 200~250 毫升，每日晚间 10 点钟服 1 次，7 日为 1 疗程，患儿可酌减。

（10）治丝虫病。梧桐树根皮 15~30 克，水煎早晚分服。

（11）治丝虫病。新鲜龙眼树根 120 克（成人 1 日量），洗净切碎后，加水 300 毫升，文火浓煎至 200 毫升，加入适量红糖，晚上临睡前 1 次服，1 日 1 次，连服 3 日。

（12）治丝虫病。糯稻根 2500 克，用水 5000 毫升，煎成 2500 毫升，过滤后，药渣再加水 2500 毫升，熬至 1000 毫升。两次煎液混合后再煎，熬至 1250 毫升。每服 250 毫升，1 日服 3 次。连用两日为 1 个疗程。本方亦适宜于乳糜尿的患者。另外用糯稻根 150 克，水煎 500 毫升，早晚分服。

（13）治丝虫病。芫花根（鲜）用甜酒糟捣烂敷肿部，敷 4~5 次，敷 1 次可隔 2 日，如药干，可用开水调湿再敷。

（14）治丝虫病乳糜尿。荠菜 120 克，水煎服，每次用量可渐增至 500 克。

（15）治丝虫病下肢象皮肿。红苋菜不拘量，煎汤经常服。

（16）治丝虫病下肢象皮肿。鲜刘寄奴的根部 120 克（成人 1 日量）洗净切碎，加水 3 倍，煎熬 2~3 小时，过滤取汁。在早晚饭后分服，10~15 日为 1 疗程，总剂量 1200~1800 克。

（17）治丝虫病下肢象皮肿。藤黄 9 克，用开水化开，涂患处，每日 2 次。

（18）治丝虫病下肢象皮肿。取糟坊热酒糟，用盆装，将患部置于盆口上，用布盖复蒸，至糟冷为止，每日 1~2 次，连用至肿退为止。

（19）治丝虫病下肢象皮肿。生姜汁、好烧酒各 20 毫升，混合拍手足上，拍令足热，再用艾绒烧浓汤盛盆熏洗足，可连续治疗数次。

**血吸虫病**

（1）治早期血吸虫病。常山用酒炒后研为细末，炼蜜为丸（蜂蜜二倍于常山）。1 日 3 次，每服 3 克，7 日为 1 疗程，总剂量为 60 克。

（2）治早期吸虫病。李树根白皮 120 克，洗净泥沙煎服，1 日 3 次，连服 2 日，服满 500 克，以后 1 日 2 次，每服 60 克，连服 4~5 日，忌盐。

（3）治早期血吸虫病。鲜竹叶 60 克，水煎，早、晚分服。

（4）治血吸虫病。南瓜子炒黄碾细末，每日服 60 克，分两次加白糖开水冲服，以 15 日为 1 疗程。

（5）治血吸虫病。新鲜马鞭草不拘量，浓煎厚汁，用淮山药或白扁豆研粉，捣为丸。1 日 3 次，每服 3~6 克，开水送下。

（6）治血吸虫病。鸦胆子去壳取仁，成人 1 日 3 次，每次 10 粒（重 0.4 克左右）装入胶囊内吞服。10 岁以下患儿可减半。孕妇不忌。每 1 疗程 40 日（注意：本品有一定毒性，试用需注意）。

（7）治血吸虫病。预知子 18 克，加水 200 毫升，浓煎 60 毫升，成人每日早晚于饭后各服 30 毫升，连服 30 日。

（8）治血吸虫病。绿矾 30 克，用泥包火煅红，去泥研细。每服 1.5 克。约 2 周后服 1 克，用甜酒冲服。

（9）治晚期血吸虫病。半边莲每日 6~36 克，剂型为 10%~20% 煎剂或浸膏，每日 36 克左右的剂量，以煎剂效果较好。

（10）治晚期血吸虫病。千金子去壳，捣如泥，装入胶囊。每服 3 粒。如服后腹痛甚或腹泻太过，可服用温稀粥。

（11）治晚期血吸虫病。炒二丑 240 克，为末，和生姜汁、生葱汁、红糖各 120 克，饭上蒸化为丸，早晚各服 1 次，每服 9 克，糖水送下。

# 小便多、小便频数

（1）治小便频数，瘦损无力。羊肝 1 具细切，葱白适量，于豉汁中煮食之。（《食医心鉴》）

（2）治小便太多方。益智子不拘多少，为细末。临卧每服 6 克，入盐少许，即止。（《类编朱氏集验医方》）

（3）治下焦虚冷，小便多数而无力。生薯药 250 克，刮去皮，拍令碎。于铛中煮酒，酒沸，微微下薯药，不得搅，候熟，著盐、椒、葱白，更入酒少许。空心服之，妙。（《食医心鉴》）

（4）治不便频数。川萆薢 500 克，为细末，酒煮面糊为丸如梧子大，每服 70 丸，食前用盐酒送下。（《类方准绳》）

（5）治下焦虚，小便数。黄雌鸡 1 只，炙令极熟，刷盐、醋、椒末，空心食之。（《食医心鉴》）

（6）治小便数，一夜十余行者，当夜便止。取纯糯米糍一手大，临卧炙令软熟，啖之，以温酒送下。不饮酒者，温汤送下，多啖弥佳。行坐良久，待心间空便睡。（《苏沈良方》）

（7）治小便多，或不禁。羊脬 1 个，盛水令满，系前头煮熟，开取两头服之，愈。或桑螵蛸，酒炒为末，每服 6 克，空心姜汤调下。

（8）治夜多小便。胡桃慢火煨熟，临卧温酒同嚼下。

（9）治小便频数，下焦虚冷。羊肺 1 具，羊肉 120 克，俱细切碎，入调和作羹，空肚食之。（以上 3 方见《万病验方》）

（10）治小便频数。赤小豆叶 500 克，入豉汁中煮，和作羹食之。（《心镜方》）

（11）治小便频数。用茴香不拘多少，淘净，入盐少许，炒研为末，炙糯米糕蘸食之。（《儒门事亲》）

（12）治小便数多。用牡蛎250克烧灰，小便1500毫升，煎至1000毫升，分3服。神效。（《乾坤生意》）

（13）治小便频数。用鹿茸一对，酥炙为末，每服6克，温酒下，日3服。（《郑氏家传方》）

（14）治下元虚冷，小便频数。用香附子酒浸，晒干，为末，酒糊丸如梧子大。每服50～70丸，空心姜酒下。

（15）治小便多。用鸡肠草捣汁服。

（16）治小便多，滑数不禁。用金刚骨（即菝葜）为末，每服10克，好酒调服。（以上3方见《卫生易简方》）

（17）治小便频数。白果14枚，7生，7煨，食之取效止。（《本草纲目·附方》）

（18）治小便频数。胡桃煨熟，卧时嚼之，温酒下。（同上）

（19）治小便频数。用雄鸡肠水煮汁服，日3次。（《普济方》）

（20）治小便频数。雄鸡翎烧研，酒服2～3克。（《外台秘要》）

（21）治小便频数，下焦真气虚弱者。莲实250克，酒浸二宿，以雄猪肚1个，洗净。入莲实在内，缝定。煮熟取出，晒干为末。酒煮米糊为丸，如梧子大。每服50丸，食煎温酒送下。（《本草纲目》引《医学发明》）

（22）治小便过多。桑螵蛸12个，水煎服，1日1剂。

（23）治小便过多。五味子45克，公猪小肚子1个，炖服，1日1剂。

# 白　浊

（1）治白浊。白果肉2枚，生鸡子1个（头生）。将鸡子开一小孔，入白果肉，饭上蒸熟，每日吃1个。（《医学从众

录》)

（2）治男子白浊，妇女白带。陈年冬瓜子仁炒，为末。每服 15 克，空心米饮调下。（《急救良方》)

（3）治白浊。小茴香 30 克（炒黄）为粗末，黄酒 250 毫升烧滚冲，停一刻，去渣服酒。（《医林改错》)

（4）治妇女白浊。鹿角屑炒黄为末，酒服 6 克。（《妇人良方》)

（5）治白浊秘方。以鲜马齿苋腌食，少放盐，淡食效佳，可断根。

（6）治白浊秘方。猪脊髓 2 条，用陈酒洗涤，于清晨时以热豆浆冲服，连服 1 周。（以上 2 方见《百病秘方》)

（7）治白浊。清明所扦檐上之柳条，煎服神效。（《芷园臆草》)

（8）治白浊。糯稻草，煎浓汁，露一夜服之。（《叶氏摘元方》)

（9）治白浊。鲜薏苡仁根捣烂，绞汁 100 毫升或滚酒或滚水冲，空心服，效。（《博济方》)

（10）治白浊。野芝麻炒黑，研末，陈酒冲服。（《余居士选奇方》)

（11）治白浊。妇女戴过夜之茉莉花，不拘多少，代茶饮。（《本草万方针线》)

（12）治白浊。荞麦炒焦为末，鸡子白和丸，每服 50 丸，盐汤下，日 3 服。（《济生方》)

（13）治虚劳白浊。羊骨为末，酒服 15 克，日 3 度。（《千金方》)

（14）治肾虚白浊。五味子 30 克，炒赤为末，醋糊丸梧子大，每醋汤下 30 丸。（《经验良方》)

（15）治白浊。韭菜 1500 克，煮汤饮之，1 日即好。如无韭菜，用根。

（16）治肾虚遗精、白浊。韭子 60 克，微炒为散，食前酒下 6 克。

（17）治白浊。灰苋菜酒煎温服，极妙。

（18）治白浊。马鞭草不拘多少，用根 10 克，无灰酒 30 毫升，煎 15 毫升，食前服。以猪蹄肉下之，略睡取微汗。

（19）治白浊遗精。萝卜子炒熟研末，空心好酒下，一二朝止。

注：以上 5 方见《万病验方》。

（20）治白浊淋痛。用绿豆不拘多少，擂，井花水澄清，空心服。

（21）治白浊。枯矾 60 克，为末，米糊为丸，如梧桐子大。每 50 丸，空心米汤送下。

（22）治白浊。用菟丝子 30 克，炒黑色，淬酒 300 毫升，去渣热服。

注：以上 3 方见《种杏仙方》

（23）治白浊。生白果仁 20 枚，擂，水饮，日一服，取效止。（《四科简效方》）

（24）治白浊。葱白 5～6 根，盐一撮，煎汤熏阳物。

（25）治白浊。以大黄 15 克，裹入馒内蒸熟，晒干燥，炒研细末，以生白酒调服即愈。（《良方大全》）

（26）治白浊。藕节不拘多少，蜜拌，饭上蒸熟，连服三四次愈。

（27）治白浊。雪里青草，生白酒煎服。

（28）治白浊遗淋，痛不可忍。羊角烧灰，好酒下。

（29）治白浊。车前草 120 克，捣烂，生白酒搅汁，入盐少许，空心热服，一二次愈。

注：以上 4 方见《秘方集验》

（30）治白浊。生半夏末 30 克为末，鸡子清为丸桐子大，每服 6 克，空心白滚水送下。重者 3 料痊愈。（《不药良方续集》）

（31）治白浊。吴茱萸不拘多少，拣净。将一大萝卜切下盖子，剜空中心，将吴茱萸填满，用线扎定，饭甑上蒸，以萝卜烂为度，将吴茱萸取出焙干为细末，却以萝卜和丸，如梧桐子大，空心盐汤、米饮任下 30～50 丸。（《百一选方》）

（32）治便数白浊。用附子炮去皮脐为末。每服 3 克，水 50 毫升，煎取 30 毫升，空心温服。

# 阳 强

（1）治阳强。甘草梢 60 克，黑豆 120 克，水浓煎服。（《秘传奇方》）

（2）治元阳不倒。丝瓜络 60 克，炒干研末，分 3 次服用。

（3）治阳强。地龙粉 60 克，每服 10 克，1 日 3 次，温开水送下。

（4）治阳强。粉甘草 30 克为末，水煎。待凉用鸡翎蘸水扫阳物。

（5）治阳强。泽泻 15～30 克，水煎服，1 日 2 次。

（6）治阳强。皮硝 5～10 克，放手心，两手合住，其硝自化，阳物即不举矣。以烧酒为泥敷阴毛上，阳即复举。

# 缩 阳

（1）治缩阳。火药 6 克研碎，开水冲服，用热酒更妙，如吐泻即回生。但火药研时须轻且迟，以免爆发。（《董氏集验方》）

（2）治缩阳症。葱白适量，切齐两头，对在脐上，一头以热熨斗熨之，即愈。

（3）治缩阳症。新鲜韭白适量，捣汁，煨服。

（4）治缩阳症。老姜 1 块，去皮烤热，塞入肛门，阳即伸出。

（5）治缩阳症。白胡椒 120 克打烂，冲酒服之，立效。

（6）治缩阳，腹痛不可忍。韭菜兜不拘多少，捣碎炒热，敷脐下 1 寸处。（此寸为同身尺寸度量）

（7）治缩阳。雄鸡1只活剖，除去肠杂，趁热下敷小腹上，其阳即出。

（8）治缩阳。葱适量，生姜60克，共捣烂，炒热，敷肚脐部。

（9）治缩阳。金刚参（即仙人掌之分泌结晶）30克，煮糯米稀饭吃。

（10）治男子阳物内缩，女子乳头内缩。童便、雄鸡血各30克，趁热兑服。

# 急性支气管炎

（1）金钱草30克，水煎服，1日1剂。

（2）鲜萝卜500克，洗净，带皮切碎，绞汁内服，连服5～7日。

（3）满山红叶为粗粉，用40%酒精浸泡7日，压榨过滤，取上清液配成10%醇溶液。每日服3次，每次7～10毫升。尚可治慢性支气管炎。

（4）车前草9～15克，水煎服。尚可治高血压病及肠炎腹泻。

（5）木棉树干根30克，水煎服。尚可治胃疼、胃溃疡、产后浮肿。

（6）淡竹液。取较大之新淡竹，自离地面第3、4节起，每节上端钻1孔，抽取竹液，作灭菌处理。每日服淡竹液2次，每次服20毫升，5日为1疗程。

（7）蚤休15克，加水适量，同鸡肉或猪肺煲服。单用蚤休煎服亦可。

（8）款冬花10克，冰糖15克同时放入茶壶内，用滚开水冲泡15分钟即可饮用，每日2～3次. 每次200毫升，温热饮服。5～7日为1个疗程。

（9）白酒30～50毫升（或用其他酒），将酒倒入有盖子的杯内盖好，放在锅内蒸，待酒挥发蒸气时，将杯取出，打开盖子，即用口深吸酒精蒸气，如此反复，直到酒精挥发完为止。

# 慢性支气管炎

（1）百部根 250 克，焙干研粉，炼蜜适量拌匀，每餐饭后服 15 克。

（2）矮地茶 20 克，水煎，1 日 1 剂，2 次分服，服数日，病愈为度。

（3）鼠曲草 30 克，水煎，1 日 1 剂，连服数日。

（4）棉花根 60～120 克，水煎 2 小时以上，分 2～3 次口服，10 日为 1 疗程。

（5）吉祥草 30～60 克，洗净切碎，煎 3 次，把 3 次药汁混匀，加白糖或蜜少许。每日 1 剂，分 3 次服。

（6）葱须 7 个，梨 1 个，加白糖 10 克，水煎吃梨喝汤。

（7）百眼藤 30～60 克。水煎服，1 日 1 次。

（8）癞蛤蟆 2～3 只，剥去皮，除去头、足、肠杂煮粥吃，可连吃 3～5 日。

（9）梨 1 个，白胡椒数粒，将胡椒放入梨中，水煎服，或蒸食。

（10）鲜陆英茎、叶 120 克，水煎 3 次，浓缩为 1 日量，分 3 次服，10 日为 1 疗程。

（11）蕹菜根 3 窝（洗净），红枣 500 克，水煎服。

（12）紫菀蔸（根）10 克，水煎浓汁，早晚冲鸡蛋服。

（13）曼陀罗花作烟吸（曼陀罗花，有毒，要注意）。

（14）苦菜不拘量切碎，加红枣 30 克，浓煎收膏。每次用 20 克，开水冲服。

（15）卷柏 25 克，猪肺 1 具。共炖食服。

（16）金钱草 30 克，冷开水洗净，榨取汁，开水冲服。儿童不满 10 岁者不用。

（17）白芥子 30 克，水煎服。每日 2 次，每次 6 克或白芥子30克，细研，用水调和，贴前后胸，3分钟后去掉。

（18）芫荽（即香菜）洗净捣汁20毫升，炖热和糖服，服后须静卧片刻，可连服2～3日（此汁少饮止咳，多饮反增咳，故体弱者用5毫升，体强者用10毫升）。

（19）芫荽10克，鲜姜3片，红糖少许，煎服取汗。

（20）龙葵果实250克，用白酒500毫升浸泡20～30日后，取酒服用。每日服3次，每次10毫升。

（21）向日葵茎连白髓30～60克，水煎去渣，加入白糖，1日2～3次分服。

（22）石韦、冰糖各60克。先将石韦加水3000毫升，煎至500毫升，再加冰糖，1日分2次服。

（23）鹅胆每次1个，每日分服2次。

（24）取当年生的新栗叶15～30克，加冰糖同煮，1日2～3次分服。

（25）冬瓜子仁15克，加红糖5克，捣烂研细，开水冲服，1日2次。

（26）葶苈子15克，大枣10枚（切开）。水煎服。

（27）蛤壳200克，煅研细末，每服15克，开水冲服，每日2次。

（28）款冬花（蜜炙）适量，装入烟斗中，当烟吸。

（29）丝瓜叶榨汁，每次服50毫升，1日2～3次。对吐脓痰、咳喘、咯血有奇效，也可治肺痈。

（30）核桃仁1个，鲜姜2片，嚼食，早晚各1次，若服3次有效，可连服1个月。

（31）侧柏叶10克，大枣15克，煎后当茶饮。

（32）柿霜20克，温开水化开，每日2次分服。该方对于慢性支气管炎咽痛者效果更好。

（33）海带50克浸透洗净，切寸段，连续用开水泡3次，每次泡1分钟，倒去水，以白糖适量拌食。早晚各服1次，连服7日，即有显著疗效。

（34）松塔 90 克，水煎去渣。1 日分 2～3 次温服。

（35）花生米 60 克，炒、煮熟，每日吃，不间断，痉愈后停用。该方老年尤宜。

（36）枇杷叶 20 克（去毛）洗净，煎服，1 日 2 次。

（37）芝麻适量，生姜 50 克，捣烂，煮汁服。

（38）黑木耳、冰糖各 15 克，煮熟服食。

（39）鸡蛋 2 个，打开放油锅内炸熟，再加醋煮，早晚各服 1 个。

（40）茄子根 150 克，洗净，切碎，煎成浓汁，加红糖 5～10 克，每服 50 毫升，日服 2～3 次，10 日为 1 疗程，连服 1 个月。

（41）丝瓜子 60 克，烤干研末。每服 3～5 克，每日服 3 次。

（42）无漏子 5～7 个，水煎服。

（43）仙鹤草 25 克，水煎。日服 2 次，连服数日。

（44）地骨皮 30 克，水煎后冲入蜂蜜 15 克温服。

（45）猪心 1 个，盐少许。锅内加水炖，开锅后用文火炖熟。食肉饮汤，日服 2 次。

（46）露蜂房 30 克，食醋 100 毫升，加水 200～300 毫升，文火煎 30 分钟，煎好后过滤成 3 等份，日服 3 次，每份 1 日服完，温开水送下，可连续服 1 周。

（47）白萝卜捣汁加白糖饮服。

（48）苦杏仁研碎，与等量冰糖混匀，制成杏仁糖。每日早晚各服 10 克，10 日为 1 个疗程。

（49）橘子皮（柚子皮亦可）15～25 克，泡水当茶饮，常用。

（50）胡颓子叶，焙干研末，每服 1.5～3 克，糖水调服，1 日 2 次。

（51）鹌鹑蛋 3 个，打破搅匀，沸水碗内冲服。

（52）核桃 50 克，烤焦存性，研为细末，加白糖适量服。

每晚睡前 1 次服完，连服 7 日。

（53）重楼 20 克，水煎，日服 2 次。

（54）款冬花 10 克，冰糖 15 克，共煎，用滚开水冲泡 15 分钟，即可饮用，每日 2 次，温热服。5 ~ 7 日为 1 疗程。

（55）蜜炙骨碎补 30 ~ 50 克，为粗末，水煎代茶饮。

（56）柿蒂 3 ~ 5 枚，冰糖 3 ~ 5 克，沸水冲泡，代茶频饮。

# 支气管扩张

（1）大蒜 30 克去皮捣烂，外敷双足下的涌泉穴位上，用纱布包好。24 小时更换 1 次，连敷数日以愈为度。

（2）白及研末，每日 3 次，每次服 2 ~ 4 克，3 个月为 1 疗程。

（3）肺形草 30 克，水煎服，日 2 次，每次 300 毫升，连服 1 个月。

（4）香蕉皮，胡萝卜缨，加水煎成汤剂服。

（5）大蓟根 30 克，瘦肉 60 ~ 120 克，水煎去渣，吃肉喝汤，每日 1 剂。

（6）旱莲草 500 克，捣烂取汁煎沸数分钟，冲入白糖适量，每日 1 剂，分 4 次服。

（7）白及根 60 克，研粉，每次 6 克，调蜜糖蒸服，每日 3 次。

# 肺　结　核

（1）败酱草 250 克，大枣 150 克，加水煮，水尽将枣取出，每早吃枣儿 7 个。

（2）夏枯草 1000 克，加水 5000 毫升煮，去渣取汁，再浓缩至 500 毫升左右，加红糖适量浓缩成膏，1 日 3 次，1 次 15 毫升，开水冲服。

（3）鱼腥草 60 克，水煎服，连服 15 ~ 30 日。

（4）生大蒜每次数瓣，生吃，1 日数次。

（5）醋泡大蒜数日，每次食蒜数瓣。

（6）鲜紫金牛12～15株（干者7.5克），冰糖10克，水煎服，煎3小时，连服7日为1疗程，间隔4日，再服第2个疗程。

（7）白边万年青叶3片，大红枣7枚。每日1剂，2次煎服，连服2～3日。

（8）白及粉10克。猪肝蒸熟后将白及粉拌入，1日1剂，内服。

（9）玉米须60克，加冰糖5克，水煎服。

（10）守宫（壁虎）加黄土或滑石粉炒至成黑色，研为细末，每日服1.5～3克，白水送下。此药服后有的发烧，如服时恶心、呕吐者，可用胶囊装好服下。该方尚可治腹膜结核、淋巴结核等各种结核病。

（11）胎盘1个（须选用健康产妇胎盘），洗净，用瓦焙干，研细末，每服3～5克，1日2～3次，黄酒送下。

（12）沙参研末，每服6克，1日2次，开水送服。

（13）白及250克，研细末。每服6克，1日3次，饭后服。连服1～2个月。该方宜于空洞型肺结核。

（14）生马齿苋30克，水煎服或炖瘦猪肉日食。

（15）地骨皮60克，同米熬成粥，随意食。

（16）南瓜藤离地1米处剪断，将下半截插瓶内，有汁流出，取汁服，每服100毫升。或以南瓜藤液60毫升煎浓汁，加白糖5～10克服，1日1～2次。

（17）猫爪草60克，水煎，分2次服。

（18）铃铃草（干品）120克，加酒1000毫升，浸泡7日即可。每日服3次，每次8毫升。

注：以上3方可治肺结核骨蒸潮热

（19）啤酒花10～15克，用水煎代茶饮。

（20）蒜头放罐中，隔水蒸者，当开沸时发出刺激的热气，让病人鼻嗅之，1日3次。

（21）地骨皮或枸杞叶熬汤饮用，尚可加鳖甲煎服。1日2次，分早晚服。

（22）酸石榴，每日随意吃，以愈为度。

（23）山药60～120克，煮汁服用。

（24）白木耳加冰糖炖食。

（25）蛤粉炒阿胶，研细末，汤水送下，每日10克，分2次 服用。

注：以上2方治肺结核咯血效果好。

（26）巴豆仁用黄蜡密封。每早饭前吞服7粒，病重者早晚各吞7粒。该方尚可治肠结核及腰椎、骨关节、淋巴结核。

（27）鳝鱼开膛去杂，洗净后在火上烤熟，或制成菜肴食用，数量不拘。

（28）鲍鱼适量煮熟做菜。

（29）藕250克，切片蘸砂糖食用。

（30）鲜蚕豆荚250克，水煎服。

（31）蚕蛹焙干研细粉，每服3～5克，1日2次，开水送下。

（32）泥鳅2条，大蒜1头。水煎，喝汤吃泥鳅，每日1次。

（33）高丽菜叶，拧汁喝下。此方宜于肺结核咯血。

（34）大蒜，猪肺炒食。

（35）黄精30克，清水浸泡，加冰糖50克，小火煎1小时。吃黄精喝汤，每日2次。

（36）鲤鱼1条（去鳞及内脏），红枣10个（去核），水煎，喝汤吃鱼，隔日1次。

（37）白石榴花10克，猪肺30克，水煎服。

（38）苡仁15克，水煎取汁，以汁冲鸡蛋，每日服1次。

（39）柿饼20克切片，与鸡蛋1个拌匀后用开水冲熟，每日服用1次。

（40）鲜地黄500克，洗净榨汁，加冰糖适量温服。每服

20 毫升，每日 3 次。（此方宜于肺结核咯血，热退即止，不可常服）

（41）十大功劳叶（可连枝）10 克，洗净，加绿茶 1 克，共放杯中，用刚开的水冲泡，当茶饮服。

（42）绿茶 1 克，鸡蛋 1~2 个，蜂蜜 25 克。水 300 毫升，煮开后加入绿茶、鸡蛋、蜂蜜，待蛋熟后即可，每日早餐后服 1 次，日服 1 剂，45 日为 1 疗程。

（43）鳖 1 只，取血，以热黄酒冲服，当日服完，能多服几次，效果更好。此方尤宜于肺结核午后低热。

（44）紫皮蒜 50 克剥去皮，放一浅大口瓶中，用木棒捣蒜为泥，用口吸蒜之挥发气，在均匀呼吸及深呼吸交替中进行。

（45）大蒜切成薄片，平放于大椎穴上，以艾灸，连灸 2~3 炷，以感觉灼痛，不起泡为度。隔日或 2~3 日灸 1 次。

（46）鸡蛋煮熟配大蒜同吃。

（47）韭白适量，捣烂取汁，每服韭汁 10 毫升，加糖少许，开水调服。

（48）生山药 120 克，切片，煮汁 500 毫升，当茶徐徐温服之。

（49）童便（健康小儿）50 毫升，加蜜少许，1 次服完，连服 10~15 日。此方特别对肺结核咯血效果更好。

（50）狼毒 1000 克，大枣 4000 克。狼毒放大铁锅内，加水漫过药物。把大枣置笼上蒸 1 小时。待锅凉后取出大枣，每服大枣 20 克，日服 3 次，坚持数月。

注意：狼毒有剧毒，锅内所余狼毒及汁膏切勿入口及沾及皮肤，应深埋以保安全。在操作中，切忌煮狼毒的汁液直接接触大枣，应以蒸气熏蒸。以免患者中毒

（51）生海芋，每日切片 90~120 克左右，水煮 3~4 小时，待饮之觉甜为度。去渣饮水连服 2 月即愈。或用海芋与红枣各 2500 克共蒸，去海芋服食枣，每日 2 次，每次 3~4 个。

# 肺 气 肿

（1）五味子6克，加鲜荷叶1张，水煎服。

（2）鲜百合3个，捣汁，用温开水混和服，1日2次。

（3）鲜猕猴桃全果，水煎制成浸膏片。每片0.3克（相当于生药2.2克），每日2~3次，每次4片。

# 矽 肺

（1）枸杞子6克，茶叶3克，冲水当茶饮，每日3~4次。

（2）新鲜萝卜500克，洗净切碎绞汁，加白糖调服。每日1次，常服。此方宜于火燥伤阴之矽肺。

（3）蛤蚧数只，焙干研末，每次6克，加蜂蜜用白萝卜煎水冲服，每日1次，连服多日。此方宜于肺肾两虚之矽肺。

（4）鲜荸荠若干，每日不拘量食之。

（5）合欢皮适量（手掌大1块），水煎服。服药期间忌食辛、辣、煎炒刺激性食物。

（6）木贼流浸膏（每毫升流浸膏含生药2.5克），每服4毫升，每日2次，每周递增2毫升，直至8毫升。3个月到半年为1疗程。

（7）灵芝草每服5~10克，为末服；或每服10~20克，水煎服。

# 胸 膜 炎

（1）甘草30克（对渗出性吸收缓慢者，可加至45克），水煎服，每日3餐后服用。服用此方应同时抽水，以使患者呼吸畅快。

（2）夏枯草500克，加水2000毫升，煎至1000~1200毫升，每次口服30~50毫升，日服3次。此方宜于渗出性胸膜炎。（《中药大辞典》1997）

（3）黄连素，每次0.2~0.3克，1日3次，或肌内注射

4～9毫克，4～8小时1次，或胸腔注射4～6毫升，每周1～2次。此方治疗结核性胸膜炎。[《吉化医药卫生》1976（2）：22）]

（4）甘草，碾成粉末，每日饭后服20克，嚼食干粉（如同吃干炒面），连服1000克可愈。此方宜于胸膜炎经治疗而缠绵不愈者，也适用于胸膜炎有积液者。

（5）皂刺1.5克，加猪肝100克，水煎。去皂刺，食肝及喝汤，连服1～2月。此方宜于慢性胸膜炎。

（6）大蒜适量切片炒熟，趁热熨贴在肚脐上。

（7）蜈蚣3条，研细末，将鸡蛋打1小孔，装药末于蛋内，蒸熟，隔日吃1次。

（8）枇杷子若干，每次3～5克水煎服，日服3次。

（9）猪骨150克，南瓜藤60克，水煎，日2服。

（10）鹿角烧黑研末，每服4～5克，日服3次，开水送下。

（11）何首乌，每服5～10克，日3次，水煎服。

（12）竹叶煎汤，煮成粥，1日3次分食，可加白糖1～2克服用。

（13）鲜瓜蒌（去皮、子）60克，与蜂蜜30毫升搅匀，放碗内蒸20分钟，1次吃完，连吃数日。

（14）苍耳草25克，水煎服。此方主治结核性胸膜炎。

（15）蜈蚣去头足，焙干，研末内服，每次量为3～5条，每日2～3次。此方对结核性胸膜炎有较好的效果。

（16）独头大蒜1瓣，切成薄片，平放于大椎穴上（背部中线，第7颈椎棘突与第1胸椎棘突之间。俯首时，当颈后隆起最高处下缘凹陷中取穴），把艾绒搓成如小豆大3团，放在蒜片上点燃（燃尽为1炷），连灸2～3炷，以感觉灼痛，不起泡为度。隔日或2～3日灸1次。此方宜于治结核性胸膜炎。（《常见药用食物》）

# 风湿性心脏病

（1）阿胶 30 克，沸水化开，冲鸡蛋分次服用。

（2）藿香 10 克，加茶叶 5 克，水煎服。

（3）竹叶 6 克，加梨树叶 20 克，水煎服。

（4）苡仁 30 克，加松节 20 克，水煎服。

（5）鸡血 30 克，猪心 1 个，加油、盐炒熟吃，分次吃完。

（6）茄子根 20 克，加葱白 10 克，水煎服。

（7）枣树皮 30 克，水煎冲红糖 15 克，每日服 1～2 次。

（8）兔肉 100 克，加生姜 15 克，盐 6 克，大枣 10 枚，水煎至肉熟，喝汤吃肉，每日 1 次。

（9）万年青 20～30 克，水煎加红糖适量，分 3 次服，7 日为 1 疗程。

# 肺源性心脏病

（1）蛤蚧连尾涂以蜜酒，烤脆，研细末，加红参等量，共研匀，蜜丸如小豆大，每日 2～3 次，每次 3 克，长期服用。

（2）豆腐皮 30 克，款冬花 15 克，水煎服。

（3）老茶树根 30 克，水煎去渣，以米酒（黄酒）和入，1 日分 2 次服，或睡前 1 次服，连服 1～2 个月。

（4）鲜泽漆茎叶，水煎煮鸡蛋，蛋熟时去壳，刺几个小孔，再煮数分钟，吃蛋服汤。

（5）益母草 15～20 克，日服 2 次，分早晚各 1 次，煎服。亦可熬膏，每服 5～10 克，连服数日。

# 冠 心 病

（1）马齿苋，或炒、或煮、或凉拌食用。

（2）桃仁 20 克，去皮尖，研，汤水顿服，亦可用酒送服。

（3）鲜豌豆苗，洗净捣烂，包布绞汁，每次 100 毫升，略加温服用，1日2次。

（4）香菇50克，大枣20克，煮汤。每日食1次，疗程不限。

（5）黄豆50克，煮熟，食盐调味，随意食，每日1次，疗程不限。

（6）毛冬青根60克，水煎，日服3~4次，连服3个月。

（7）蜂蜜每日服2~3次，每次20克，以温开水冲服。

（8）三七粉3~6克，温开水送下。

（9）海带50克，泡发切丝，用醋盐适量调拌，分2~3次吃完。

（10）鲜鱼腥草的根茎，每次用50厘米放口中生嚼，1日2~3次。

（11）山楂200克炒黄，研末，每服10~15克，每日3次。

（12）鸡蛋1个，醋100毫升，调匀服。

（13）玉竹12克，水煎代茶频饮。

（14）何首乌100克，玉米面50克。玉米面炒黄与研好的何首乌细末混合。每日3次，空腹用，每次2~3克。

（15）香蕉50克，去皮研碎，加等量的茶水，用蜜调匀当茶饮。

（16）取葛根若干，洗净后粉碎，水洗数次，去渣，沉淀后倒去上面清水，将沉淀物晒干，研成细粉。每用30克加白糖用水调匀，蒸熟，每日食1次，疗程不限。

（17）蒲黄30克，加糯米50克（炒黄）共研细，每日冲服3次，每次1~2克。

（18）鸡蛋油（将熟鸡蛋蛋黄放入铁锅内，文火熬出蛋黄油）500克，每日早晚各服50克，连服数日。

（19）大蒜油每次10毫升，每日3次，一般5日心绞痛可稳定下来。

（20）大蒜6瓣，玉米面50克，糖、醋适量。将蒜头去皮在糖醋中浸 1 日，玉米面煮成粥，然后将醋渍的蒜头放入，再煮片刻，入少许调味，趁热服用，连服 15 日。

（21）生大蒜切细，用蒸馏水或冷开水冲蒜吞服，在两餐间服用，每日服用 2 ~ 3 次。

（22）瓜蒌 20 克，水煎服。分早晚各 1 次。

（23）按压治冠心病：取至阳穴（又名肺底，位于背部第 7 胸椎棘突下。当你低头时，颈部显著隆起的骨突为第 7 颈椎，其下方即为大椎穴，往下沿脊柱数即为胸椎，在第 7 个骨突下方即是至阳穴），按压时可取 1 个 5 分硬币，将硬币边缘横放在至阳穴上，然后适当用力按压，以出现酸胀为度，不可用力过大，以免损伤皮肤。一般按压 3 ~ 5 分钟即可。每日压 3 ~ 4 次。

（24）绿豆为细末，每日 3 次，每次 3 ~ 5 克，开水冲服，连服数月。

（25）决明子 20 克，文火炒香后置杯中，冲入沸水浸泡 20 分钟，即可饮用。

（26）白菊花 10 克，白糖 5 克，同置杯中，冲入沸水浸泡 10 分钟，即可饮用。

（27）银杏叶 10 ~ 20 克，水煎，日服 2 次，服 15 ~ 30 日。

（28）香蕉 2 个，每日食 1 次。或用香蕉花焙焦，研粉，每日 2 次，每次 3 克，温开水送服。

（29）花生秧适量，开水泡当茶饮。

（30）莲米心 2 克，水煎饮汤，每日 1 次。

（31）嫩豌豆煮汤吃，或用花生壳 50 克，水煎饮用，经常服用。

# 动脉硬化

（1）山楂 9 克，开水冲泡，代茶饮。

（2）粳米 100 克，水煮待米开花后，调入 50 克玉米粉，再煮片刻，可随意食之。

（3）蜂蜜 30 克，温开水化开，每日 1～2 次，连服数日。

（4）毛豆连壳煮水，当茶喝。

（5）亚麻仁 10～15 克，水煎服。

（6）海藻或紫草、海带，水煎服食。

（7）猪心 1 个，将桃仁 6 克，塞猪心内，文火清蒸 3 小时以上，趁热服食。

（8）桑葚 60 克，与黑芝麻 60 克，大米 30 克共捣烂。放入煮沸的白糖水中煮成糊状服食。不限量，随意食之。

（9）茄子 200 克，煮食，连服数月。

（10）何首乌 60 克，煎取浓汁，去渣，再把首乌汁倒入砂锅内加水并放粳米 50 克，大枣 5 枚煮粥。服用时加少许冰糖调味。

（11）灵芝 50 克，为细末，每服 3～5 克，开水送下。每日 2 次，连服数日。

（12）黑芝麻捣烂，煮糊状，每次 20 克，每日 2～3 次，连服数月。

（13）取优质米熏醋 180 毫升，装入大口杯，然后将 1 个鸡蛋洗净后放入醋中，经 36～48 小时后，蛋壳被软化，用筷子挑破软蛋皮，把蛋黄蛋清与醋搅匀，即成醋蛋液。将醋蛋液分 5～7 日服完，每日清晨空腹服 1 次。每次兑开水 150 毫升，酌加蜂蜜调匀后服下，连服数月。

（14）生蒲黄每服 3～5 克，1 日 2 次，连服 15～30 日。

（15）香油每服 3～5 克，每日 2 次，连服 1～3 月。

（16）生大蒜不拘量，每日生吃大蒜不少于 6 克，坚持长期食用。

（17）每日喝醋 30～50 毫升。连用数月。

（18）花生米 500 克浸醋，7 日以上，时间越长越好，每日搅动 1 次。每晚临睡前，嚼食 20 克。可连服多日。

（19）黑木耳、白木耳各 15 克。以冷水泡发并洗净，放在小碗内，加水和冰糖适量，将碗置蒸锅内，蒸 1 小时。1 次或分次吃木耳饮汤，每日 2～3 次，连服 2～3 个月。尚可单独服用黑木耳或白木耳。

（20）花粉每服 15 克，每日 3 次，连服 1 个月。

（21）枸杞子 30 克，沸水冲泡饮用，然后将枸杞子嚼食，每日 1 剂。

（22）枸杞嫩叶洗净晒干，放入锅内，文火炒香，每服取 10 克，沸水泡饮，可长期服用。

（23）柿叶（干鲜均可）适量，白糖少许。柿叶洗净，撕碎，放入茶壶中置入沸水，而后加入白糖饮服。

（24）藏红花，每服 3 克，水煎服，1 日 2 次。

（25）鸡蛋 1 个，好米醋 100 毫升浸 48 个小时，搅匀为液，每服 5 毫升，1 日 3 次，连服 1～2 个月。

（26）枸杞子洗净蒸熟，每日早餐前嚼食 10 克，睡前嚼食 10 克。连食数月。

（27）海带洗净，蒸笼内蒸 30 分，取出用面碱搓一遍，再放入水中泡 2～3 小时，然后炒食，或炖食，可较长时间服用。

# 心力衰竭

（1）仙人掌切取其茎部，干燥后用，每次 2～4 克，1 日 3 次煎服。

（2）核桃 60 克（去皮），红枣 30 克（去核），共捣一处，加入蜂蜜 60 克熬成膏。每次服 30 克，黄酒冲服。

（3）人参 30 克，切片水煎服。

（4）高丽参或西洋参 10 克，隔火蒸 3 小时，趁热服饮。

（5）绣球花叶，1 次 2～4 克，1 日 3 次煎服。

（6）石韦，每次 2～4 克，1 日 3～4 次煎服。

（7）冬瓜皮 60 克，煮浓汤，1 日 2～3 次饮服。

（8）黄精根（或玉竹根）12 克，加糖煮食。

（9）鲜椰子汁，适量饮服。

（10）大黑鱼1条，冬瓜等量。大黑鱼去肠留鳞洗净，加入冬瓜，再加少许葱白、大蒜同煮，不加盐。喝汤吃鱼，每日1剂，连吃3～7日。

（11）鲜万年青120克，加水1000克，煎成200克。每次服20克，日服3次。

（12）老茶树根煎水，米酒为引，睡前服。

（13）玉竹15克，每日1剂，水煎服，连服7日。尚可代茶饮服。

# 低 血 糖

（1）藕100克，加红糖30克，大枣20克。水煎服并食藕与枣，每日1～2次。

（2）黑豆30克，加红糖30克，生姜6克，大枣30克。水煎服，每日1～2次。

# 神经衰弱

（1）百合片10克，鸡蛋黄2枚，先煮烂百合，再打入鸡子黄，调匀，服之。每日1次。或鲜百合80克，拌蜂蜜，蒸熟，睡前食，连食数日。

（2）茯神15克，水煎15分钟，兑入鸡蛋黄1枚，睡前服。

（3）鲜花叶30克，水煎服，日服2次。

（4）猪心1个洗净，在猪心中间开1孔，纳入柏子仁18克，共炖1小时，加入调味品食用。

（5）天麻蜜环菌片，每次口服4～5片，每日3次，连用2周为1疗程。

（6）灵芝糖衣片，每片含灵芝粉0.25克，每次口服4～5片，每日2～3次。

（7）徐长卿全草，研细末，每服10～15克，1日2次。或以徐长卿全草制成蜜丸，每丸含生药5克，每日2次，每次服 2 丸。

（8）豨莶草制成冲剂（每包相当于生药 10 克），每日 1 包，连服数日。

（9）葵花子 30 克，去壳嚼服，常服。

（10）鹌鹑蛋 2 枚，打破调匀，用开水冲，服时加白糖，每日早晚各冲 1 枚，连服数日。

（11）五味子 10 克，水煎，冲蜂蜜服用，每日 1 次。

（12）猪心 1 个（带血破开），放入大枣 15 克，蒸熟食之。

（13）莲子 30 克，水煎，加盐，每晚睡前用，连服 3 ~ 4 日。

（14）芝麻 2 ~ 3 克，水煎服，每日 3 次。

（15）啤酒 200 毫升，睡前半小时饮，连饮数周。

（16）葡萄（或葡萄干），经常嚼食。

（17）枸杞子 500 克，捣碎，入绢袋内，加酒 2000 克，盛密闭坛内，浸 2 周，每日 3 次，每次 20 毫升。

（18）鲜桑葚 1000 克（干品 500 克），蜂蜜 300 克，将桑葚洗净煎煮，每 30 分钟取液 1 次，加水再煮，共取煎液 2 次，合并煎液，再以小火熬浓缩，至较黏稠时加蜂蜜，至沸停火，待冷装瓶备用。每次 10 毫升，以开水冲服，每日 2 次，连服数日。

（19）核桃仁 5 个与白糖 50 克，共捣为泥，下黄酒调匀，以小火煎煮 10 分钟即成。每日 2 次，连用 3 ~ 5 日。

（20）蘑菇每煮食 10 ~ 30 克，常服用。

（21）蝗虫去足、翅，焙干研粉。每日服 10 克，1 日 2 ~ 3 次，饭后服。

（22）木槿根及树皮，煎成汤剂，每次 2 ~ 3 克，每日 3 ~ 4 次煎服。

（23）热牛奶 250 克，睡前顿服，可连续服 1 ~ 2 月。

（24）蜂蜜 50 克，开水冲，每日 1 次，睡前服。

（25）鳖甲30克（醋炒），水煎用汤冲鸡蛋服，每日1~2次。

（26）合欢花10克，沸水冲泡，当茶饮。

（27）五味子40克，浸入50%的酒精20毫升中，每日振荡1次，10日后过滤，残渣再泡1次，两次液合并，再加等量蒸馏水即可服用。成人每日3次，每次2.5毫升，1个疗程总量不超过100毫升。

（28）淫羊藿浸膏片，每次服4片（每片含生药2.8克）。日服2次，连服10~20日为1疗程。

（29）白莲肉去皮心，煮食，久之，自愈。（《验方新编》）

（30）蜂蜜200毫升，新鲜鸡胆3个（以净白布包好，压出之胆汁，合于蜜内）。分3日服，每日3次，饭前服。（《中级医刊》1975，1）

（31）丹参15克，水煎服，临睡前服，1日1剂。

（32）阴地蕨10~15克，水煎，临睡前服，1日1剂。

（33）木棉树第2层皮10克，加水300毫升，煎取100毫升内服，1日1剂。

（34）鲜望江南叶30克，鸡蛋2个，水500毫升，煎取300毫升内服，1日1剂。

（35）田字草90克，水500毫升，煎取300毫升服，1日1剂。

（36）山涧小溪中小鲫鱼30~50条，剖腹去内脏（勿去头部）洗净，加入五味子15粒，同时加入适量油、盐及蒜瓣，置铁锅中清蒸。于每晚食用，10日为1疗程，1个月后再食用1个疗程。

# 急性胃肠炎

（1）松毛120克，捣烂，加水500毫升，煎浓汁，分两次服，1小时服1次。

（2）白薇30克，研细末，每日3次，每次3克，用开水或酒吞服。

（3）食盐50克，炒热，用布裹熨腹背。

（4）茶叶15克，盐1克，水煎服。绿茶尤好。

（5）杉木60克切片，水煎服。

（6）马鞭草30克，水煎服。或马鞭草60克，捣碎，水、酒各半炖服。孕妇忌服。

（7）刘寄奴或刘寄奴花30克，焙干研细末，每日3次，每次吞服3克。

（8）朝天罐60～120克，水煎，每日服2次，每日1剂。

（9）葱白炒热熨脐。

（10）水芹菜根、生姜各10克，水煎1次服。

（11）韭菜连根，洗净，捣烂绞汁约60克，温开水冲，顿服。

（12）龙眼核（炒研末）15克，开水冲服。

（13）鲜辣蓼60克，水煎服，1日1剂。

（14）竹叶椒根60克，水煎服，1日1剂。

（15）新鲜藕1000～1500克，捣烂榨汁用，用滚水冲服。

（16）竹茹6克，生姜6克，水煎，1日3服。

（17）生苎麻叶120克，揉碎，开水冲，出味后服药汁。

（18）鲜仙鹤草100克，水煎服。

（19）生姜120克，切开蘸酒，急搽揉四肢，转热为度。

（20）枫树叶（取白嫩者）50克，加盐少许，捣汁服。或枫树皮煎浓汁，当茶饮。

（21）樟树二层皮30克，老米200克，共炒黄，水煎服。

（22）杨梅树皮研末，每服3克，开水冲服。

（23）棕榈树子6克，泡汤服。

（24）久年老番薯藤干30克，捣碎，与石矾3克，水煎服。

（25）食盐20克放入锅内炒热后，以冷水淬，取水顿服，如此2～3次。

（26）生大蒜 1～2 枚捣烂，明矾 3～6 克研细，将开水冲入溶化澄清，取清汁服，随吐随服，服至不吐为度。

（27）大蒜 3 瓣，好米醋 30 毫升。蒜捣烂和米醋徐徐咽下。每日 2～3 次。

（28）连翘 20 克，碾为末，每日 3 次，每次 2 克，开水冲服。

（29）鲜藿香叶 20 克，捣汁，开水冲服。

（30）老枣树皮（洗净晒干）研末，每服 1～2 克，每日 3 次，小儿酌减。

（31）白扁豆为末，陈醋和服。每服 15～20 克，日服 2～3 次。温开水送下。

（32）桑叶 10 克，煎饮 1～2 服。

（33）大蒜捣涂两足心涌泉穴，即愈。

（34）鲜鱼腥草 120 克，用冷开水洗净，捣烂，以温开水送服，4 小时后见效，每 6 小时服 1 剂，连服 3 剂。

（35）鲜马齿苋 120 克，水煎加红糖服，效良。

（36）盐橄榄核 10～15 克，烧灰研细，用开水送下。

（37）晚蚕砂 30～60 克，水煎服。

（38）艾叶 20 克，放锅内加烧酒炒热，用布包熨肚脐上，冷则烘热，换熨。

（39）仙人掌根 60 克，捶烂，炒热，敷脐周围。

（40）金果榄切片晒干，研末口服，每次 2 克，每日 3 次。

（41）茜草 30～45 克，煎水洗脚，1 日 3 次。

（42）马兜铃根 30～60 克，白酒 250 毫升，马兜铃根洗净切片，用酒泡，每日服 2～3 次，每次 5 毫升。

（43）蒲公英全草 25 克，水煎 2 次混合，分 3 次饭后服。

（44）醋炒五倍子，研为细末，米汤送下，每服 5 克，1 日 2 次。

（45）老柚子皮 15 克，茶叶 5 克，生姜 6 克，水煎服。1 日 2 次，早晚分饮服。

（46）茶叶 100 克，生姜 50 克，共焙干为细末。每日 3 次，每次 3 克，温开水送服。

# 胃 下 垂

（1）猪肚 250 克，洗净切片，加白胡椒 15 克，煮熟后食用。

（2）取优质米熏醋 180 毫升，装入大口杯，然后将 1 个鸡蛋洗净后放入醋中，经 36～48 小时后，蛋壳被软化，仅剩一层薄皮包着的已经胀大的蛋。用筷子将皮挑破，把蛋清、蛋黄与醋搅匀，即成醋蛋液。将醋蛋液分 5～7 日服完，每日清晨空腹服 1 次。每次兑开水 2～3 倍，再加点蜂蜜调匀后服下。连服数月。

（3）柴胡醋制 20～30 克，加冷水 400 毫升，文火煮沸后，将药液倒入杯中，少量每次饮，徐徐咽下，1 日服完，一般连服 1～3 个月，即可有效。

（4）猬皮煎成小块。另取白矾入铁勺内加热熬化，似将沸时，投入猬皮，炸酥，成老黄色，急倾入铁筛中使矾漏下，净剩猬皮。研细，每次 6 克，空腹时用米汤送服，1 日 3 次，连用 1 周。

（5）蚕蛹焙干为末，每服 10 克，1 日 2 次，连服数日。或蚕蛹 500 克和白酒 50 毫升，合炒焦，研粉，每次 10 克，温开水冲服。每日 2 次。

（6）苍术 15～20 克，煎汤或用沸水浸泡，如饮茶法。连服 1～3 个，可获良效。

（7）龟头，焙干水冲服，每日 1 个，连服 30 日。

（8）白胡椒 20 克，炖猪肚汤饮，宜久服。

（9）大蒜不拘量煮熟或放油锅内炸熟吃，不要炸焦。每日吃数头，长期食用一段时间。

（10）韭菜籽 60 克，捣烂，加蜂蜜 120 克，开水冲服，每日 1～2 次。下垂严重者，需配合针灸。

（11）66%或132%浓度的枳实煎剂，内服，每次10～20毫升，每日3次，饭前半小时服。

（12）白术250克，猪肚1个洗净，肚里向外。将水浸透的白术纳内，肚两端扎紧，放入瓦罐蒸1日。取出白术晒干，焙研为末。每服5～10克，每日3次。空腹用蜂蜜水或米汤送下。5剂为1个疗程。

（13）鸡蛋1个，打入碗内，不要搅散，蒸至蛋白凝固，蛋黄未熟时（一般蒸2～3分钟），放入桂圆肉20克，再蒸10分钟，食之，每日1次，以愈为度。

（14）大米50～100克，煮为稀粥，趁热时调入茴香末3～5克，分2次趁热服，连服5日为1疗程，以愈为度。

（15）五倍子1.5克，加大麻仁3克，研末，水调外敷脐部，外用伤湿止痛膏固定，范围可稍大些，每日早晚用热水瓶（袋）外熨5～10分钟。第4日晨起取掉，休息1日，再进行第2疗程。

（16）鲜仙人球（去刺）60克，瘦猪肉30克，共同剁为馅，炖熟服。每日1剂，睡前顿服，30日为1疗程，连服3个疗程。

# 急性胰腺炎

（1）大黄30～60克，每日分5～7次服下。根据排便次数调整大黄剂量（每日排便3次为宜）。

（2）番泻叶10～15克，开水冲服，每日2～3次。病重者除口服外，再配15克番泻叶开水冲成200毫升，保留灌肠，日1～2次。

# 急性阑尾炎

（1）鲜白花蛇舌草全草30～120克（干品减半），首剂一般用120克，且第1日要服4剂，以后可按首剂剂量的一半给药，第2日起每日服2～3剂。病情较轻者首剂用60～90克，以后减量应用，每剂只煎 1 次，不作 2 煎。

（2）生石膏 50 克研为细末，用桐油调成糊状，外敷患处。

# 肝 硬 化

（1）猪胆 4 个阴干或烘干，研末，同绿豆面 500 克加水捏面小丸。每服 6～9 克，1 日 3 次，服完为止。

（2）茄子 50 克，大米 30 克，煮粥吃，每日 1 次。连服数月。

（3）西瓜 1 个，切一端，留当小盖，把内掏空，加入去皮的大蒜，以满为度。再将盖盖上，用泥封固，于微火中煨燥，研末成霜。每日服 6 克，2 次分服。

（4）穿山甲片 150 克，炙酥研末。每服 7.5 克，日服 2 次，白开水送服。

（5）干葫芦瓜（连瓜子）1 个，煅烧存性，研末，每日饭前白汤送服。

（6）黑白二丑 250 克，研为细末，与红白糖（各 300 克）拌匀。成人每服 6 克，1 日 2～3 次，白开水送下，小儿酌减。

（7）苦丁香焙黄研细末，备用。每次用苦丁香末 0.1 克，分 3 次吸入鼻腔内，每次间隔 40 分钟，3 次吸完后，食西瓜子 150 克。

（8）商陆 2～3 克，焙干研为细末，过筛，用姜汁或大葱汁调成膏敷神阙、三阴交穴。外盖纱布，胶布固定，1 日换药 1 次，7 日为 1 疗程。

（9）甘遂 25 克，研末，用温开水调成糊状，敷在脐部直下 10 厘米处，并服甘草 10 克（水煎服），待大便泻水后去除敷药。

（10）甘遂 2～3 克，研为细末，与大葱共捣。纱布包裹，压成饼状，敷神阙穴。外用胶布固定，同时用甘草 10 克，水煎服。

（11）鲫鱼（或鲤鱼）1 条约 500 克（去肠杂），同赤小豆 500 克，共煮烂熟，不加任何调料。每日清晨趁热只饮汤，可连续饮服数日。

（12）楤木根皮或叶 30～60 克，与瘦猪肉同煮，不加盐，喝汤吃肉，可加糖服用。

（13）九头狮子草（京大戟）用根，洗净晒干，研为细末，成咖啡色，装入胶囊，每个胶囊 0.3 克。每次服 5～10 个，3～7 日服 1 次，小便增多显著者，辅以补药。

（14）鸡内金 50 克，绿豆面 80 克，微炒，研细末，每服 3～6 克，每日 2～3 次。

（15）蜈蚣草（又名草子仔），青壳鸭蛋，以清水共炖。将炖好之药汤当茶饮用，次数不拘，蛋吃与不吃均可，约喝 4 日后，尿如茶褐色，表示将毒排出已有药效，如继续服用，尿可恢复正常之色。

（16）赤小豆 120 克，与猪前小腿肉 250 克，共煮 2 小时，喝汤吃豆，每日服 1 次。

（17）丹参 15～30 克，水煎，每日 1 剂。

（18）金钱绿毛龟（白毛藤）60 克，加冰糖 30 克炖服，忌食各种油类。

（19）乌桕根皮 10～15 克（鲜品 40～60 克），水煎服。治肝硬化腹水、血吸虫病晚期腹水。

（20）紫珠草（干）6～10 克，研为粗末，加水 300 毫升，煎服 200 毫升，可代茶频饮。可用于肝硬化食道静脉曲张破裂出血，捣如泥外敷，可治外伤出血。

（21）木贼草 30 克，微炒研细末。每服 1 克，1 日 2 次，空腹时开水送下，连服 14 日。可治肝硬化，肝脾肿大。此方民间用以治积块，如用量过大，能导致血尿，用时请注意。

（22）平地木全草 30 克，每日 1 剂，煎汤代茶，连服 10 日。

（23）野棉花根 60 克，刮去黑皮，用瓦焙干研末（忌铁器），用猪瘦肉 120 克切片，将药末 6 克拌匀，放碗中隔水蒸熟，每日 1 次，连服 3 日，隔 10 日后，再服 3 日，可服 9 次。

（24）半边莲 30 克，水煎服。1 日 2 次，服数日。或真藏红花 5 克，或生蒲黄 10 克，水煎服。1 日 2 次，连服数日。

（25）公鸡 1 只，洗净去内脏，和荸荠 500 ~ 1000 克炖服。此方宜于肝脾肿大。

（26）制甘遂粉 1.5 克，每周服 1 次，早晨空腹 1 次服下，孕妇忌服，体虚者慎用。

（27）丝瓜子 90 克，研细末，分两次，用开水送服。

（28）土牛膝全草 20 克，水煎 300 毫升，1 日 2 次，饭前服。

（29）冬瓜 1 个，放火上烘至熟烂，打碎，用纱布过滤，去渣，服汁。

（30）葶苈子 30 克，大枣 30 克，水煎服。

（31）小蓟根 100 克，水煎好后放红糖 5 ~ 10 克，每日 1 剂，服 20 ~ 30 日。服后渐下瘀血样、稀糊水样物甚多。尚可加野菊花叶 3 片或花 3 朵。

# 谷丙转氨酶增高

（1）五味子（以北五味子为最佳）90 克，烘干为细末，成人每次服 3 克，小儿每次服 1 ~ 2 克，每日 3 次，30 日为 1 疗程，亦可制成蜜丸服用。为防止停药过早引起转氨酶回升，原则上在转氨酶恢复正常后，仍宜坚持服药 2 ~ 4 周，以巩固疗效。服用时有的效果不明显，加大剂量亦可。

（2）鲜垂盆草全草 250 克，采集本年 12 月份至次年 4 月之间的鲜草。洗净加水 500 毫升，煎为 200 毫升，每日 1 剂，分 2 次服，1 ~ 2 为 1 疗程。一般 7 ~ 20 日可使转氨酶下降，但需坚持服药，以防"反跳"。

（3）核桃树枝，每用 30 ~ 50 克（小儿 15 ~ 25 克），水煎代茶饮。连服 1 ~ 2 月可获效。

（4）田基黄（又名地耳草）50 克，水煎服，连服 1～2 月，有显著疗效。

# 急性肾炎

（1）白茅根 250 克，水 1000 毫升，煎成 300 毫升，1 日分 2 次服完，至少连服 5 剂。

（2）黑白丑末 4 克，1 日 2 次，白糖开水冲服（小儿酌减）。再以白菜 250 克炖瘦肉食用。

（3）蚯蚓粪 50 克，冲 150 克开水搅匀，使沉淀后服上面清水，每日早晚各 1 次。

（4）白矾 120 克，加绿豆 250 克，用锅炒，炒至豆皮裂开为度，筛去矾末，成人分 2 次，患儿分 3 次水煎服。

（5）干葫芦（不去子）1 个，烧灰存性与红糖拌匀，为 3 日量，1 日 3 次，开水送下，连服 1 个月。

（6）连翘 30 克，加水文火煎至 150 毫升，分 3 次饭前服。连服 5～10 日，忌辣物及盐。

（7）灯心草 15～30 克，水煎服。治疗亚急性肾炎。

（8）甘草梢 30 克，水煎服，用治急性肾炎血尿，甚效（甘草梢即甘草之最细者，非生于地面上之茎，粗者无效）。

（9）葵花杆硬皮，熬汤服，每日服 2～3 次，甚效。特别对尿频、尿急、尿痛，伴有恶寒、发热、腰痛效果更好。

（10）山猫儿眼眼，洗净，刮去粗皮，切片，每 500 克加食盐 4 克，加水混匀，烘干呈淡黄色，研细末，装入胶囊。1 日服 2 次，每次 0.4～0.5 克，隔日服 1 次。空腹温开水送下，6～9 次为 1 疗程。服药期间用低盐饮食。

（11）益母草 120 克，煎汁分 4 次服，每 4 小时服 1 次。

（12）韭菜 30 克，鸭蛋 2 个，水煎冲糖服，1 日 1 剂。

（13）星宿草 60 克，捣烂，加酒少许，水煎后去渣，温服，每日 1 剂，连服 3～5 日。

（14）玉米须 30 克，白菜根 30 克，水煎服，1 日 1 剂。

（15）老头草 30 克，水煎去渣，打入鸡蛋 3 个。1 日 3 次，每次吃 1 个鸡蛋，并喝汤。

（16）翻白草 10～15 克，水煎服。

（17）瞿麦 10 克，红糖适量。水煎服。

（18）野蔷薇果实 6 克，红枣 10 克，水煎，每日 2 次分服。

（19）鸡蛋，打 1 小口，将白胡椒 7 粒装入鸡蛋内，用面封口，外用湿纸包裹，放入蒸笼内蒸熟。服时剥去壳，将鸡蛋与胡椒一起吃下。成人每日服 2 个，儿童 1 个。10 日为 1 疗程，隔 3 日再服第 2 疗程。

（20）鲜田螺 3～5 个，去壳洗净，与食盐 30 克混匀捣烂，摊于玻璃上敷脐部，外以纱布覆盖包扎，每日 1 换。

（21）玉米须 60～120 克，水煎服，1 日 1 剂，分 2 次服。

（22）仙鹤草 20～50 克，水煎服，连服数日。

（23）猪胃 1 个洗净，将紫皮独头大蒜 7 枚（去皮）放入猪胃中，砂锅内煮至烂熟，吃肉、蒜，喝汤，1 次或多次服完。轻者 1 个猪胃即可，重者 3～4 个，有特殊效果。

# 慢性肾炎

（1）鲜芹菜 500 克，捣烂取汁，开水冲服，每日 1 剂。

（2）玉米须 50 克，加水 600 毫升，煎煮 20～30 分钟，熬成 300～400 毫升液体，过滤后，每日两次分服。

（3）甲鱼，不加盐，加冰糖，清蒸后空腹吃或佐餐吃均可。

（4）蚕豆衣 1000 克，水 250 克，煮成浸膏 500 毫升，分瓶装，每次服 20 毫升。

（5）新鲜连皮冬瓜 80～100 克，或干冬瓜子 10～15 克（新鲜的用 30 克），粳米适量，同煮粥吃。

（6）刀豆壳 60 克，鸡蛋 1 个，加水同煮，饮汤食蛋。

（7）新鲜羊奶每日饮用 500～1000 毫升，有消除蛋白尿的作用。

（8）黑鱼1条去内脏，加冬瓜煮汤（不放盐）服，可消水肿。

（9）玉米籽50克，加水300毫升，煎汤代茶早晚饮服，连服半月。

（10）西瓜1个（1000克以下），洗净，连皮带瓤剜去一个三角块。将去皮蒜瓣7~9个大的装入瓜内，盖好，放入笼中隔水蒸熟。吃瓜瓤、汁及蒜瓣，最好1次吃完。可连续服食5~7个。

（11）野生大麦冬鲜根适量，捣烂敷脐部，对高蛋白尿疗效尤佳。

（12）带衣花生仁、红枣各等份，用适量红糖调味，煎汤代茶饮服。

（13）绿豆50克，陈大米100克淘净，加水适量，煮粥，快熟烂时，加水洗净切碎的猪肝100克，猪肝熟透，即可食用，不加盐，经常食。

（14）鲜茅根120克（干用30克），洗净，加水煎30分钟后，捞去药渣，再加淘净的大米120克，熬成粥，1日内分顿食用。

（15）冬瓜皮，或西瓜皮与大蒜瓣各适量，煎煮汁服。

（16）用茯苓皮30克煎水，去掉茯苓皮，用此水煎大麦仁、赤小豆各30克，煮如稀粥，早晚各服1剂，饮汤连豆吃下，连服1~2月，可根治慢性肾炎。

（17）芋艿1000克，洗净切片，放在锅内煅灰，研末和红糖拌匀，日服3次，每次30克。

（18）蟋蟀1~2只，水煎服或瓦上焙干为末，开水送服。小儿半只即可。

（19）硫黄3克，装入鸡蛋中，封口，蒸熟吃，早晚各1个，连服10日。

（20）苎麻根30克，水煎，当茶饮。

（21）西瓜皮 30～100 克，水煎，代茶饮。

（22）藕节 150 克，文火煎 20 分钟，代茶饮。

（23）茧子 10 只，水煎服，每日服 1 次，5 日为 1 疗程。

（24）厚柑皮 3 个，煨后捣汁，冲开水服，1 日 2 次，连服 1 周。或陈柑皮 15 克，酒煎服。

（25）玉蜀黍须，水煎服或放在板烟斗内吸，连用数月。

（26）冬瓜 240 克，煎汁，1 日分 3 次服。或冬瓜子 15～30 克，水煎服。

（27）益母草 120 克，水煎成 1000 毫升，分 4 次服，隔 3 小时服 1 次，1 日服完，连服 10 日。

（28）决明子炒焦研末，每日服 10～15 克，白开水送服。

（29）乌梅炭，每日 3 克，分 2 次服，连服 1～2 个月，有奇效。

## 急性肾盂肾炎

（1）灯笼泡草（即酸浆草）全株，洗净切碎，加白酒 10 毫升煎服，轻症用 1～2 剂，重症 8 小时用 1 剂。

（2）地肤子 15 克，丝瓜藤 15 克，水煎服。

（3）干木通根 10 克，水煎服。

（4）马鞭草 60 克，水煎服。

## 肾　结　核

（1）马齿苋 1500 克，捣烂，黄酒 1250 毫升，浸 3 日夜，白布滤出即成，每日饭前饮酒 10 毫升。

（2）冬虫夏草 8～15 克，鸭子（500 克）1 只。将鸭洗净，劈开鸭头放入冬虫夏草 3～5 克，腹内放入 5～10 克，用线扎好，蒸熟，随意食用。

（3）连翘 30 克，加水 300 毫升，文火煎至 150 毫升，分 3 次饭前服。连服 5～10 日，忌食辣物及盐。

（4）荠菜干品 30 克，煮鸡蛋吃。

（5）荠菜 15～30 克，煎汤，打入鸡蛋 1 个，再煎至蛋熟，加食盐少许，喝汤吃蛋。

（6）连枝的十大功劳叶 10 克，用冷开水洗净。再加茶叶（绿茶）1 克，用刚开的水冲泡大半杯，加盖，10 分钟后即可饮服。如饮茶法，直至冲淡，弃渣。

# 尿 潴 留

（1）栀子 30 克，加大蒜 5 克，盐少许共捣如泥，纱布包好，贴于脐上，固定。

（2）葱白 250 克，切碎炒热，纱布包好，置脐部周围热熨至患者自觉有热气入腹内，连熨 2～3 次。

（3）用手中指点压按揉关元、中极两穴数分钟，再用两掌自膀胱底部向尿道口稍用力推送按摩，并嘱患者配合排尿，一般治疗 10 分钟左右即可排尿。

（4）大蒜 250 克，食盐 250 克，共放锅内炒热，装入布袋，敷中极穴、关元穴。1 次热敷 30 分钟，一般 1 次即见效，最多 2 次。

（5）蝼蛄（即土狗）5 个，共捣烂如泥，用油纱布 2 层包裹，压成药饼，贴脐中约 30 分钟即可见效。

（6）荠菜 250 克（干品减半），入砂锅中加水煎汁，色黄褐后过滤内服。约 3～4 小时后再取 1 份，煎服如前，连服 5～7 次，便通后停服。

（7）食盐 500 克，细葱切碎，和盐锅内炒热，用布包好，置脐周围，不烫时，即熨脐周围及小腹，冷则易之，一般需热熨数次，时间 2～4 小时，如无效，可连续熨 2～3 日。

# 乳 糜 尿

（1）荠菜 60 克，水煎代茶饮。或加调味当小菜食用。

（2）葵花梗心 65 厘米，加芹菜根 100 克，煎服，每日 1 剂，连服数日。

（3）墓回头 10 克，水煎服。

（4）贯众 1500 克，白醋 250 毫升。先用醋将贯众洒拌，然后放入木炭火烧红的铁锅内，烧成灰白色粉末，用细筛筛后（未烧尽的粉末可放入锅内再烧），放入干燥瓶中备用。每日 3 次，每次 2 克，用白糖水吞服。或用生贯众 30 克，醋炒贯众炭 30 克，每日 1 剂，水煎 2 次口服，连用 5 日为 1 个疗程。

（5）新鲜荠菜 300 克（干品 100 克），加 1500 毫升水在砂锅中，煎至 500 毫升时，打入鸡蛋 1 个，加盐及味精少许。吃蛋喝汤，每日 1 次，连服 1 月。

（6）生白果仁 2～3 粒，研粉，放鸡蛋中，用纸封口，蒸熟。每日食 1～2 个，连服数日。

（7）白果（生）6～7 枚，剥去壳挖心，加开水少许研烂，用 1 个鸡蛋清拌匀，放回蛋壳，蒸熟，空腹顿食，可连服多日。

（8）青芹菜近根部茎约 0.2 厘米上截取 10 厘米长的茎及根，每次用 10 株加水 500 毫升，煎至 200 毫升，早晚各服 1 次。连服 3 日好转，7 日治愈。此方宜于丝虫病乳糜尿。

（9）取旱芹菜下半部分茎约 10 厘米及全根，其根粗细最好在 2 厘米直径以上。每次洗净后取 10 根，加水 500 毫升，煎至 200 毫升，早晨空腹服用。每日 1 剂，重病时，可加至每日 2 剂，分 4 次服，可长期内服。

（10）向日葵穰 10 克，加水 2000 毫升，煎成 1500 毫升，分 2 次早晚空腹服完。

（11）白及 30 克研末，早晚 2 次冲服，10 日为 1 个疗程。或将白及 30 克研末，早晚分 2 次配糯米煮粥服用，10 日为 1 个疗程。

# 急性肾衰竭

（1）生大黄 50 克，加水 250 毫升，文火煎（煎开即可），每日 1～2 次顿服，视病情，可连用 2～4 日。

（2）治慢性肾衰竭。以番泻叶 5～10 克，加沸水 100～150 毫升，浸泡 5～10 分钟，滤过，分上下午 2 次服，同时给患者静滴必要的氨基酸，并注意抗感染，纠正酸碱电解质失调。

# 肾病综合征

鱼腥草 100～150 克，加开水 1000 毫升，浸泡半小时后代茶饮，每日 1 剂，3 月为 1 疗程，疗程间隔 2～3 日。

# 前列腺炎

（1）白矾 60 克研末，食盐 10 克，搅匀，湿敷神阙穴。

（2）威灵仙 150 克，水煎服。

注：以上 2 方宜于前列腺炎小便不通，不畅者。

（3）鲜鱼腥草根 60 克，捣烂，用 2 次淘米水 1000 毫升，浸 1 小时，煎去渣服，每日 2 次，连服数日。

（4）天香炉全草 60 克，每日 1 剂，水煎服。

注：以上 2 方宜于急性前列腺炎，高热寒战，尿急，尿频，尿痛，及会阴部胀痛不适，直肠内有下坠感等。

（5）小槐花 10 克，每日 1 剂，睡前煎服。

（6）白花石榴根 30 克，瘦肉适量，炖服，1 日 1 剂。

（7）紫茉莉根 60 克，去皮切片，每日 1 剂，水煎服。

注：以上 3 方宜于慢性前列腺炎，会阴部坠胀隐痛，精索、睾丸部不适，腰部疼痛，终末尿浑浊，或有轻度尿频、尿道刺痒和尿道分泌物。

（8）仙鹤草 60 克，煎服，每日 1 剂，连服 3 个月，一般服药 3 日后即可见效。该方尚可治前列腺炎合并冠心病。

# 贫　血

（1）菠菜 100 克洗净，猪肝 30 克洗净（切片），2 味共煮，数分钟后加入调味，食用，每日 1 次，治愈为度。

（2）红枣 50 克洗净，用温水泡发；花生米衣 50 克，共煎 1 小时左右，捞出花生米衣，加红糖 50 克，搅化取汁即可，食红枣，每次 15 克，1 日 2～3 次。

（3）黑豆 100 克，加水 500 毫升，煎至 200 毫升，入甜酒 100 毫升，再煎 10 分钟，1 日分 2 次服。

（4）猪肝每日炒食 100 克，连续吃 2 个月。

（5）鳖 1 只，炖熟食用。

（6）生花生仁 10 克，大枣 15 克煮熟去核，将花生仁与大枣共捣成泥状，每日 1 剂，用枣汤送下，连服 1～2 个月。

（7）鳝鱼熟食。

（8）菠菜 60 克切段，用水煮，并放入姜丝、盐，打入鸡蛋食用，日服 2 次。

（9）瘦猪肉 50 克，大枣 30 克，共煮，食用。

（10）猪血 100 克，醋 30 毫升，油、盐等调味，炒熟，1～2 次吃完，每日 1～2 次。

（11）鲜猪皮 200 克，红糖 50 克，黄酒 200 毫升。将猪皮切碎，加黄酒炖至烂熟，再加入红糖调匀，分 3～4 次服，每日服 1～2 次。

（12）鸡蛋 1 个打碎，加水蒸 20 分钟后加糖食用。每日 1～2 次。

（13）西红柿 50 克，熟鸡蛋 1 个，同吃，每日 1～2 次。

（14）紫河车（胎盘）洗净晒干，焙黄研粉。每服 6 克，枣汤送下。

（15）母鸡（约重 1.5～2 千克）1 只，剖洗干净，浓煎汁，分次同粳米煮粥。每早晚温热服食。

（16）葡萄 250 克洗净，挤汁，再将蜂蜜 250 毫升沸滚 2～3 分钟，二者混合，每服 15～30 克，每日 2 次。

（17）山楂 30 克，大枣 30 克，水煎，喝汤吃枣。

（18）将冻豆腐以温水暖软后挤出水分，放入鸡蛋清碗内挤吸令其注入，取出蒸熟，可随意食用之。

（19）黑木耳50克，红枣30克。每日1剂，水煎服，连服数日。

（20）制首乌240克，研末，每日用15克，与鸡蛋1个混合调匀蒸熟吃。

（21）仙鹤草60克，红枣30克，水煎服，1日1剂。

（22）全猪肚1个，用盐水洗净，去油脂，切碎置于瓦上焙干，捣碎，研细末。每日服2次，每次15克，连续服1个月，可治恶性贫血。

（23）红葡萄酒适量饮之，1日2次，连饮1~2个月。

# 缺铁性贫血

（1）煅皂矾30克溶于水中，炒黑豆（或黄豆）250克，炒时加入皂矾水，炒熟即成。每次饭前吃20克，细嚼慢咽。

（2）鸡蛋2个取黄去白，待水开后放入盐，将鸡蛋打散，倒入锅中煮熟。每日吃2次。

（3）1只鸭的血，加清水、食盐适量，隔水蒸熟，入黄酒稍蒸片刻，分次服。

（4）菠菜250克，猪肝50克，煮汤加调味，随意食，连食数日。

（5）鲜菠菜250克，鸡蛋1~2个。菠菜洗净，鸡蛋打入碗内，将水烧开，加入少许油、盐，放入切好的菠菜，倒入搅好的鸡蛋，煮熟后食用。

（6）黑木耳15克，大枣15克，温开水泡发洗净，放入小碗，加水和冰糖适量，水蒸1小时即可食用，每日2次。

（7）海带100克洗净切碎，加水煮熟后，再将洗切好的芥蓝菜加入同煮，熟后加盐调味，可长期食用。

（8）黄豆100克，煮八成熟，再加猪肝100克同煮，熟后即可食用，每日2次，连服3周。

（9）带衣花生米30克，大枣30克（去核）。将大枣煮熟与花生共捣为泥，每日 1 剂，分 3 次服，用大枣汤送下。

（10）黄鳝 250 克，大米 200 克。将黄鳝除净内脏，同大米放砂锅内，加水适量煮成饭，加油、盐、姜、酒调味，1 日分 2 次食用。

（11）皂矾 6 克研细，将大枣 30 克，浸泡去核烘干研末，与皂矾共捣作丸 40 丸，每服 1 丸，每日 2 次，20 日为 1 疗程。

# 再生障碍性贫血

（1）每日吃鸡胚胎（孵过 8~9 日）1~2 个，或人流胚胎组织 10 克。水煎服用。

（2）紫河车粉每服 3~6 克，每日 2 次。

（3）仙鹤草 30 克，大枣 30 克，水煎服汤吃枣。

（4）花生衣 12 克，研碎，水煎服。

（5）活鳖数只，倒挂，斩去头，取鲜血 100 毫升趁热喝下。每周 2~3 次。

（6）仙鹤草 100 克，红枣 30 克，水煎，每日服 3 次。

（7）黑木耳 30 克，红枣 30 克，共炖熟，加红糖调味，食用。每日 1 次，疗程不限。

（8）乌龟 1 只，洗净置低温铁板上烘烤，待壳肉呈焦黄时，研粉备用。每日 3 次，每次服 3~5 克。

（9）黄芪 15 克，母鸡 1 只（约重 1~1.5 千克）。用浓煎之鸡汁与黄芪之煎汁煮粥，早晚趁热服。

（10）皂矾 30 克。用黄酒 500 毫升加热，入皂矾使其溶化。每日 20 毫升，3 次分服，可加水果汁调味。连服 1~2 个月。

# 过敏性紫癜

（1）红枣 30 克，兔肉 150 克，放入砂锅内煮烂，服食。或红枣，每次 5 克，日服 3 次。

（2）红枣 120~240 克，甘草 60~120 克，水煎服，1 日 3

次，服第 3 次时连枣肉吃下，1 日 1 剂。

（3）茜草 30 克，大枣 60 克，红糖 30 克，水煎服。1 日 1 剂。

（4）红枣 120 克，浓煎服。连服 3～5 日。

（5）花生衣 10 克，红枣 20 克，水煎服。

（6）黄鱼鳔 120 克，慢火炖 1 日，时搅拌，全部炖化后分 4 日服用。

（7）鲜藕节 60 克，加黄花菜 60 克，水煎服。

（8）猪蹄 1 只，红枣 20 克，共炖至极烂，每日 1 次，吃肉饮汤。

（9）大麦 100 克，红枣 15 克。水煎分次服完。

（10）水牛角 10～15 克，锉碎，水煎，或研末。每次 1.5～3 克，日服 2 次。

（11）紫草 10 克，大枣 100 克，水煎，分 3 次服食，吃枣喝汤。

（12）生甘草 30 克，水煎分 2 次服，连服 5～10 日。一般用药 3～5 日症状消失，停药后无复发。

# 血小板减少性紫癜

（1）柿树叶适量，去梗洗净晒干，研细末，每日早晚温开水服 10 克。连服 2 月。

（2）鲜柿叶 10～20 克，冰糖适量，煮服，1 日 3 次。

（3）雪见草 15～30 克，1 日 1 剂，水煎服。

（4）连翘 30 克，水 300 毫升，文火煎成 150 毫升，每日分 3 次，饭前服。

（5）大枣成人每服 100 克，1 日 3 次。患儿每日煮大枣 500 克，连枣肉带汤分 5 次服。

（6）红枣 120 克，浓煎服。

（7）水牛角 30～60 克，切成薄片，加水煎 2 小时，1 日 2 次分服，15～30 日为 1 疗程。

（8）鱼胶 10 克，黄酒 50 毫升，同煎服，连服数日。

（9）大蒜 30 克，猫肉 250 克。大蒜去皮，猫肉切成小块，同放炖盅内，加入清水适量及少许油、盐调味，隔水炖熟，服食。每日 1 次。

（10）花生衣 10 克，红茶 2 克，红枣 25 克。红枣剖开，花生衣加水 400 毫升，煮沸 15 分钟，加入红茶即可，分 3 次，温服。日服 1 剂，1 个月为 1 疗程。

（11）藕节 250 克，洗净，加水适量煎至稠，再放入大枣，煎至熟。拣去藕节，吃大枣，可尽量服用，连吃 3 ~ 5 个月。

（12）羊胫骨 500 克，洗净砸碎，加水煮约 1 小时，再放入洗净大枣 150 克煮 20 分钟即可。每日 3 次分食，10 日为 1 疗程。尚可治贫血。

（13）花生米浸泡搓下外衣（约 20 ~ 30 克），同红枣 50 克共煎，每日早晚分 2 次服，7 日为 1 疗程。

（14）柿叶（7 ~ 9 月采）5 克，浸于沸水中稍烫，捞出晾干（不要日晒），同花生衣 15 克搓碎，温开水送服，连用 2 个月。

（15）鲜牛皮 100 克，洗净煮成胶水状。每日 2 次，早晚食用。

（16）牛腿骨 1 根，不加油、盐，炖汤喝。一般 2 日服完。

（17）黄鱼白（即黄花鱼肚里的白脬）适量，火焙干，研成细末内服。每次 3 克，每日 3 次。

（18）鸡血藤 30 ~ 60 克，大枣 50 克，水煎服。每日 1 剂。一般 3 ~ 5 日即愈。如因血小板减少而致的牙龈出血、鼻衄，本方有特效。

（19）灵芝 2 ~ 5 克，为末，白开水送下，黄酒送下亦可，每日 3 次，2 周 1 个疗程。

# 血小板减少症

（1）水牛角 30～60 克，削成薄片，水煎两小时，1 日分 2～3 次服，共服 2 周至 1 个月。

（2）粳米 100 克，大枣 50 克，煮粥，每日早晚食用。

（3）新鲜牛皮，去毛，绞碎，熬成稀胶。成人每服 50～100 毫升，小儿减半。

（4）生花生仁 30 克，大枣 30 克，煮 30 分钟后加入冰糖，待温凉后饮汤食药。1 次服完，每日 1 剂，连服 15 日。

# 白细胞减少症

（1）吊干麻 30 克，水煎，每日 1 剂，日服 3 次，5 日 1 疗程。

（2）猪蹄 1 只，花生仁 50 克，大枣 30 克。共煮熟食。

（3）羊胫骨 2 根（砸碎），红枣 100 克，糯米 100 克。共煮作粥，1 日分 2 次服完，15 日为 1 疗程。

（4）鲜胎盘 1 个洗净不加水蒸熟，焙干研末，装瓶内。每日 2 次，每次 2 克，3 个月为 1 疗程。

（5）鲜蘑菇 50 克，煮熟，食盐调味，当菜下饭。

（6）粳米 50～100 克，大枣 50 克，砂糖适量。共煮，每日早晚服。

（7）鹌鹑蛋，每日食熟蛋 5 枚，2～3 月为 1 疗程，可连续服用数月。

（8）淫羊藿 50 克，水煎分 3 次服。

# 妇 科

## 倒 经

（1）韭菜汁 100 毫升，童便 100 毫升，冲和温服甚效。（《百病秘方》）

（2）苍耳阴干，为末，不拘时，酒 20 毫升调服。（《卫生易简方》）

（3）郁金末和韭汁、姜汁、童便。量人虚实服之。（《不药良方续集》）

（4）红高粱花、红糖各适量，加水煎煮 1 小时。每日饮汤 2 次。

（5）秋葵花根 30 克，水煎服，1 日 1 剂。

（6）大枣 30 克，猪蹄 1 只，猪皮 60 克，同煮熟烂，月经前每日 1 次，连服 5～10 日。

（7）鲜藕节 60 克，黄花菜 30 克，水煎服，连服数日。

（8）小蓟 60 克，灶心土 15 克，水煎服。

## 子悬（胎气上逆）

（1）葡萄煎汤饮之。（《济生简便方》）

（2）萝卜煎汤饮。（《奇效简易良方》）

（3）好酱开水调服。（《随息居饮食谱》）

（4）吴茱萸敷足心，用之神效。（《验方新编》）

（5）艾叶 1 团，煮汁服。

（6）葡萄连根叶藤，煎汤服。

（7）核桃 100 克，打破连壳煎汤服。

（8）猪心 1 个煎汤，调朱砂 0.1 克服。

# 滑胎（习惯性流产）

（1）赤小豆末，酒服 2 克，日 2 服。（《千金方》）

（2）南瓜蒂，瓦上灸灰存性，研末。有孕 2 月起，每服 1 个，拌入炒米粉内同食。

（3）鸽蛋 1 个，开 1 小孔，纳入人参 1.5 克，隔水炖熟，或饭上蒸熟，每月吃 1 个。

（4）受孕后用苎麻根 9 克，糯米煮粥食，1 月服 5～7 次，效。

注：以上 3 方见《良方集验》

（5）丝棉 30 克，入瓦罐内，封口煅灰存性，空心热酒冲服（须于小产月内服之，以后永不再坠）。

（6）头二蚕茧黄（名绊丝），瓦煅灰存性，为末。每日 9 克，桂圆 20 克，煎汤调服。

注：以上 2 方见《奇效简便良方》

（7）老母鸡煮汤，入红谷、小黄米，煮粥食之。（《种杏仙方》）

（8）老黄母鸡 1 只（去毛秽，洗净），以糯粟米装入鸡肚内，黄酒、水各半，蒸好，不用盐，连吃 3～5 个鸡，永无小产之患。（《增补神效集》）

（9）羊胎脚骨煅为末，预期黄酒冲服，神效。（《续信验方》）

（10）将自己流产的胎衣胞，烤干。以胡椒 7 粒煮食。（《云南中医验方》）

（11）覆盆子根 30 克，水煎服，1 日 1 剂。

（12）艾叶 30 克，鸡蛋 2～3 个。从怀孕 2 个月开始，用砂锅煮艾叶和鸡蛋食之，每 20 日 1 次，服至妊娠 6 个月为止。

（13）老母鸡（4～5 年者佳）1 只，煮烂，取汤煮米饭食之，分 3 次食完，半月 1 次。

（14）生艾叶 12 克，水煎去渣，后将鸡蛋（去壳）搅匀入药，再煎数沸温服，连服数次，可预防流产。

（15）杜仲 500 克，切片，盐水浸 7 日，每日换水 1 次，用铜锅文火炒断丝，研细末。另用黑枣 500 克，以好黄酒煎煮，去皮核，和杜仲末共为丸，如梧桐子大，如 3 月内小产者服至 6 ~ 7 月可止，如 5 ~ 7 月小产者服至 8 ~ 9 月可止，每晨用淡盐汤送下 9 克。

（16）杜仲 1000 克，研末，每日早晚白水送下 9 克。

（17）阿胶 40 克，烊化，与艾叶（醋炙）12 克，共煎服。

（18）取紧贴玉米粒之嫩皮 50 克，每日煎汤代茶饮，饮到上次流产期，则加倍用量，直至分娩为止。

（19）艾叶 30 克，鸡蛋 1 个。将艾叶同鸡蛋放在砂锅内（忌用铁器）煮熟。从妊娠后，开始服此方。每日 1 次，连服 7 日。然后每月服 1 次，每次服 2 个蛋。服至妊娠足月为止。未妊娠者，勿服此方，以免引起闭经。（《赤脚医生杂志》1975，12）

（20）苎麻根 12 克，水煎服。

# 胎动不安（先兆流产）

（1）丝瓜（用藤亦可）2 个，水煎服之。（《奇效简易良方》）

（2）朱砂 3 克，鸡子白 3 枚，搅匀顿服。胎死即出，未死立安。（《因应便方》）

（3）治妊娠误有失坠，胎动不安，腹中痛楚。用缩砂熨斗内盛，慢火炒熟，去皮末。每服 6 克，热酒调下，神效。（《卫生易简方》）

（4）牛膝 30 克，细捣，以无灰酒 300 毫升，煎取 200 毫升，温 2 服。（《妇人大全良方》）

（5）新青竹茹 100 克，好酒 60 毫升，煮 3 ~ 5 沸，分 3 度服。

（6）治因争斗胎动，气逆上喘。用苎麻根 30 克洗净，生姜 10 克, 水 150 毫升, 煎 100 毫升, 调粥服。

(7) 治胎动 5 ~ 6 个月困笃者。用葱白 30 克, 水 200 毫升, 煎 100 毫升, 去渣, 顿服。

(8) 治胎动不安并产后诸疾。用杜仲瓦上焙干, 木臼中杵为末, 煮枣肉丸如弹子大。每服 1 丸, 烂嚼, 糯米饮下。

(9) 治妊娠从高坠下, 胎气不和腹痛。用川芎为末, 每服 6 克, 温酒调下。

注: 以上 5 方见《卫生易简方》

(10) 治因惊胎动不安。取黄连末 1 克酒服, 日 3 服。(《子母秘录》)

(11) 治胎动已见黄水者。干荷蒂 1 枚, 炙, 研为末, 糯米淘汁 100 毫升, 调服即安。(《唐氏经验方》)

(12) 治胎动不安, 或上抢心, 下血者。生面饼研末, 水和绞汁, 服 200 毫升。(《肘后方》)

(13) 治胎动不安。用豉汁服, 此华元化方也。(《子母秘录》)

(14) 治胎动不安。生地捣汁, 煎沸, 入鸡子白 1 枚, 搅匀服。(《圣惠方》)

(15) 治胎动欲产。菖蒲根捣汁 60 ~ 120 毫升, 服之。(《千金方》)

(16) 治胎动欲产。全蛇蜕 1 条, 绢袋盛, 绕腰缠之。(《千金方》)

(17) 治胎动欲产。蒲黄 6 克, 井华水调服。(《集一方》)

(18) 治胎动欲产。冬麻子 50 克, 杵烂熬香, 水 120 毫升, 煮汁分服。(《食医心镜》)

(19) 治因房事胎动。竹沥水煎, 频饮 100 毫升愈, 并治子烦。(《食医心镜》)

(20) 治胎动见黄水。葱白 20 克煎汤饮之, 生胎即安, 死胎即下。(《经验良方大全》)

(21) 苎麻根如足大指粗者 35 厘米, 水煎, 去渣服。

（《古今灵验秘方大全》）

（22）吴茱萸下敷足心，胎安即洗去。

（23）治孕妇腹痛胎动。带壳砂仁，炒去壳，研为细末。每服9克，热苦酒（即醋）调下，初觉痛即服，觉胎热即安。（《三补简便验方》）

（24）紫苏根15克，红糖15克（炒黑），用二味同煎服。

（25）生扁豆15～24克，水煎浓汤服。

（26）生艾叶60克，水煎服。

（27）陈麦秆30克，水煎服，1日1剂。

（28）阿胶珠10克，研末，白开水分2次调服。

（29）双果草10克，水煎服，1日1剂。

（30）炒杜仲15克，红枣10克，水煎服，1日1剂。

（31）干南瓜蒂4～8个，水煎服，1日1剂。

（32）鲜桑寄生30克，水煎服，1日1剂。

（33）乌蔹20克，洗净捣汁内服，1日1～2次。

（34）蚕茧带蛹10个，烧灰存性，研末，泡黄酒温服，1日1剂。

（35）苴蓿子3克，微捣后加水煎沸约15分钟，再打入鸡蛋2个（荷包蛋），继续再煎15分钟，待温后，吃蛋喝汤。一般1次即效，最多2～3次痊愈。（《新中医》1975，6）

# 妊娠恶阻

（1）缩砂仁不拘多少，为细末，每服6克，入生姜自然汁少许，沸煮服，不拘时候。（《严氏济生方》）

（2）白术为末，水调成丸，如梧子大，每服20丸，开水送下。（《医方简易》）

（3）灶心土（年久者）为末，米饮服9克，或灶心土30克，煎汤300毫升，澄清去渣，饮其汤，止呕，非常有效。（《近世妇科中药处方集》）

（4）鲤鱼肉同盐、枣煮汁，饮之。（《集验方》）

（5）丝瓜络 10 克，水煎服 1 日 3 次。轻者 2 日，重者 5 日即愈。

（6）伏龙肝（即灶心土）20 克，生姜 6 克，水煎，澄清去渣，温服。

（7）糯米 30 克，常法煮粥食用，常服。

（8）韭菜 200 克，鲜姜 200 克切碎，捣烂取汁，白糖调服。

（9）丹参 20 克，水煎频服。

（10）干葡萄 10 克，水煎服。

（11）蝉蜕 3 克，烧灰，调开水服。

（12）甘蔗汁 100 毫升，生姜汁少许，频频缓服。

（13）鲜姜 60 克，红糖 60 克，水煎服。

（14）柿蒂 15～30 克，少许红糖，水煎服。亦可加冰糖，水煎服。

（15）香附子 9 克，水煎服。

（16）白蔻仁，去壳频频细嚼吞下，每日 10～20 克。

（17）建兰叶适量，泡汤代茶饮。

（18）黄连 6 克，研细末。米糊制成 10 丸，每服 3 丸，开水送下。

（19）白术 15 克，水煎服。

（20）铁树叶 20 克，取鲜叶切碎炒黄，水煎，日服 2 次。

（21）棕树根 12 克，研末配酒服，或炒后水煎服。

（22）竹茹 10 克，炒老米 10 克，食盐 1 克，煨姜 2 克，砂糖 9 克，水煎服。

（23）文旦壳 10 克，削去外层黄皮，切细晒干，加冰糖用开水泡，代茶饮。1 日 1 剂。

（24）番石榴叶 10 克，洗净，嚼烂吞汁。

（25）柚子皮 10 克，煎汤徐徐饮服。

（26）酸角 15 克，水煎服，1 日 1 剂。

（27）吴茱萸 10 克，捣为末，醋调敷两足心涌泉穴，隔日 1 次，连用 3~5 次。

（28）紫苏叶 5 克，泡水，再滴入姜汁 3~4 滴，内服，1日 1 剂。

（29）刀豆壳 15~25 克，水煎服，1 日 1 剂，连服 2~3 日。

（30）黄皮果加盐腌制，随意食之。

（31）鲜香花菜 250 克，鸡蛋 1 个，水 500 毫升，煎取150 毫升，加油、盐少许调服。

（32）鲜鲫鱼（或鲤鱼）1 条（250 克左右），去鳞洗净，然后加油、盐适量拌砂仁（研末）3 克，入鱼腹内，用豆粉封住腹部刀口，置于盘中，大碗盖住，隔水蒸熟食用。每日 1次，连服 3~4 日见效。

（33）活大鲫鱼，黄泥包住，烧熟后，随意吃。

# 妊娠腹痛

（1）红枣 30 克，烧焦为末，以童便调服。（《梅师方》）（《急救良方》）

（2）鹿角胶炒成珠，研末，米汤下 6 克。（《医学入门》）

（3）盐少许，炒令赤，取 1 撮，淬酒中，服之即止。（《秘方集验》）

（4）知母 60 克为末，蜜丸梧子大，每次粥汤下 20 丸。（《小品方》）

（5）好银煮取水，和葱、盐食之。

（6）用苎麻根如足指大者 30 厘米，切碎，水 500 毫升，煎 150 毫升，去渣服或加生姜 10 克亦可。

注：以上 2 方见《医学入门》

（7）干荷叶 15 克，炙研，糯米泔 100 毫升调服。（《经验方》）

（8）取鲜生地黄 1500 克，捣碎绞取汁，用清酒 250 毫升合煎，减半顿服。（《华佗神医秘方真传》）

（9）顿服 250 毫升蜜，良。（《千金方》）

（10）葱白、当归，切，酒 250 毫升，煎取 125 毫升，分再服。（《产经》）

（11）秤锤烧正赤，以着酒中，令 3 沸，山锤饮酒。（《葛氏方》）

（12）炒盐令热，布裹与熨之，乃停。（《耆婆方》）

（13）桑寄生 60 克，用水 500 毫升，煎沸饮。

（14）荷叶蒂 10 克，焙干研末，以糯米泔水调服。

（15）大黑豆 250 克，黄酒 750 毫升，水煎，随量分数次服。

（16）地榆 120 克，白醋 240 毫升，加水 250 毫升，同煎，分两次冷服，每隔 3 小时服 1 次，需忌燥热食品。

（17）扁豆适量，煎服，1 日 1 剂。

（18）童便 60 毫升，1 日 1 次，口服。

（19）治胎动腹痛。麻仁 30 克，杵碎熬香，水 60 毫升煮汁，分服。（《医食心镜》）

（20）甘蔗根 60 克，水煎服。

（21）鲜苎麻根 30 克，陈艾叶 5 克，水煎频饮。

# 妊娠浮肿

（1）山栀子 50 克，炒研，每服 6~9 克，米汤饮下。丸服亦可。（《丹溪纂要》）

（2）大鲤鱼 1 尾，醋 1500 毫升，煮干食，1 日 1 次。（《范汪方》）

（3）大鲤鱼 1 尾，赤小豆 50 克，水 1000 毫升，煮食饮汁，一顿服尽，当下利即瘥。（《外台秘要》）

（4）猪苓 150 克，为末，每服 3~5 克，1 日 3 服。（《子母秘录》）

（5）羌活、萝卜子炒香，只取羌活为末，每服 6 克，温酒下，1 日 1 服，2 日 2 服，3 日 3 服。（《经验良方大全》）

（6）冬瓜汤恣饮，或用冬瓜皮煎汤服。（《普济方》）

（7）天仙藤 12 ~ 30 克，水煎服。1 日 2 次，连服 3 ~ 5 剂。

（8）鲤鱼，不加盐煮粥食。

（9）野葡萄根 30 克，水煎服。

（10）臭牡丹根 60 克，用瘦猪肉少许，水煎服。

（11）玉米须 30 克，水煎服，1 日 1 剂。

（12）鲈鱼适量，煮食之。1 日 1 次。

（13）糙米 150 克，研取粗皮，水煎服，1 日 1 剂。

（14）大蒜 10 克，捣如泥，然后用赤小豆 60 克，煮烂取汁，冲大蒜泥服，每日 1 次。连服 3 日。

（15）田螺适量，洗净，同大蒜秆 60 克，煮熟，不加盐，汤 1 次服，每日 1 次，服止肿退。

# 胎漏（妊娠下血不止）

（1）治胎漏下血及因事下血。丹参 45 克，酒 250 毫升，煎 150 毫升，分作 3 服，无时，大效。

（2）治妊娠卒下血。阿胶（炙）90 克，捣为末，酒 90 毫升，煎令消，一服愈。

（3）香附子炒去毛，为末。每服 9 克，白汤调下。

（4）生地黄为末。每服 2 克，酒调服，无时。

（5）新地黄汁 120 毫升，酒 25 毫升，同煎，3 ~ 5 沸，分作 2 ~ 3 服。

（6）阿胶珠炒黄，为末，每服 6 克，食前粥饮调下。

（7）葵子 50 克，水 300 毫升，煮 120 毫升，分作 3 服。

（8）鹿角胶 60 克，酒煮消尽，顿服。

（9）治妊娠卒胎动，腰痛或转抢心或血不止。艾叶鸡子大 1 块，酒 240 毫升，煮 120 毫升，分作 2 服，或用醋煎。

（10）治同上。菖蒲 250 毫升，捣取汁服之。

注：以上 10 方见《卫生易简方》

（11）雄鸡肝 3 个，地榆 6 克，酒 200 毫升煮熟，食之即安。（《丹台玉案》）

（12）治漏如神。苎麻根 60 克，将根去土洗净，捶碎。用米煮粥食之。

（13）好艾叶 12 克，鸡子 2 个，用水 500 毫升，煎 300 毫升，每日空心吃鸡子饮艾汤。连饮数日，永无小产之病。专治胎动不固，或胎漏。

注：以上 2 方见《订补简易备验方》

（14）阿胶（炒）30 克，艾叶 15 克，以水 300 毫升，煎至 170 毫升，去渣温服，空心。专治妊娠损动，下血不止，腹痛。（《妇人大全良方》）

（15）黄芪 60 克，糯米 30 克，水煎服。（《奇效简易良方》）

（16）鸡肝（细切），以酒 100 毫升和服。（《简易普济良方》）

（17）用赤小豆末，酒服 5 克，1 日 2 服。（《千金方》）

（18）葵根茎烧灰，酒服 5 克，日 3 服。（《千金方》）

（19）黄明胶 60 克，酒煮化，顿服之。（《肘后方》）

（20）血余炭，每日饮服 6 克。（《产宝方》）

（21）五倍子末，酒服 6 克，神效。（《集验方》）

（22）鸡子黄 14 枚，好酒 200 毫升，煮如饧状服之，未瘥再服，以瘥为度。（《普济方》）

（23）莲房烧研，面糊丸梧子大，每服百丸，汤酒任下，日 2 次。（《朱氏集验方》）

（24）赤小豆芽为末，温酒服 2 克，日 3，得效乃止。（《本草纲目》）

（25）鱼胶（炒黑为末），酒调服。莲蓬亦可。（《奇效简便良方》）

（26）豆酱 120 毫升去汁，取豆炒研，酒服 3 克，日 3 服。

（27）童子鸡 1 只，去毛及内脏，塞生嫩黄芪于腹内，缝好用砂锅盛鸡安铁锅内，不用水，以稻草在锅底缓缓烧熟，将鸡肉淡吃之，黄芪烘干研末，用黄酒服15克，俟用3只痊愈。

注：以上2方见《不药良方续集》

（28）治孕期房事不慎引起胎漏。赤小豆芽20克，用水煎取150毫升，兑黄酒30毫升服，数次痊愈。

（29）卷柏30克，水煎，冲童便服。

（30）蚕豆壳，炒熟研末，每服10~15克，加砂糖少许调服。

（31）南瓜蒂（煅存性）研细末，每服9克，糯米汤送下。

（32）荞麦仁250克，研粗末，煮成粥糊食。

（33）荷叶15克，白矾3克，水煎去渣，冲鸡蛋3个内服。

# 难　产

（1）蓖麻仁14粒（去壳），产时，双手各握7粒，须臾下，母子平安。

（2）治胎干难产。凡见红胎胞干涩难产者，连进3服即产。黄蜀葵花焙炒不论多少，每服9克，开水调下。如无花，葵子40克研末，温绍酒调服。

（3）治横产手足先出。灶中心对锅底的土1块，研细末，每服3克，绍酒炖热调服。

（4）治横生逆产灸法。用陈艾揉熟作丸如小麦大，将产妇右脚小指尖头连火灸3次，立产，神验之至。

注：以上4方见《经验良方大全》

（5）治逆生。槐子7粒研细，新汲顺流水下。（《仙传外科秘方》）

（6）腊兔血蒸饼切片子，蘸血，阴干为末。煎乳香汤调服6克。

（7）治横生逆产。半夏为末，温酒调下3克，不能饮酒用汤。

注：以上 2 方见《全生指迷方》

（8）赤小豆生吞 7 粒，若良久不下，即是女也。又吞 7 粒，即瘥。

（9）败笔头 1 枚，烧灰为末，研生藕汁 100 毫升，调服立产。

（10）路旁破草鞋鼻，烧灰存性，酒调下。

（11）益母草捣取汁 120 毫升，煎 60 毫升。顿服之立下。干者 50 克，水 500 毫升，煎服。

（12）用千槌花（即凿枘蓬头）烧灰存性，为末，急流水调下。

（13）治难产及衣胞不下，贝母 20 克为末，调酒服。

（14）童便 60 毫升，姜、葱各 3 克，煎 3 沸，趁热饮便下。

（15）蓖麻子 30 克，细研涂脚心，子及胞衣才下，便速洗去。不尔肠出，即用此膏涂顶（百会穴部），肠当自入。

（16）鳖甲烧灰为末，每服 9 克，温酒调下。

注：以上 9 方见《卫生易简方》

（17）滑石 30 克，麻油 120 克，白蜜 60 克，煎汤热服，即产。（《李氏医鉴》）

（18）治难产二三日不下，胞衣不下者。用干荷叶 15 克，用百沸百滚开水冲泡。饮冲泡干荷叶之水，立时生产，胞衣随下，此方屡试屡验。（《验方新编》增辑）

（19）蜂蜜入百滚汤，服之立产。如是胞衣不下者，也如此服之，即下。（《经验良方》）

（20）治横产，已验。益母草 180 克，酒煎浓汁，加童便 200 毫升服。（《订补简易备验方》）

（21）土蜂儿窠，水泡汤饮之。

（22）治妇人难产，经日不生。云母粉 15 克，温酒调服，入口即产，不顺者即顺，万不失一。陆氏云：此是何德扬方

也，已救三五十人。(《积德堂方》)

(23) 芒硝末 6 克，童子小便温服，无不效者。(《信效方》)

(24) 白芷 15 克，水煎服之。(《唐瑶经验方》)

(25) 山楂核 50 克 (49 粒)，百草霜为衣，酒吞下。(《海上方》)

(26) 柑橘瓤阴干，烧灰存性，研末。酒调服 9 克。(《集效方》)

(27) 黄明乳香 15 克，为末，母猪血和，丸如梧桐子大，每酒服 5 丸。(《简要济众方》)

(28) 乳香放钵内为末，研细，水丸芡子大。每服 1 丸，无灰酒下。(《经验方》)

(29) 皂荚子 2 枚，吞之。

(30) 珍珠末 1 克，酒服立出。

(31) 治横生倒产。葵花为末，酒服 6 克。

注：以上 3 方见《千金方》

(32) 治妇人横生。菟丝子末，酒服 9 克。(《圣惠方》)

(33) 治倒产、横产、子死不出。当归末，酒服 6 克。(《子母秘录》)

(34) 治横生逆产。重阳日取高粱根阴干，烧存性。研末，酒服 6 克，即下。(《本草纲目》)

(35) 治难产横生。蜂蜜、真麻油各 100 毫升，煎，减半服，立下。(《海上方》)

(36) 蛇蜕泡水，浴产门，自易。(《卫生宝鉴》)

(37) 治倒产逆生。凡有倒产儿足先下者，因儿在腹中不能得转，故脚先出来，谓之逆生。须臾不救，母子俱亡。若令产母仰卧，令收生婆推足入去，一恐产母惊，二恐收生婆非老手，反致伤人生命，不若用小绢针于儿脚心刺 3~5 刺，用少许盐涂刺处，即时顺生。(《古今录验》)

(38) 治倒产逆生。以盐涂儿足，以指甲搔之，并以盐摩

母腹上即顺。(《存仁堂秘录》)

(39)治妇人难产，数日不下，至危急者。官桂 1 味，去粗皮，锉碎略炒，铁器不妨，碾为细末，每服 9 克，白汤调下，立产。(《百一选方》)

(40)治横生逆产难产者。灶心土研细，酒调服 3 克，仍搽产母脐中，极效。(《古今灵验秘方大全》)

(41)治难产不下。鱼鳔 15 克，煅存性研，酒下。(《四科简效方》)

(42)头发烧灰，每 3 克，黄酒调服。(《种杏仙方》)

(43)治妇人难产及横生逆产如神。蛇蜕皮（焙干），为末，每服 1.5 克，黄酒调下，效。(《鲁府禁方》)

(44)治妇人浆水已下，过时不产。车前子 30 克（微炒碾），水（用大河顺流水）煎服。

(45)铁秤锤烧红，投酒中饮之亦下。

(46)治横生倒产。用艾壮作麦粒大，灸孕妇右脚小趾尖 3 壮，即顺生。

注：以上 3 方见《秘方集验》

(47)治难产。陈年麦草 30 克，剪断煎服（用旧草帽上麦草尤佳）。

(48)鳖甲烧存性，研末，黄酒服 9 克。

注：以上 2 方见《奇效简便良方》

(49)炒盐 21 克，飞矾 9 克，共为末，滚黄酒 20 毫升调下，即生。不论横生倒死胎，即下，神效。

(50)治横生逆产神效方。用屋内燕子土窝，大者半个，小者 1 个，连泥草并粪，用水 1000 毫升，煎数沸，澄清令产妇饮 200 毫升，即转顺生矣。

注：以上 2 方见《寿世编》

(51)治难产。金毛狗脊适量，烧去毛，打碎，煎水服，自速。

(52)腊月采白兔头骨收之，连毛烧灰，酒服。

（53）山羊角末，酒服 2 克催之。

（54）以蟹爪煎汤，服之即下。

（55）腊月收白兔毛。临症烧灰，酒服 2 克，极效。

（56）鹿粪干湿各 9 克，研末，姜汤调服。

（57）白雄鸡距子烧灰，酒冲服，即易产。

（58）山慈菇捣汁 60 毫升，服之即下。

注：以上 8 方见《不药良方续集》

（59）治难产，催生。大麦芽 20 克，炒研末，和蜜 60 毫升，服之神验。（《外台秘要》）

（60）五倍子末，酒调服 6 克，神效。（《朱氏集验方》）

（61）麝香 3 克，水研服立下。（《本草纲目》）

（62）春日采取兰花，贮勿见风，遇难产时，煎汤服之，胎立下。（《圣济总录》）

（63）素心兰花（红心者忌用）阴干，汤泡服。（《医学正传》）

（64）蝉蜕烧灰，水调服 3 克，即下。

（65）治难产，胎涩不下者。鲜猪肉 1500 克，煎清汤，吹去浮油，恣饮即产。

注：以上 2 方见《三因极一病证方》

（66）治横生逆产。真丹涂儿足下即顺。

（67）治横生逆产。布针 14 枚，烧赤，淬酒 7 遍，服（酒）之效。

（68）治儿脚先者。取其父名书足（儿足）下，立顺。

注：以上 3 方见《本草纲目》

（69）治横生逆产。临时嚼槟榔数枚，第一汲井水送下，须臾立产，再以 4 枚去壳，两手各握 2 枚，恶水自下。（《本草纲目》）

（70）治横生逆产，亦可催生。百草霜为细末，每服 6 克，用米醋、童子小便各少许调成稀膏，沸汤浸，温服。（《卫生家宝产科备要》）

（71）治难产交骨不开方。用牛现出之新粪一大堆，入锅焙极热，不要焦，仍带水湿。摊在布上裹好，束于腰下，使其热气蒸入骨缝间，则胎立下矣。（《续信验方》）

（72）治难产。凤仙子6克，研碎，水下。（《急救良方》）

（73）治难产一二日不下者。细茶叶、真麻油各15克，调和以滚汤冲服之，少顷即下。（《经验良方大全》）

（74）治难产。蟋蟀1只（干的），用水煎服。

（75）治难产三四日不下者。禾秆180克，水1500毫升，煎500毫升服，半小时即产下。

（76）柞木30～60克，水煎服，服后2小时即生。

（77）鸡蛋3枚，加醋搅匀服，即产。亦治胞衣不下。

（78）三方草全草30克，水煎服。

（79）楸树蒜薹少许，水煎服。

（80）铁脚威灵仙根30克，水煎服。

（81）佩兰嫩尖15克，捣烂，与鸡蛋2个煮成荷包蛋，1次内服。

（82）芡实叶6克，水煎服。

（83）向日葵花盘烧灰，开水吞服3克。

（84）鲜蓖麻叶捣烂，敷于两足涌泉穴，约厚0.5厘米，用纱布包扎。

（85）葱头、韭菜全苗各15～20克，捣烂敷脐心。

（86）冬苋菜（冬葵）16克，煎浓汁，打鸡蛋2个，煮熟内服。

（87）麻油50毫升，锅内烧开内服。

（88）燕麦20克，水煎服。

# 胎衣不下

（1）蓖麻14粒，白面同研，敷足心（涌泉穴）。（《海上方》）

（2）朴硝9克，加童便，酒煎服。（《秘传奇方》）

（3）吞生鸡蛋清即下。

（4）莲叶 1 张，扯作 2～3 块，水煎服，胞衣即破作 2～3 块而下。无叶则用莲蓬，无论生枯，均要拉破。

（5）童便 100 毫升，鲜姜、葱白各 10 克，煎数沸，热服之。

（6）刺羊血热饮 20 毫升，极效。

注：以上 4 方见《古今灵验秘方大全》

（7）取井中黄土，丸如梧桐子大，吞之立出。

（8）取井底土如鸡子中黄，以井花水和服之，立出。

（9）取小麦合小豆，煮令浓，饮其汁，立出，亦治横逆生者。

（10）取瓜瓣适量，服之立出，良。

（11）服蒲黄如枣许，以井花水（调服）。

（12）取水煮弓弩弦，饮其汁 150 毫升，即出。亦可烧灰，酒和服。

（13）鸡子 1 枚，苦酒 50 毫升，和饮之即出。

（14）取宅中所埋柱，掘出，取坎底当柱下土大如鸡子，酒和服之，良。

注：以上 8 方见《千金方》

（15）灶下土，醋调，纳脐中，继服甘草汤 50～100 毫升。（《产宝》）

（16）好墨，温酒服 6 克。（《肘后方》）

（17）栝蒌实 1 个，取子细研，以酒与童便各 10 毫升，水煎，温服。无实，用根亦可。（《妇人良方大全》）

（18）用生地汁 100 毫升，苦酒 30 毫升相和，暖服。（《必效方》）

（19）大豆 150 克，醇酒 180 毫升，煮至 75 毫升，分 3 服。（《产书》）

（20）红花，酒煮汁饮 40～50 毫升。（《杨氏产乳方》）

（21）用烟突后黑土（即烟胶也），三指撮。五更酒下。

（《本草拾遗》）

（22）皂刺烧为末，每服 3 克，温酒调下。（《熊氏补遗》）

（23）蝼蛄 1 枚，水煮 20 沸，灌入，下喉即出也。（《延年方》）

（24）五灵脂（半生半炒）研末，每服 6 克，温酒下。（《产宝》）

（25）用猪脂 30 克，水 20 毫升，煎五七沸，服之当下。（《圣惠方》）

（26）鹿角屑 1 克，姜汤调下。（《产乳方》）

（27）赤小豆 150 克，用水 600 毫升，煮取 400 毫升，去豆取汁，温服胎衣立下。

（28）用妇人自己手足指甲，烧灰，酒调服，须臾又进 1 服，更令有力妇人抱起，将竹筒于心上赶下，妙。

注：以上 2 方见《急救良方》

（29）荷叶约 50 克，锉碎，水煎，浓服，即下。

（30）产妇将自己发梢置口中，一恶心即下。

（31）吞生鸡子清亦下。

注：以上 3 方见《秘方集验》

（32）明矾 0.9 克，研末，开水冲服，立下。

（33）生鸡蛋 2 个，去黄用白，好陈醋烧开冲服，即下。

注：以上 3 方见《验方新编》

（34）黑牛粪不拘多少，略焙带润，以布裹之，束于腹上，胞衣即下。

（35）用山柰 1~2 克，令产妇含于口内，有水咽下，其胞衣自落。

（36）制半夏不拘多少，研细末，用童便调服 1~2 克，连进 3 服，并用吹鼻取嚏，以激动关窍为妙。

注：以上 3 方见《验方新编增辑》

（37）蝉蜕 15 克，加水 500 毫升，煎至 150 毫升，冲米酒 30 毫升内服。不会喝酒者，酒量可酌减。

（38）蒲葵叶 50 克，水煎服。

（39）皂荚 3 克，烧存性，研末，黄酒服下。

（40）荆芥（炒黄）9 克，为细末，1 次服下。

（41）独头蒜（大者 1 头）捣泥贴两足心，胎衣下后即去掉。

（42）明矾 15 克，研末，取小竹筒将矾末纳入，吹入脐带内，用线缚住脐带断口处即下。

（43）韭菜数株，捣烂炒热，敷脐中。

（44）虎杖根 30 克，冬酒 120 毫升，水煎，白糖调服。每日 1 剂。

（45）全蟹适量，焙干研末，每服 10 克。或蟹前爪 4 个，焙黄为末，黄酒冲服。

（46）酢浆草 30 克，酒少许，水煎服。

（47）茄子把柄 15 克，焙焦研为末，开水冲服。

（48）麻油 15 克，白蜜 50 克煎热服。

（49）车前草 15 克，泡水内服。

（50）黄荆叶 30 克，水煎服。

（51）柞桑枝（麻栎枝）60 克，水煎，加糖适量频饮。

（52）向日葵柄 1 个，切碎水煎，1 次服。

（53）旧草鞋鼻子 1 个烧灰，用烧酒冲服。

（54）乌龟壳 1 个，煅后研末，开水冲服。

（55）大葱，用水煎，然后捞出捣糊，将葱糊敷于膝盖上，用布包缠，再服葱汤 50 毫升。

（56）莲蓬壳 1 个，水煎服。

（57）挖耳草根 30 克，取汁兑甜酒服。

（58）百草霜研细，加红糖冲服。

（59）鲜茺蔚子，捣烂取汁（15 毫升），饮服。

（60）珍珠 60 克研末，用黄酒送服。

（61）鲜慈菇或茎叶捣烂绞汁 50 毫升，用 20 毫升黄酒和服。

（62）贝母15克捣成膏，淡酒调服即下。（《三补简便验方》）

（63）无名异（为末，即漆匠所用煎油之药）9克，以鸡蛋清调匀，再以陈米醋20毫升煎滚冲服，其胞衣缩小如秤锤产下。尚或未下，不必惊惶，再服1剂即下。

（64）草纸烧烟熏鼻，烟气内纳即下。

（65）铁秤锤烧红，泡好烧酒服（酒）之亦下。

（66）黄牛雌尿服之即下。取牛尿法，将牛牵入水中，其尿自出，务须预先备器盛之，庶无遗漏。如无黄牛雌尿，即用金凤花子（又名指甲花、凤仙花）5~6克，白汤送下，其胞衣即落。白者不用，否则用鸡屎粪，以开水调匀澄清亦能下，此3方屡试屡验，百无一失。（湘邑徐姓传）

注：以上4方见《经验良方大全》

# 胎死不下

（1）黄明乳香，端午日时或除夜收，猪心血和丸如鸡头大，以红绢袋盛挂门上。有患者，令酒磨下1丸。

（2）榆白皮浓煮汁，服120毫升即下，或母病欲下胎，亦服之。

（3）葵子末，酒调2克，若口噤，斡开灌之。

（4）益母草30克，捣绞汁服之，即下。

（5）大豆100克，醋煮浓汁150毫升顿服，母欲闷绝者，亦立瘥。

（6）栝蒌根为末，逆流水调下15~18克，立愈。

（7）朴硝6克为末，童便调下。

注：以上7方见《卫生易简方》

（8）丹参60克，水、酒各半，煎服，炒。（《济人宝笈》）

（9）炒盐21克，飞矾9克，共为末，滚黄酒50毫升调下。不论横倒死胎即下。

（10）清麻油和蜜等分，入汤，顿服。（《普济方》）

（11）新汲水磨京墨服之。（《普济方》）

（12）瞿麦煮浓汁服之。（《千金方》）

（13）艾叶 20 克，酒 240 毫升，煎煮 120 毫升，分 2 次服。（《肘后方》）

（14）苦葫芦烧存性研末，每服 3 克，空心热酒下。（《海上方》）

（15）取蚁封土炒 60 克，囊盛榻心下，自出。（《陈藏器方》）

（16）刺羊血，热饮 20 毫升，极效。（《圣惠方》）

（17）黄葵花焙，研末，红花酒下 6 克。（《经验方》）

（18）鸡子黄 1 个，姜 30 毫升，和服。（《本草纲目》）

（19）朱砂 30 克，水煮数沸，为末，酒服立出。（《十全博救方》）

（20）鬼臼不拘多少，黄色者，去毛为细末，不用筛箩，只研之如粉为度。每服 6 克，无灰酒 20 毫升，同煎 8 分，通口服，立生如神。名一字神散。（《妇人良方》）

（21）桂末 6 克，待痛紧时，童子小便温热调下。（《何氏方》）

（22）乌鸡 1 只去毛，以水 1000 毫升，煮 600 毫升，去鸡，用帛蘸汁摩脐下，自出。（《妇人良方》）

（23）雌鸡粪 50 克，水 500 毫升，煎取 300 毫升，下米作粥食，胎即出。（《产宝方》）

（24）鹿角屑 5 克，煮葱豉汤和服，立出。（《百一选方》）

（25）湿牛粪（热）涂腹上良。（《产宝》）

（26）麝香 3 克，水研服立下。（《不药良方续集》）

（27）鱼鳔 20 厘米，烧灰存性，淡黄酒调服效。（《三补简便方》）

（28）灶中心对锅底土 9 克，水调服。（《急救良方》）

（29）以艾炷如谷大，灸右足小趾，立下。（《四科简效方》）

（30）醋炒黄牛粪，敷肚脐上，用布捆好即下，神效。（《验方新编》）

（31）生明矾9克，开水冲服。

（32）柞木10克，水煎服。

（33）黄葵子50克，炒黄，研末，加入豆腐1块，拌匀服。

（34）梧桐树皮（去粗皮）20～30克，开水浸泡，良久以手捻取皮上浆涎，兑红糖服之。

（35）破伞焚烧，使其烟熏入孕妇鼻孔，胎即下。

（36）芝麻油20克，蜂蜜20克，入热汤和匀服之即下。如未下，再服1剂。

（37）车前子5～10克，水煎服。

（38）茺蔚子捣汁15毫升，和酒5毫升，温服。

# 产后血晕

（1）干荆芥穗捣，筛末。每用6克，童便15毫升调匀，热服立效。口噤者挑齿，口闭者灌鼻中，皆效。（《图经》）

（2）治产后血运心气欲绝。益母草研汁服15毫升，绝妙。

（3）红花30克，为末，分作2服。酒30毫升，煎15毫升连服。如口噤，斡开灌之。或入童便尤妙。

以上2方见《子母秘录》

（4）夏枯草捣，绞汁服20毫升，大妙。（《徐氏家传方》）

（5）神曲炒为末，水服5克。（《千金方》）

（6）鱼鳔胶，烧存性，酒和童便调服9～15克，良。（《徐氏家传方》）

（7）韭菜切，安瓶中，沃以热醋，令气入鼻中即省。（《丹溪心法》）

（8）鹿角适量，烧存性，出火毒，为末。酒调，灌下即醒。（《医方摘要》）

（9）半夏末，冷水和丸豆大，纳鼻中即愈。

（10）治产后血晕，不省人事。用五灵脂60克（半生半炒）为末，每服3克，白水调下。

（11）治产后血晕，恶血冲心。苏木90克，水500毫升，煎取200毫升，分再服。（《胡氏方》）

（12）治血晕不知人及狂语。血竭30克，每服6克，温酒调下。（《圣惠方》）

（13）治产后血晕，狂言失志。紫矿30克为末。酒服4克。（《徐氏家传方》）

（14）治产后血晕，身痉直，口目向上牵急，不知人。取鸡子1枚去壳分清，以荆芥末6克，调服即安，甚敏捷。乌鸡子尤善。（《本草衍义》）

（15）治产后血晕，心闷烦热，厌厌气欲绝，头心硬，乍寒乍热。续断皮适量，水600毫升，煎400毫升，分3服。如人行500米，再服，无所忌。此药救产后垂死。（《子母秘录》）

（16）接骨木适量，水煎服即瘥。（《产书》）

（17）炭烧红，以醋泼熏之。

（18）治产后恶血上攻，仓卒昏乱。用当归60克，煎服即定。

（19）治产后恶血烦闷。用羖羊角烧灰，酒调服。又治小儿惊痫。

（20）治产后心闷，不识人事者。用山羊角烧灰，以东流水调2克服，未瘥再服。亦治血气热满，胸肋腹痛。

注：以上4方见《卫生易简方》

（21）以丈夫小便，研浓黑60毫升服下，可保无恙。（《子母秘录》）

（22）热童便灌之亦效。（《本事方》）

（23）铁器烧红，淬醋中，就病人之鼻熏之。（《圣惠方》）

（24）治产后血晕，儿出即昏迷不语者。急用银针刺眉

心，得血即生。(《急救方》)

（25）治产后血晕。枕苎麻即止。(《外治寿世方》)

（26）治产后恶血迷心，不省人事。用旧漆盘碗 2 个，以酒洗温，猛火烧烟，令本妇入口鼻，吸收烟气即好。(《良方普济》)

（27）预防产后血晕方。置好醋于床前，令房中常有醋气，或涂产妇手鼻少许，1 日之内数次，产妇习闻此味，自上而下不发晕，胜于已晕求救远矣。(《秘方集验》)

（28）干荷叶烧灰，温酒服。(《古今灵验秘方大全》)

（29）郁金烧灰，存性，为末，每服 6 克，米醋汤调下。(《仁术便览》)

（30）干荷叶为末，每服 3 克，温酒调下。(《卫生家宝产科备要》)

（31）赤小豆为末，东流水和服 3 克，不瘥再服。

（32）陈皮煎汤，少醋和服。

注：以上 2 方见《万病验方》

（33）治产后血晕。将产妇提起头发坐定，不可倒眠，急以烧红栗炭，或砖石、秤锤等物投入陈醋内，对鼻孔熏之自醒。(《验房新编》)

（34）白纸 30 张烧灰，热酒冲服，虽已死 1 日，打之一牙，灌之亦活。(《验方新编》)

（35）韭菜 60 克，捣烂用酒 250 毫升煮滚，装入酒壶，将壶嘴对准患者鼻腔，使气吸入，即可苏醒。

（36）葱白 1 根，蜂蜜 5～10 克，共捣烂，敷产妇脐中。

（37）好墨用醋磨服。

（38）花蕊石 100 克，火煅为细末，临睡取 9 克，水冲服。

（39）鸡血 10 克，内服。

（40）骨碎补 9 克，捣烂加糖，和酒同服。

（41）辰砂 1.5 克，醋或童便适量，将辰砂研为极细末，用热醋或鲜童便拌匀，灌服。(《新中医》1975，5)

（42）顶天木（杨柳树干梢），用火烧红，放在醋内，让产妇用鼻子吸之。

（43）石头1块烧红投醋中，对产妇鼻孔熏之。

（44）薤白捣汁，取数滴滴入产妇鼻孔中。

（45）甜酒3～5克，烧开，兑童便少许服之。

（46）金银花藤60克，酒煎，加入童便少许服。

（47）白茅根花60克，烧灰，冲酒服。

（48）红高粱100克，水煎，1次服。

（49）向日葵盘1个，烧灰存性，每服10克，用开水冲服。

（50）黄芪90克，酒醋250毫升，共加水煎服。

（51）大圆黑豆200克，加入好酒150毫升，水煎温服。

（52）血见愁24克，水煎，冲童便100毫升温服。

（53）老蚕豆60克，烧焦，水煎服。

（54）山楂干肉30克，微火炒半生半熟，清水500毫升，煎200毫升，渣再煎服。

# 产后腹痛

（1）羌活60克，酒250毫升，煎125毫升，作2服。（《卫生易简方》）

（2）当归末15克，白蜜30克，水300毫升共煎，分为2服，未效再服。（《妇人良方》）

（3）麻黄去节为末，酒服2克，1日2～3服，血下尽即止。

（4）鹿角烧研，豉汁服2克，日2。

注：以上2方见《子母秘录》

（5）败酱草150克，水240毫升，煮120毫升，每服60毫升，日3服，大验。（《卫生易简方》）

（6）治产后腹痛欲死，因感寒起者。陈蕲艾1500克，焙干，捣铺脐上，以绡覆住，熨斗熨之，待口中艾气出，则痛自

止矣。(《经验方》)

(7) 莲蓬壳 20 克,煎汤服。(《奇效简便良方》)

(8) 治产后血滞腹痛。以兔头炙热,摩腹间即止。或黄犬头骨烧灰,酒服 6 克,甚效。或苎麻皮安产妇腹上,即安。(《不药良方续集》)

(9) 蒲黄研细,酒调服 6 克,如燥者,新汲水调下。

(10) 隔年蟹壳烧灰,酒调下。

注:以上 2 方见《医学准绳》

(11) 取鲤鱼鳞烧灰研末,酒服 3 克,能破滞血。(《妇人良方》)

(12) 螃蟹捣烂,和酒服。(《本草纲目》)

(13) 天仙藤 150 克,炒焦为末,生姜汁、童便和酒服。(《经验方》)

(14) 五灵脂慢火炒为末,酒服 6 克。(《产宝方》)

(15) 血藤 9 克,黄酒煎服立效。

(16) 益母草 30 克,水 500 毫升,铜锅内纸盖煎 300 毫升,入童便 30 毫升温服。

注:以上 2 方见《三补补便验方》

(17) 柚皮(阴干),水煎服。(《名家方选》)

(18) 桂皮 5 克,红糖 20 克,水煎去渣当茶饮。

(19) 泽兰叶 30~60 克,水煎,红糖适量冲服,每日 1 剂,分 2 次煎服。

(20) 香附 50 克,炒焦研末,分 2 次用米汤服。

(21) 鱼腥草 20 克,用酒煎服。

(22) 鳖甲 30 克,煅存性,研末,每次用温酒调服 9 克。

(23) 吴茱萸 12 克,研细末,吞服。

(24) 鸡冠花 50 克,与黄酒 100 克共煎服。

(25) 蚕豆茎 250 克,水煎后加甜酒分 3 次服。

(26) 焦山楂 60 克,水煎去渣入红糖 50~100 克调匀,每日 2 次分服。

（27）玉米须60克，红糖30克，水煎服，1日1剂，2次分服。

（28）芭蕉根120克，洗净分2次煎服，1日1剂。

（29）毛大丁草干根15克，酒适量，水煎服，1日1剂。

（30）贯众10克，烧灰存性，为细末，兑黄酒适量，1日服2次。

（31）鬼箭羽（八树）10克，水煎服，1日1剂。

（32）络石藤60克，用水、酒各半煎汁分2次服，1日1剂。

（33）岩胡豆根15克，水煎兑甜酒少许分2次服，1日1剂。

（34）粗叶榕干根30克，酒适量，水煎服，1日1剂。

（35）凤尾草适量，捣烂，开水冲服，1日1次。

（36）鲜犁头草30克，洗净切烂，和鸡蛋2个加油煎炒后，再用水煎服，1日1次。

（37）向日葵盘（不带子）1个，水煎2次服，同时加适量红糖，1日1剂。

（38）干丝瓜壳，用烧酒炖干，然后服用丝瓜壳5～10克，1日1剂。

（39）棉花子焙枯，研末，入适量红糖，开水冲服。

（40）大鲫鱼1条，油、盐各适量，炖服，1日1剂。

（41）茜草根30克，与甜酒同煮服。

（42）青果核90克，捣碎，煎成浓汁约200毫升，分服。

（43）白菊花根30克，洗净捣汁，开水泡服，或加红糖服。

（44）老菱壳250克，水煎，取汤冲入砂糖30克服。

（45）白鸡冠花30克，加黄酒180毫升，煎服。

（46）金橘根12克，加酒煎服。

（47）泽兰根30克，洗净水煎，加糖服。

（48）白苎麻根60克，捣烂，绞汁调米醋服。

（49）白茄根 30 克，水煎，冲红糖加酒服。

（50）红薯 250～300 克，煨熟后，加甜酒同食。

（51）老丝瓜 1 个，烧灰存性，煎酒冲服，亦可用红糖水冲服。

（52）黄瓜藤 1 米阴干，水煎服。

（53）乌麻 30 克，在锅内炒热，用米酒 300 毫升乘热倒下取酒服。

（54）红糖 30 克，老生姜 6 克，水煎服。

# 产 后 风

（1）腊月杀鸡留下鸡肠，去净内物，风干保存。用时将肠用瓦文火焙干研面，温淡黄酒饭后冲服，每服 15 克，每日 2 次。

（2）生莲心为细末，米汤调下 6 克。（《医学纲目》）

（3）竹沥饮 120 毫升，即苏。（《梅师方》）

（4）大蒜 30 瓣，水 500 毫升，煮 150 毫升，灌之即苏。（《子母秘录》）

（5）治产后中风，风痉，遍身冷直，口噤不识人。白术（细切）120 克，以酒 3000 毫升，煮 1000 毫升，顿服，效。（《妇人大全良方》）

（6）治产后中风，口噤，手足抽，血晕不省人，心烦，吐泻欲死。荆芥穗（去根不用，焙干研末），每服 9 克，童便调下。（《普济应验良方》）

（7）治产后中风语涩，四肢拘急。羌活 60 克，为末，每服 15 克，水、酒各 35 毫升，煎去渣细细咽之。（《普济良方》）

（8）治产后闭目不语。生白矾为末，每服 3 克，热水送下。（《医方简易》）

（9）豆淋酒或童子小便调灌。（《华元方》）

（10）治妇人产后血风攻脑，头眩闷绝，忽死倒地，不知

人事者。用喝起草嫩心（苍耳草）阴干为末，酒调灌 5 克，其功甚效，此物善通顶门连脑盖。（《斗门方》）

（11）黑豆 15 克，炒至烟起，入连须葱头 30 克，同炒，入好酒 20 毫升，水 20 毫升，煎至 20 毫升。温服，汗出愈。

（12）鱼鳔烧灰，每服 9 克，淡酒下，连服 3 日愈。

注：以上 2 方见《奇效简易良方》

（13）治妇人产后中风，口噤目瞪，角弓反张。黑料豆锅内炒极焦，冲入热黄酒内服之，立效。（《集验良方》）

（14）治产后中风烦渴，口噤。牛穿鼻木不拘多少，烧灰研末，砂糖调服。（《良方集腋》）

（15）治产后中风，口噤顽麻，如角弓反张。用鸡屎白 10 克，酒 60 毫升，煎服立愈。

（16）治产后中风并角弓风，眼反上，四肢搐搦。用荆芥子 30 克为末，每服 6 克，温酒调下，神效。

（17）治产后中风烦渴。红花子 150 克微炒，杵碎。每服 10 克，水 40 毫升，煎 30 毫升，徐徐呷服。

注：以上 4 方见《卫生易简方》

（18）花椒 500 克，醋 500 毫升，同炒热装袋内，坐臀下熨之出汗。

（19）蛇蜕 2 克，用烧酒 20 毫升，燃着，把蛇蜕烧成炭，再用热黄酒 120 克和蛇蜕炭一起饮下。

（20）人指甲（洗净）6 克，用瓦焙干，不以焦枯存性为度，研极细末，用黄酒 60 毫升送服。

（21）蚕豆皮 15 克，焙干为末，黄酒服。

（22）治产后中风，口眼歪斜，四肢抽搐。茅草根 60 克，水煎，加红糖 30 克，服。

（23）胡萝卜缨子 30 克，适量水煎服，或加红糖服。

（24）陈黄瓜藤 30 克切碎，水煎服。

（25）黄瓜花 10 克阴干，泡汤服。

（26）白鲜皮 90 克，以水 600 毫升，煮取 100 毫升，分服。

# 产后出血不止

（1）炙桑白皮 15 克，水煎服。

（2）紫荆皮 15 克，黄酒 50 毫升，水煎服。

（3）黑母鸡下的蛋 3 个，醋、黄酒各 300 毫升，和搅煮取 300 毫升，分作 2 服。

（4）百草霜（即锅底黑）9 克，研细，黄酒冲服。

（5）蒲黄 9 克，水煎服。

（6）干艾叶 15 克（炙热），老姜 15 克，浓煎服。

注：以上 6 方见《奇效简易良方》

（7）枣 20 克，煎汤服。（《急救良方》）

（8）菖蒲 45 克，酒 40 毫升，煎取 20 毫升，去渣分 3 服，食前温服。（《千金方》）

（9）紫菀末，水煎服 10 克。（《圣惠方》）

（10）新羊血 20 毫升饮之，两三服妙。（《经验方》）

（11）醋磨松烟古墨服之。（《本草纲目》）

（12）贯众状如刺猬者 1 个，全用不锉，只揉去毛及花萼，以好醋蘸湿，慢火炙令香熟，候冷为末，米饮空心每服 6 克，甚效。（《妇人良方》）

（13）荆芥穗 15 克，炒黑，煎服立止。（《验方新编》）

（14）三七末每次 3 克，米汤冲服。

（15）人参 15 克，浓煎服。

（16）韭菜根 60 克，洗净切碎捣汁，加红糖或童便冲水服。

（17）芹菜根 30 克，水煎 10 分钟，取汁冲鸡蛋 2 个服用。

（18）干地黄捣为末，每服 6 克，食煎热酒调，连服 3 次。

（19）陈棕炭烧灰存性，贮瓶中，用时取棕炭 9 克，开水或童便、酒冲服。

（20）鸡冠花根 30 克，酒煎服。

（21）柿饼烧灰存性，为末，冲老红酒服之。

（22）血见愁子6克，炒存性，为细末，白水送服。

（23）贯众末6克，早晚各服1次，连服3日，开水下。

（24）白葫芦120克，水煎，加红糖服。

（25）金针兜（即黄花菜）120克，水煎去渣，加鸡蛋煮服。

（26）荔枝干20克，连核壳捶破，水煎服。

（27）刺猬皮3克，烧灰存性，加温酒或开水服。

（28）当归30克，焙干，大葱白适量，酒煎温服，尤宜于堕胎下血不止。

（29）倒生根蔸10克，焙干研末，开水冲服，1日1~2剂。

（30）卷柏全草，洗净晒干，每次15克，开水浸泡，1次服，1日1~2剂。

（31）白葫芦根30克（秋季采取），每日1剂，2次煎服。

（32）老蟊蛓180克，老姜18克，共杵烂，水煎服。（按：产后腹痛，流血不止，多因胞衣未全部排出所致，本方有驱风祛瘀之效）

# 产后恶露不绝

（1）干地黄捣末，每食前热调服3克，连进3剂效。（《瑞竹堂经验方》）

（2）菖蒲45克，酒40毫升，煎取20毫升，去渣分3服，饭前温服（《熊氏补遗》）

（3）新羊血20毫升饮之，3服愈。（《梅师方》）

（4）锯截桑条，取屑5指撮，以醇酒服之，日3服。

（5）以腊月采取白兔头骨，连毛烧灰，酒冲服。若因冲任虚血不收摄者，又当用大补气血之药。（《不药良方续集》）

（6）治产后恶露不止，攻冲心腹疼痛，或作眩晕，或寒热交攻。用益母草，锉一大剂，童便、黄酒各50毫升，煎温

服。(《种杏仙方》)

(7) 败酱草 50 克，水煎服，每日 1 剂，连服数日。

(8) 山楂 50 克，红糖适量，水煎代茶饮。

(9) 鸡蛋黄 5 个，黄酒 50 毫升，加水调匀，加盐少许，蒸 30 分钟，每日食 1 次。

(10) 红鸡冠花 1 个，水煎，放鸡蛋 2 个，顿服。

(11) 治产后恶露不绝，兼见腹胀胸闷，手足发热等症。元胡炒干研末，每以少许，酒调服 10 克，1 日 1～2 次。

(12) 血余炭研末，每次 3 克，每日 2 次。

(13) 泽兰叶 10 克，水煎取汁，与黄酒 20 毫升，同服，1 日 2 次。

(14) 治恶露不止，腹内疼痛，胀闷欲死。用黑牛尿 300 毫升，炖热，候温服之，立效。

(15) 益母草 30 克，鸡蛋 2 个，加水共炖，蛋熟去壳，再煎 20 分钟，吃蛋饮汤，每日 1 剂，连服 3～5 日。

# 产后恶露不下

(1) 锅底墨烟，热酒服 6 克，即下。(《生生编》)

(2) 红曲浸酒煮服。(《本草纲目》)

(3) 生藕捣汁，炖，温服。(《奇效良方》)

(4) 用好墨，醋淬水，以童便、酒下。(《医学准绳》)

(5) 苏木 30 克，酒、水煎服。(《医学正传》)

(6) 山楂煎汤，砂糖调服。(《三因极一病证方》)

(7) 益母草浓煎，加入童便，饮 500 毫升，恶露即下。倘一时难觅，即自便亦妙。(《良方集腋》)

(8) 取鸡子 1 枚，入醋搅服。

(9) 大黑豆熬，令烟尽，酒淋服。

(10) 芭蕉根捣汁饮之。

注：以上 3 方见《不药良方续集》

(11) 胡椒 20 克，黑砂糖 30 克，水 150 毫升，煎 120 毫

升，热服。

# 子宫下垂

（1）金樱子 15 克，加冰糖 60～90 克，清水 500 毫升，炖 1 小时，去渣服。

（2）鲜荔枝去壳 1000 克，陈米酒 1000 毫升浸泡，1 周后饮用，每日早晚各 1 次，随量服。

（3）巴戟天 30 克，猪大肠 150～300 克，先将猪大肠洗净，将巴戟天纳入肠内，加水炖服，每日 1 次，连服数日。

（4）何首乌 30 克研末，雌鸡 1 只（约 500 克），去毛肠杂，以白纱布包首乌纳入鸡内，加清水锅内煲至熟透，加调味食之。

（5）五倍子 10 克为末，好醋调，使之成干糨糊状，填满肚脐，外用纱布固定。

（6）黄鳝 200 克，焙黄为末，每服 3～5 克，日 2 次，连服 15 日。

（7）用 10% 明矾甘油溶液注射于子宫双侧韧带处，每侧 5 毫升，如 1 次未见好转，可在 1～2 周后再注射 1 次，最多 3 次即愈。

（8）鳖头烧焦，研末，每日 1.5 克，开水服，每日 3 次。

（9）鲜芋艿花 3～5 朵，放入陈醋中炖后内服。

（10）新鲜蓖麻叶 1 张，用清水冲去上面浮尘待干后，再用双手合掌将其叶拍打出汁，在叶的正中央加入生明矾末少许（约 3 克），然后对准子宫脱垂部位敷上，用卫生带固定即可，轻症 2 小时内有效，子宫逐渐收缩，1 贴可痊愈。1 日 1 贴，两帖无效，不可再用。

（11）紫色长茄子（经霜后采）250 克，晒干，炒成焦炭状，研末，每服 3 克，日 3 服，开水服。另调与麻油涂患处。

（12）大田螺 7～10 个，清水中养 1 夜，用黄连 1 克为末，田螺去盖，每个田螺中放入少许黄连末，汁流入消毒器皿中，用浓茶清洗净患处，再用纱布蘸药液，敷下垂子宫处轻轻托入。

（13）生山药200克，每日早煮食1次，连服15～30日。亦可治遗精。

（14）鸡蛋1个，将一端打一小孔如黄豆大，放入升麻末5克搅匀，然后用白纸封好小孔，蒸熟去壳食之，早晚各服1次，连服20日可愈。

（15）蓖麻仁捣烂，食醋调敷脐上，数日即可。

（16）韭菜250克，水煎熏洗外阴部，每日1～2次，连洗数日。

（17）铁炉中紫灰、羊脂2味和匀，布裹炙，热熨推纳之。（《胎产方》）

（18）龟头5个，烧研，第一汲井水服3克，日3服。（《千金方》）

（19）羌活60克，煎酒服。（《子母秘录》）

（20）绢盛蛇床子，蒸热敷之。（《千金方》）

（21）石灰500克，熬黄，以水2000毫升投之，澄清熏之。（《肘后方》）

（22）煎羊脂涂。（《外治寿世方》）

（23）丝瓜络60克，烧灰存性，研末，分为14份，每日早晚饭前各服1份，用白酒9～15毫升送服，7日1个疗程，间隔5～7日。再行第2个疗程。也可连续服用。

（24）枳壳30克，米双酒250毫升，同放入砂锅内用文火加热，待煮沸后打开锅盖，熏蒸阴部，距离以患者能耐受为度，每次20～30分钟。不要用武火，防止米双酒突然烧伤阴部。

（25）鲜兔头1个，烧灰存性，敷之即缩上，此药虽平，有奇效。

（26）乌龟肉煮食。

（27）河蟹烧存性，研细，温黄酒服，每服2克，每日

2~3 次。

（28）枳壳 30 克，水煎取汁兑白糖服，连服数日。

（29）乌梅 60 克，水煎熏洗，每日 2~3 次。

（30）鲜金樱根 60 克，水煎服，1 日 1 剂，分 3 次服。

（31）棕树茎心（靠地面部分）30 克，水煎服，每日1 剂。

（32）蓖麻叶生、熟各半，共捣烂，适量贴头顶百会穴。

（33）白藤根（织藤椅的白藤根）60 克，切片，浸酒 500毫升中 10~15 日后启用，每日服 2 次，每次服 20 毫升。

（34）阴地蕨（一朵云）60 克，浸入酒 500 毫升中，每日服 2~3 次，每次 10 毫升。

（35）茄蒂 30 克，水煎服，1 日 1 剂。

（36）地龙 7 条，瓦上焙干，研末，黄酒冲服，1 日 1 剂。

（37）地稔鲜根 100 克，红糖、酒各适量，煎水 1 剂。冲酒服，1 日

（38）猪尿胞 1 个，将黑豆 30 克人内，煮熟，连渣吃完，1 日 1 剂，连服数日。

（39）鸡合子树（野鸦椿）果实 30 克，水煎服，1 日1 剂。

（40）茄子根 60 克，研末，入麻油调敷患处，1 日 2 次。

（41）鲫鱼（去内脏）1 条，烘干研末，棉花油调敷患处，每日 1 次。

（42）蛇不过 30 克，焙干研末，水调炒热，包敷处。1 日1 次。

（43）艾叶 20 克，葱白 3~5 茎，煎水熏洗，1 日 1 剂。

（44）以 50% 的当归注射液作穴位注射。取穴三阴交、足三里，每日注射 1 次，每次选 1 个穴位，每次注入当归注射液2 毫升，7 日为 1 个疗程，最多 3 个程即痊愈。[《中华医学杂志》1975（3）：197]

# 儿　科

## 流行性脑脊髓膜炎

### 预防脑膜炎

（1）生大蒜，每日吃2~4瓣，连吃数日。

（2）贯众9克，煎汤3次，1日内服完。

（3）大青叶30克，煎汤代茶。

（4）板蓝根30克，煎汤代茶。

（5）夏枯草30克，水煎服。

（6）鲜积雪草60~90克，水煎服。

（7）取醋（每立方米空间2~10毫升）适量，加水1~2倍稀释，关闭门窗，加热蒸熏，每次1小时，每日1次，连续用3日。

（8）龙胆草研末，每服3克，连服3日。

### 脑膜炎

（1）山慈菇9克，研末，分4次服，每4小时1次，连服2日。

（2）水蛭30~60克研末，用水调，敷后发际至第2颈椎上。

（3）浮萍30克，加冰糖与水共煎，当茶饮。

（4）吴茱萸9~15克，与烧酒调和成软膏，敷于病人脚心与手心，用布包扎好，敷1~2小时。

（5）苦瓜蔸3个，与红糖30克，捣汁用开水冲服，连服数次。

（6）石膏30~100克，研末，以鸡蛋清调和如糨糊状，敷于病人头部，可止头痛和退热。

（7）蚕豆叶20克，捣烂挤汁，1次服完。1日2次。

（8）紫花地丁 50 克，水煎，1 日 1 剂。

（9）板蓝根 30 克，水煎，分 5 份，每 2 小时服 1 份。

（10）生白萝卜，每日吃 20 克。连吃 7 日可预防流脑。

（11）生芋头洗净，急令患者嚼食，连吃至有麻感为度。

（12）荠菜花 30 克，水煎代茶。隔日或 1 日 1 次，连服 7～14 日。

（13）冰片，用大葱或大蒜汁拌和，用少许滴鼻中。

（14）地龙数条洗净放瓶中，再将白糖入瓶内，待地龙化为水后取汁涂囟门、神阙穴 12～24 小时换 1 次。能清头目，退热。

# 流行性乙型脑炎

（1）板蓝根 50 克，水煎服。

（2）牛筋草 15～30 克，加水 500 毫升，煎成 200 毫升，日 1 剂，1 次服完。

（3）威灵仙根适量，用二道米泔水磨汁内服，每次磨 1.5 克，连服 2～3 次。

（4）西瓜汁、白糖各适量，大量饮之，不能饮者可鼻饲。

（5）香蕉根适量捣碎，绞汁 1500～2000 毫升，加蜂蜜调服，多次频饮。

（6）马齿苋 30 克，胡萝卜缨 30 克，水煎服。

（7）鲜芦根 50 克，黄瓜藤 30 克，水煎服。

（8）山羊角粉 0.3～0.5 克，温开水服。

（9）马兰叶 30 克，加水 200 毫升，煎成 100 毫升。1 岁以下每次 10～20 毫升，1～5 岁每次 30 毫升，6～10 岁每次 50 毫升，每 4 小时 1 次，一般退热后 2～3 日停药。

（10）七叶一枝花（干）根茎，用冷开水磨汁，1 日服 3～4 次，3 日为 1 疗程。

（11）大青叶鲜品 30～60 克，捣汁或煎服。尚可治肺炎、感冒、腮腺炎。

（12）竹沥 30～60 克，捣汁或煎服。尚可治流脑、乙脑高热呕吐等症。

（13）蚤休每日 15 克，用冷开水磨汁，分 3～4 次服，3 日为 1 疗程。

# 麻 疹

### 预防麻疹

（1）五谷虫 10 克，焙干研末，开水 1 次冲服。

（2）紫河车 1.5 克为末，水服 1 日 2 次，连服 3～7 日。

（3）老丝瓜 1 个（用尾部近蒂者长 12 厘米），悬挂通风处阴干，火煅存性研为细末，瓶装盖紧。开水冲服，每次 6 克，1 日 3 次，或以生丝瓜泡水服亦可。

（4）橄榄核 500 克，捣碎磨粉，掺面粉糕中，随意食之，食至完。

（5）西河柳焙干研末，每服 10 克，1 日 2 次，开水送下。

（6）梅枝、小麦各等份，水煎随时服。

（7）土茯苓，成人每日用 15 克，小孩每日 3～10 克，水煎服，1 日服 1 次。

（8）辣椒蓬烧烟熏屋内，如已发病即不可用。

（9）贯众，制成粉剂。5 个月至 3 岁小儿 1 日 2 次。每次 0.25 克，开水下，连服 3 日。

（10）忍冬藤或花，研末与白糖等量混匀，每次 3 克，早晚服，连服 7 日。

（11）甜菜，煎汤代茶饮。

（12）番瓜根藤（即南瓜根藤）15 克，水煎服，隔日 1 次，连服 7 日，忌食发物。

（13）脐带 1 条，剪下近脐一端 15 厘米，用新瓦焙干，研细末。每日 2～3 次，乳汁调下，7 日服完。

（14）黄牙菜根，烧汤服。

（15）樱桃数千克装入坛内，封闭不使气泄埋入地下，隔年取用已化为汁。麻疹流行时，给小儿服 50 毫升。

（16）夏枯草，按年龄体质，每次可用 15～30 克，泡茶喝，1 日 3 次，服用 1 日可预防 7 日。每年春、夏、冬各服 30 日。每月服 3 日，可不受麻疹感染，连服 3～4 年，可终年不患麻疹。

（17）大青叶 10 克，加水 200 毫升，煎至 100 毫升，每日服 1 次，连服 5～7 日。

（18）牛蒡子 10 克，研末和糖煎水。3 岁以下用 10 克，3 岁以上用 12 克，在每月初服 1 次。泻肚小儿暂不服。

（19）竹叶藤根 60 克，挖起洗净放锅内煎乳汁状，1 日 3 次服。

（20）龙眼树皮（二重皮）洗净，每服 10～15 克，水煎加糖服，每日 1 次，连服 2～3 日。

（21）仙鹤草，水煎。9 岁以下每日服 10 克，9～15 岁服 15～20 克。

（22）含羞草根 15 克，加冰糖 6 克炖服。

（23）牡蛎 60 克，加醋适量（以酸为度）。隔 1 周服 1 次，共服 3 次。

（24）茜草根叶 30 克，浓煎 300 毫升，加入酒 5～10 毫升，1 岁以下服 10 毫升，2～5 岁服 20 毫升，5 岁以上酌情加服。

（25）荸荠 5 个，水煎，每日 1 服，连服 3 日。

（26）腊梅花 1.5 克，同鸡蛋 1 个炖服。

（27）枫树叶 6 克（生的用 15 克），清水 400 毫升煎取 200 毫升，分 3 次服，连服 7～10 日，服药期间戒腥、酸、生、冷物。

（28）荠菜全草 1000 克，洗净切碎，用水 1000 毫升煎至 500 毫升备用，每周 1 次，每次服 100 毫升。

**麻疹应出不出或疹出不透者**

（1）西河柳（赤柽柳）60～90 克，煎水熏洗全身。亦可用西河柳 15 克水煎服。

（2）地肤子 6 克，水煎服。

（3）黄芪 15 克，鱼 30 克，煮汤服。

（4）蝉蜕 3 克，煎汤代茶喝或蝉蜕去头足，微炒研末，白开水下，每用 0.5～1 克。

（5）紫背浮萍 30 克，用水 1000 毫升煎开，等稍凉后浸毛巾，拧干，乘热敷前后胸及脚手弯等处，冷后即更换，其疹自出。亦可用浮萍草 6 克，煎水代茶。

（6）红甜菜 1 棵，煎水饮 200 毫升，余水用毛巾浸入绞干揩全身，后盖被取暖。

（7）江米酒 60 毫升，隔水炖温，给小儿服，服后盖被卧汗出，麻疹发透。

（8）红苋菜子 10 克，无子用菜加倍量，水煎服，1 日 2 次。

（9）樱桃核 10 克水煎服，亦可加糖少许，或樱桃汁 50 毫升，炖温服。

（10）葱头 5 个捶碎，敷于肚脐下。或捣烂入盆内，用开水冲，患儿熏其气。

（11）红苦麦叶 20 克，切碎酒炒，由下至上擦全身。

（12）紫草 10 克，水煎服。

（13）香菜（芫荽菜）500 克，水沸煮 1～2 沸，然后先熏后洗手足，亦可用香菜或香菜子 10 克，水煎内服。

（14）盐肤木根切片，每用 9～15 克，水煎服。

**其他症状**

（1）麻疹 3～4 日，将出未出而便闭者。紫草根 15 克，开水泡服，自然便通疹透。或紫草根 10 克研末，1 日 3 次开水冲服。

（2）麻疹 3～4 日，未透发。莲子 60 克加水炖 5 分钟后，灌入小儿口中，此为 2～3 岁小儿量，每增 1 岁加 15 克。

（3）麻疹出疹期服用。蚕砂 6 克水煎，徐徐服下。

（4）麻疹前驱期、发疹期、恢复期均可服用。芦苇根不拘量，洗净用水浓煎，分次频服。

（5）麻疹正出或疹后咳嗽。白萝卜子研末装瓶内，每服6克，米汤送下，年龄小者酌减，1日3次，或用鲜萝卜3～4个，水煎服。

（6）麻疹发后突然隐没，热毒攻心。向日葵花3个，用开水煎热，以不灼为度，在胸腹背轮流交换熨之，2小时后即能熨出。或用向日葵盘在锅内蒸熟取出，候温揉擦患儿胸背部。

（7）麻疹不出或即出后受寒反隐，酿成重症，患儿面青，目闭，牙关紧闭。黑芝麻300克炒热布包，熨头面、胸背、四肢等处。

（8）麻疹当出不出。荞面60克，鸡蛋清1个，合一处揉为面块，如核桃大小，加香油少许，在患儿全身揉搓。先搓前胸和后背，以皮肤潮红为度。1日搓3次，每次30分钟，搓后患儿逐渐安静入睡，呼吸次数减少，喘减轻或消失，如搓后疹子当时不出，次日即可出齐。

（9）麻疹毒内攻，咳嗽口渴，舌焦唇裂，神志不清。大叶生地（即生地苗）9～15克，水煎服。或用大青叶10克，沸水渍，加糖徐徐饮之。

（10）麻疹热毒内陷。活鸡1只，去肚上毛，剖膛乘热敷儿胸，注意避风。

（11）麻疹并发肺炎。红辣菜子（愈陈愈好）30～45克，水煎服，每日3～6次。或野百合10克，红枣10克，水煎加蜂蜜服，以上为1日量。

（12）麻疹已透，突然陷里发痉或高烧疹不透而神昏喘息，或疹后肺炎或肺结核等症。白颈蚯蚓9～10条，洗净绞汁，开水泡服。若牙关紧闭不开，可稍用力撬开患儿口灌入，或加糖服。每次用量地龙大者2～3条，小者用10余条。

（13）疹后余热不尽，咳嗽等症。马兜铃花15克，另加蜂蜜 10 克冲服。

（14）蜂房窠 18 克，洗净，煎汤后加蜂蜜冲服。分 2 次煎服，3～4 次即愈，治同上。

（15）麻疹后过食咸物，形成咸哮发喘。煅鹅管石 10 克研细末，每日用末加咸卤豆浆泡服。

（16）疹后咳嗽年久不愈。瓜蒌皮（焙焦为末）1 个，将梨挖一孔，入瓜蒌末于内，面包烧熟。将梨分 3 次吃完，2 岁小儿 2 日食 1 个。

（17）麻疹后喘气。柑子叶 30 克，炒焦研末，用米酒调敷肚脐。

（18）麻疹后眼生云翳。谷精草 15 克，柿饼 7 个，水煎两沸，凉后再煎，共 6 次，连汤和柿饼并服。

（19）麻疹后痢疾。洗手果（无患子）核 90 克，煅炭为末，加 1000 毫升开水入瓶中摇匀。日服 2～3 次，1 个月至 1 岁者每次 2～3 毫升，2～5 岁每次 3～5 毫升，6 岁以上每次 5～10 毫升。

（20）麻疹初起咳嗽、发热、心烦、口渴。芦根 15 克（鲜用 60 克），水煎服。

# 水　痘

（1）鲜虾 5～20 克，煎汤服，1 日 2 次。

（2）野鸡脚适量，磨水吃，1 日 2 次。

（3）野菊花 30～60 克，水煎服，1 日 1 剂，分 2～3 次服。药渣煎外洗。

（4）大青根 30～50 克，糯米 50～100 克，前药煎水，煮糯米粥食，1 日 1 剂。

（5）韭根 30 克，煎服。此方宜于痘出不快。

（6）甜樱桃核 20 克，先在砂锅内焙黄，再煎汤服。此方宜于出痘声哑。

（7）蒲公英 60 克，水煎服。此方宜于痘后余热不退，咳嗽微喘者。

（8）茅草（多年盖屋者佳）洗净，焙干为末，掺之。

（9）枇杷叶，煎汤洗。

（10）黑大豆，研末敷之。

注：以上 3 方宜于痘疹溃烂，脓水淋漓

（11）滑石粉 3 克，研末，加入少许白蜜，略加水和匀，用鹅翎蘸药，轻扫痛处。此方可使干燥的痘痂易落不留斑痕。

（12）鲤鱼胆或鲢鱼胆汁点眼。此方宜于小儿痘出目中。

（13）冬瓜皮 30 克（或冬瓜仁 15～30 克），水煎服。

（14）鲫鱼 1 条，约 500 克，去肠杂留鳞，煮汤令患儿饮服。此方可使水痘早发透，宜于水痘初起。

（15）食盐 60 克，加水 1000 毫升，待盐溶解后，泡洗患儿全身。此方宜于水痘未破前。

（16）紫草根 5 克，水中浸 2 小时，再煎，加白砂糖 3～5 克调服。或紫草 10 克水煎去渣，调白糖服，1 日 2 次，连服 5 日。

（17）生萝卜子研末，米汤送服。每次 6 克，1 日 1 次。此方宜于痘出不快。

# 白　喉

（1）老蒜，捣如泥，以小豆大 1 粒敷经渠穴，男左女右，起一水泡刺破揩净毒水。异效非常，不可以为药易而轻忽之也。（《喉科集腋》）

（2）马齿苋 20～45 克，加白糖，水煎服。亦可单用马齿苋煎汤饮、漱。

（3）人指甲烧灰研细末，吹入喉中，亦可酌情加冰片。

（4）鲜鱼腥草根 60～90 克，捣绞汁调米泔水、蜂蜜，分 3～4 次服，连服数日。

（5）金果榄 6 克，捣碎，水煎服。亦可研末作吹药用。

（6）鲜酢浆草，捣汁后加开水，用棉球蘸水洗净患部。

（7）黄柏20克，煎成60毫升药液，1日3次，做喉头喷雾剂喷。

（8）鲜侧柏叶，洗净，用开水泡5～6分钟，煎沸后捣如泥，涂患处，5～6分钟后吐出痰涎，如此5～6次。

（9）菊花10克捣烂，加醋调匀，涂在患处，20～30分钟1次。亦可改作含漱剂。

（10）鲜蒲公英60克，水煎漱口。

（11）金银花叶30克，捣碎浸凉开水，用净布挤出汁，大量服下。此方对咽白喉高热者更有效。

（12）鲜麦冬50～100克，捣取汁，每服10毫升，1日3次，患儿酌减。此方宜于咽白喉阴虚烦渴者。

（13）鲜龙胆草取汁，调红糖服。亦可取干者泡汁服。此方宜于咽白喉火热重或兼目赤者。

（14）大青叶15～30克，水煎服。此方宜于咽白喉兼颈外肿大者。

（15）鲜土牛膝根60克（茎叶亦可同用）洗净，捣汁，炖温服，催吐痰涎。或酌兑开水也可。若在冬季，可捣后用开水浸泡取汁服。

（16）元明粉适量，以棉球蘸末，送入咽喉，患者频频咽下，以达探吐之目的。

（17）皂角末3克，水煎服，每次20毫升，少停再服，以痰吐出为度。也可加开水调服或用醋调吞服，可探吐。尚有单用皂角末吹入喉内或涂于舌上以探吐。

（18）马兰头根30克，洗净捣汁，开水冲服。或加1～2滴米醋亦可。也可煎服或作含漱剂。若吞咽不下，可改滴鼻，祛痰作用甚强。

（19）鲜马鞭草30克，洗净捣汁，温水冲服，或原汁徐徐服下。也可加米醋服下。

注：以上5方可治喉白喉呼吸困难，或喘急欲窒息者。

（20）鲜菊花根适量洗净泥土，捣汁100毫升灌下，也可加冷开水服。

（21）鲜慈菇若干，病初起时吃生慈菇数枚，吃时觉满口唾液滴滴流出，流后用淡盐水或冷开水漱口，每日数次，可用3～4日。

（22）芥蓝菜100～200克捣汁，入盐水少许和匀作漱剂用，亦可去盐不用而加白矾。

（23）丝瓜根，水煎服。或丝瓜瓤烧灰开水服。

（24）杨梅树皮（去外皮取二重皮），煎汤口含。

（25）木防己磨醋，含漱出涎。

（26）青蛙胆2个，用凉开水吞服，每日1次，连服3日。亦可用青蛙胆和水作漱剂。

（27）苋菜根，醋煮，患者口向煮液吸其蒸气，能使假膜脱落。或苋菜根（野苋菜根亦可）火煅，研末吹入喉中，或略加冰片。

（28）青竹沥（取1米长的青竹，横放，以猛火炙其中段，则两头流出沥汁）每次服15～30毫升，随年龄大小增减。

（29）蛤蟆1只，香油50克。将香油火煎待沸，将蛤蟆倒提于锅上，使其口内沫涎滴入油中，待油冷时，1次服下。一般服药后20～30分钟，往往即可从口中吐出假膜。呼吸逐渐畅通，精神好转。

（30）鲜威灵仙根一段加盐少许共捣烂，取黄豆大1粒放印堂处，外用胶布粘贴一昼夜，揭掉，局部有水泡，用针刺破，不起泡，定有红块，即生效。

注：以上11方治咽白喉与喉白喉

（31）土蚕10克，洗净捣烂取汁，开水冲服，每日3次，周岁小儿每周3克左右。

（32）蒲公英30克，香蕉皮15克，水煎服。

（33）山羊角1.5～3克，水煎服。

（34）鱼腥草20克，梨皮20克，水煎服。

（35）蜘蛛3克，焙黄研末，吹咽部，每日1～2次。

（36）红萝卜 30～50 克，水煎代茶饮。

（37）香蕉皮 60 克，水煎，日服 3 次。

（38）橄榄 3～5 个，开水泡服，或水煎服。

（39）独头蒜 1 个，捣烂，加红糖调味，温开水冲服。

（40）苦参 15 克，加绿茶 3 克，水煎服。

（41）桃仁 20 克，水煎，1 日 3 次，饭后服。

（42）茜草全草，水煎汤服。

（43）柚子，每次取 30～50 克，煎汤服，1 日 3 次。

（44）蛇胆汁加入少量姜汁调匀，1 日 3 次滴入咽喉，连用 1 周。

（45）干椰树根皮，水煎加白糖饮用，连用 7 日。

（46）鲜卤地菊全草 15～30 克，水煎分服，连服 3 日。或绞汁加相当于药液 1/4 的醋，喷咽或漱口，每日 1～2 次，连用 3 日。

# 猩 红 热

（1）净枇杷叶 15 克，水煎服。此方可预防猩红热。

（2）灯芯草 10 克，水煎温服数次。

（3）土蚕 10 克，水煎服。

（4）槐树上长的槐蛾，水煎服。

（5）望江南，每服 18 克，水煎服。如兼大便不通，眼目赤热，可以用到 30 克，水煎代茶，通便清热甚效。

（6）芥菜根烧灰存性研，加冰片 0.3 克，每日 3 次喷喉。

（7）桃树枝加盐捣烂绞汁，含口漱。

# 百 日 咳

（1）干蚱蜢煎汤服。（《百草镜》）

（2）麻雀煮熟食之，每日 1～2 只。（日本《动植物民间药》）

（3）胡桃仁每日早晚食，每次 3 个。

（4）大蒜 15 克，捣取汁，加白糖分 3 次服。

（5）葱头 50 克，猪小肠一节。炒香后以洗米水 500 毫升煮熟（煮时加一些酒），分数次服。

（6）侧柏叶 15 克，大枣 10 克，水煎，滤去残渣，即可服用。

（7）取鸡蛋油，每日 2 次，5 岁小儿用 3 个鸡蛋黄即可。

（8）南天竹子 2～4 粒，冰糖适量，蒸服。1 日 1 剂。

（9）七叶一枝花 3 克，研末，开水服，日 2 次。

（10）百部 3 克，红糖适量，水煎加糖口服，1 日 3 次，7～10 日为 1 疗程。

（11）橘红 6 克，装入 1 个梨中（梨挖去心），水煮连梨带汤一同服下。1 日 1 剂。

（12）芥菜子油，1 日 2 次，每次 10 毫升，连服 7～8 日。

（13）生橄榄 20 克，炖冰糖分 3 次服。

（14）芹菜根叶 200 克，捣汁，加盐少计，隔水温热，早晨 5 时，晚 7 时各服 50 毫升，连服 3 日。

（15）白边万年青，捣汁，将汁放入罐内炖开，再放冰糖，当茶喝，喝 3～5 次，每次 50 毫升。

（16）威灵仙、冰糖酌量。1～5 岁用 10 克威灵仙，5～10 岁用 15 克，和冰糖隔水炖 1 小时，饭后服，连服数日。

（17）向日葵梗，水煎，空腹服，连服数日。

（18）向日葵花 12 克，炖冰糖服。

（19）生扁柏 30 克，红枣 10 克，水煎，约 2 小时服 1 次，1 日 5～6 次，连服 3～4 日。

（20）金橘叶 6 克，水煎温服，可当茶饮。

（21）陈糯稻根 60 克，水煎去渣，加冰糖 30 克，分 2 次服。

（22）羊胆 1 个，白糖适量搅匀，分 3 服，1 日服完。

（23）青鱼胆 1 个，取汁开水冲服，1 日 1 个，顿服。

（24）鸡苦胆 1 个，取汁加白糖适量，1 日 2～3 次。患儿

1 周岁以下 3 日服 1 个，两周岁以下 2 日 1 个，2 周岁以上 1
日服 1 个。或鸡胆焙干吞服，每日 1 个。

（25）鸭胆 3 个，冰糖 30 克，加水 1000 毫升，炖 2 小时，
分数次服。

（26）阿魏 3 ~ 6 克（约 1 块），放膏药中，贴天突穴。

（27）茜草嫩尖 7 个，加蜜 10 克，水煎服。

（28）葶苈子 5 克，红枣 6 克，水煎服，7 岁以上患儿服 3
次，可 1 日服完。

（29）鹿衔草适量，煎汁加梨汁，1 日服 3 次。

（30）慈竹（新鲜者）一段，去两头节，中嵌冰糖，将新
瓦一片放入炭炉上，竹放于瓦片上烤，在竹的两边各放一小
碗，自有汁流下。取汁服用。

（31）菩提树根 60 克，加冰糖 60 克，煎熬为汁，每服 30
毫升。

（32）马鞭草 500 克洗净，熬浓汁，用蜜 1000 克收膏。3
岁患儿每服 15 克，1 日服 3 次，白开水服。

（33）瓜蒌子 10 ~ 15 克，用开水泡，加冰糖适量，连服
3 ~ 5 次。

（34）十大功劳叶（蜜炙）12 克，加糖炖，连服 4 ~ 5 日。

（35）炙百合 12 克，水煎服，日 1 次。

（36）鲜车前草 150 克，水煎服，连服 5 ~ 7 日。

（37）生扁豆 10 克，枣 20 克，水煎，连服 3 ~ 4 日。

（38）红萝卜洗净，捣取汁，用白糖蒸开，温服。

（39）百部 500 克，加水 1500 毫升，熬取浓汁，用布滤过
去渣，加白糖或红糖 250 克，再微熬搅匀，每次 20 克，1 日
服 3 次。此为 5 ~ 6 岁用量，年龄小者可酌减。

（40）荸荠 2500 克，洗净，去皮食，每日 500 克，连服
5 日。

（41）将生姜 3 ~ 5 克入 1 个柿饼中，焙熟食。

（42）鼠妇数只，放在新瓦内焙干，研末，用淡盐汤

送服。

（43）生丝瓜绞汁，3～6 岁每次服 50 毫升和蜜少许；6～10 岁每服 100 毫升；10 岁以上每服 100～200 毫升。病轻者 1 日 2 次，病重者 1 日 3～4 次。

（44）金针菜根 15 克，水煎服。

（45）芦荟 5 克，用冰糖和水文火煎汁去渣，每日 1 剂，分 3～4 次服，连服 4～5 日。

（46）旋覆花，洗净，连茎叶打烂绞汁，每服 20 克，1 日 3～4 次，用热白糖茶冲服，连服 4～5 日即可。

（47）鱼腥草（新鲜）100 克，砂锅内煮水，用猪肉煨亦可，喝汤不吃肉，连服 3～5 次。

（48）茭白根洗净水煎，当茶常服，2～3 日咳嗽减退。婴幼儿可加白糖少许。

（49）胡桃肉 10 克，早晚各 1 次。或用胡桃肉 30 克，加冰糖煮汁服食。

（50）鲜山慈菇打汁和饭汤，再加冰糖放在饭锅上蒸熟成糊，给小孩吃，数次即效。

（51）甘草 60 克，水煎服。

（52）棉花梗 30 克，切片晒干，水煎加糖服。每日 1 剂，连服 3～4 日阵咳减轻。

（53）生西河柳叶 50 克，冰糖 15 克，水煎约 50 分钟，当茶饮。

（54）刀豆子 100 克，炒熟研末，分 10 份。刀豆子 10 克，白糖少许，加水和匀，放锅内蒸成面糊状。患儿每日服 10 克，连服 10 日。亦可酌情加量，以缩短疗程。

（55）露蜂房 1 只，先用开水泡 4～5 次，至无红汤为止，用清水漂数次，后用纱布包好，加水 500 毫升，煎数沸后加冰糖 30 克，再煎取汁，待温顿服。

（56）冬瓜子（连壳）15 克，水煎加蜂蜜调服。此方治百日咳初起。

（57）一枝黄花20克，加冰糖适量，煎水服。

（58）麻黄1克，研末，放梨中，然后把梨口盖严，入碗中蒸熟食用。

（59）五倍子15克，研细末，调凡士林敷肚脐处。

（60）生大蒜适量，捣烂，分别敷两足心，外加纱布包裹。1日1换。如敷后起水泡，用消毒针刺破放水，并暂停外敷。

（61）鲈鱼鳃晒干，用瓦焙黄研末，以开水冲服，每次1鳃，日服2次。

（62）棕树叶适量，水煎代茶。

（63）南瓜子瓦上炙焦，研末，赤砂糖调服。

（64）贯叶蓼20克，炒后加糖适量，水煎代饮茶。

（65）天胡荽（鲜品）加白糖适量，水煎服。

（66）仙鹤草30～50克，水煎服，1日1剂，连服数日，亦可加百部10～15克，水煎服。

# 惊 风

## 惊风

（1）大蜈蚣1条（去头足），水煎服，亦可在瓦上微焙干，研末，开水送服，还可用小米炒黄研细末，黄酒送服。

（2）活蝎1条，捣烂如泥，入酒少许调匀，贴囟门处。

（3）蚤休3克，研末，凉开水冲服。

（4）水仙花（阴干），凡遇惊风，将十数朵花加糖少许，加清水盖密煎服。

（5）山羊角30～60克，水煎服。

（6）钩藤叶10克，水煎服。

（7）治小儿月内惊风。朱砂5～10克，为细面，用新汲水调涂五心最验。（《斗门方》）

（8）猢狲粪烧灰存性，碗覆地上出火毒，为末，生蜜调少许灌之。

（9）灸法治急慢性惊风。穴在鼻梁两旁，笑哭有两窝，用笔点记。麦子大艾炷，男左女右灸3壮，左右俱灸更好。

（10）鳖甲炙黄为末，每服3克，乳汁调下，亦可丸如小豆大，每服3丸，乳下。

注：以上2方见《万病验方》

（11）以白颈曲鳝煎汤灌之。（《寿世编》）

（12）蚯蚓5条，放入碗内，加香油数滴，即吐出涎沫后，取出蚯蚓研末，水兑服。

（13）白颈蚯蚓不拘多少，洗净捣成浆，冲开水服，服至小便利。痉挛即止，体温也同时下降。

（14）雄鸡血少许滴口中，或雄鸡脑烧灰，黄酒送服。

（15）预防惊风。于小儿卧室养鸽数对，令小儿日嗅鸽味，自免。（《外治寿世方》）

（16）全蝎1条捣泥，加酒少许，调匀贴囟门处。

（17）鲤鱼胆，用纱布包压破取汁外擦，从印堂到鼻尖，从太阳穴至上颌尖，反复擦数次。

（18）地耳草30克，水煎服。如疳积泻，加鸡肝煎服。

（19）百两金成熟果实10~15克，捣碎，水煎服。

（20）白矾0.3克，为末，开水服下。

（21）苦丁茶10克，葱须2根，水煎，每日分2次服。

（22）猪苦胆1个，用针刺一小孔，将汁挤出5毫升，泡开水灌下。

（23）黄瓜叶15克，水煎，冲蜂蜜服用，日1~2次。

（24）水仙花6克，鸭蛋1个，水煎，喝汤吃鸭蛋，每日1次。

（25）荷花10克，加鸡蛋壳10克，水煎服。

（26）生吴茱萸6克，研末，醋调敷足底。

（27）代赭石为末，醋调膏敷神阙、涌泉穴。

（28）铅粉，研末，用鸡子清调膏，纱布包裹，敷双手、足心（劳宫、涌泉穴）。

（29）皂角，浸入童便中浸漂后，捞出烘干，研末，过筛，乳汁调膏，贴囟门穴。

（30）韭菜汁 3 克，灌之，1 日 1~2 次。

（31）凤尾草 15~30 克，水煎服，1 日 1 剂。

（32）鲜娃儿藤根 6 克，捣汁内服，1 日 1~2 次。

（33）蝉蜕 6 克，每服 0.3~0.6 克，乳汁送下，1 日 2 次。

（34）黄荆树上寄生包 10 克，水煎 1 次服，1 日 1~2 次。

（35）过墙风 50 克，捣绒，煎鸡蛋包肚脐。

（36）细叶菖蒲 3 克，捣汁灌之，1 日 1 剂。

## 急惊风

（1）鲜菖蒲 10 克，捣烂，滤汁 20 毫升，加老姜汁数滴，和匀灌服。

（2）鲜菖蒲汁 10 毫升，加雪梨汁 20 毫升，温开水送服。

（3）苦瓜根 10 克，捣烂，和米泔水温服。

（4）青礞石 10 克，水磨分 2 次饮服。慢惊（无精神，面目青黄，脾胃虚弱）患者忌服。

（5）治急慢惊风，取冷坑中粪清水一呷与之服，即愈。（《仙传外科秘方》）

（6）韭菜捣汁灌下。（《经验良方大全》）

（7）治小儿急慢惊壮热，上壅痰涎，大便不通。用生姜汁百沸汤和服，效。（《卫生易简方》）

（8）治小儿急惊，痰迷心窍，不省人事。于小儿食指上（男左女右），近虎口一节有青紫筋，用针挑断，挤出血即愈。（《小品方》）

（9）用雄鸡冠血，滴入其口中即愈。（《宜良李氏刊方》）

（10）艾灸法治急慢惊风神效。头项百会穴，灸 5 壮最效。或灸眉心中 5~7 壮，须令出喉有声，即愈。或灸尾尻骨下一指之间，即出喉有声，灸 3 壮立愈。（《经验广集》）

（11）取人指甲长 3 厘米，煎汤服之，立愈。亦可治慢惊

风。(《秘传奇方》)

（12）灸法治惊风。男左乳女右乳俱黑肉上，周岁者3壮，2~3岁者7壮。(《万氏济世良方》)

（13）大栀子1枚研末，鸡蛋1个，去黄用白，调匀，搽儿腹四周。

（14）白丝毛鸡1只，以鸡尾粪门向小儿肚脐上，无风鸡必远去，有风鸡必紧贴吸拔风毒，少时即愈，愈后须用麻油灌入鸡口，以解其毒。亦可治慢惊风。

注：以上2方见《古今灵验秘方大全》

（15）生车前草并子，捣烂沥汁，兑白蜜滚水令服，其风即止，屡试神效。如无生车前草，即用车前草子煎汤调蜜服亦可。

（16）取芙蓉嫩叶（男单妇双）捣烂，用鸡蛋和入，煎熟作饼，贴儿脐上，冷则随换。立愈。

（17）速用艾2小丸，于左右手背上接腕穴上烧3次，头足即不反矣。

注：以上3方见《验方新编》

（18）治小儿急惊风，身热面红痰盛，忽然手足牵引，啼不出声，目睛上视。用活蚌1个，银簪脚挑开，滴入姜汁，将蚌仰天，片时即有水流出，瓷杯盛之，隔汤炖热，灌下立愈。

（19）朱砂，用新汲水研涂顶心、前后心、手足心，均极神效。

注：以上2方见《验方新编·增辑》

（20）活麻雀，用刀剁去头，收取滴下的血，用开水冲服。

（21）牛黄0.3克研末，调蜂蜜服。

（22）治小儿急慢惊风，吊眼撮口，抽搐不定。代赭石火烧醋淬10次，细研水飞，晒干，每服3~5克。

（23）治小儿急惊风，高热不退，牙关紧闭，四肢抽搐，舌红苔黄，眼睛直视。用活蚯蚓10~20条，清水洗净放碗内，加白糖 15 克，取其所化之水服下。

（24）治小儿急惊风，角弓反张，二目天吊。鱼鳔 15 克，黄酒 120 克，同煎灌服。

（25）半边莲适量，1 岁以上者用 30 克，不满 1 岁者用 15 克，以水 200 毫升煎取 100 毫升，每日 1 剂，分 5~6 次服。

（26）金竹汁 100 毫升，兑开水 1 次服下。

**慢惊风**

（1）燕子巢捣烂，加入适量鸭蛋白，同捣如泥，敷于肚脐上，用绷带固定，干则再换新药，连用 2~3 次。亦可敷心窝处治急惊风。

（2）芙蓉花嫩叶 6 片，切碎和鸡子打匀，煎作薄饼，乘热敷患儿脐部，冷再换。亦可治急惊风。

（3）乌药磨水灌之。（《济急方》）

（4）蚱蜢不拘多少，煅存性，砂糖服立愈。亦可治急惊风。（《本草纲目》引《李氏方》）

（5）急取鸡鸭窝（要养鸡鸭数十年者），粪泥下净土 1 撮（去粪数厘米者，不要有粪），煎水服，立愈，屡试如神。（《验方新编》）

（6）用 2 个蚕蛾，雌雄一对，盛于葱管内，线扎葱头，临风挂片时，煎汤，令小儿仰睡，将汤灌下即愈。（《经验良方全集》）

（7）蝉蜕 2 个，烧焦研末，黄酒引服下，每日 3 次。此方亦可治急惊风。

（8）大雄鼠睾丸 1 对，煎汤服下，1 日 1 剂，亦可治急惊风。

**其他症状**

（1）治惊风牙关紧闭。乌梅，擦牙口即开。

（2）治惊风角弓反张。生芦荟，每次用 2 片，去皮捣碎，灌服，饭前饭后均可服用。

（3）治惊风不语。鸡蛋黄 2 个炒黑，米醋浸之，去渣，

以醋灌之，痰出自愈。(《奇效简易良方》)

(4) 治惊风愈后，声哑不能语。大南星，炮为末。每服0.6克，猪胆汁调下，便能言语。(《保婴撮要》)

(5) 治小儿惊痫迷闷，嚼舌仰目。用牛黄0.6克许，研和蜜水服之。

(6) 治小儿壮热惊痫。用李叶煎汤浴洗。

(7) 治小儿热客忤。用驴乳与饮。

(8) 治小儿惊痫。用燕窝屎煎汤浴洗良。

(9) 治小儿惊痫寒热。用山羊角烧灰为末，酒调或乳汁服。

(10) 治小儿胎风，手足搐搦。用蚤休为末，即紫河车，又名金线重楼，每服4.5克，冷水调下。

(11) 治小儿牙关不开。用南星煨熟纸裹，不要透气，剪一窍，透气于鼻孔中，牙关立开。

(12) 治小儿并大人噤口风。用不蛀皂角炙去皮子，萝卜或子共研为末，米醋调，以鸡翎蘸涂牙龈上即瘥。

注：以上8方见《卫生易简方》

(13) 治小儿惊痫不知人，迷闷，嚼舌，仰目者。用水牛角末，每服1.5克，水调服。(《种杏仙方》)

(14) 治小儿惊痫。有蜂巢大者煮，浴亦妙。(《必效方》)

(15) 治小儿诸热惊痫。用青黛水研服。(《急救良方》)

(16) 治小儿惊痫。熊胆60毫克，调乳汁服。

(17) 治小儿惊风口噤，体热高烧。竹沥20克，开水冲服。

(18) 治小儿缺铁钙抽搐。白胡椒20克，2个鸡蛋的皮，共焙黄研粉，开水冲服。

(19) 治小儿高热惊风。家猫尾血(针刺取血2滴)，用开水冲服，1日1次。

(20) 治小儿高热惊风。葱一大把煮熟，稍凉，趁热从剑突下至脐下揉20次，后将葱在脐上揉400~500次，1日2次。

（21）治小儿惊风昏迷。蛇蜕适量，搓成枣核大2团，放入两侧鼻孔中，1日1次。

（22）治小儿惊风不语。螳螂7个，水煎服。每日1剂。

（23）治小儿惊风不语。母丁香1个，研末，开水冲服，1日2次。

（24）治小儿惊风不语。芙蓉花嫩叶5~6片，切碎水煎，乘热敷儿脐上，冷即换。1日数次。

# 疳　积

（1）治五疳。鸡内金9克，用砂锅焙干，研为细末，按年岁大小服用，1岁服0.6克。（《奇效简易良方》）

（2）治痰积。观音柳，煎汤露一宿，五更空心饮，数次，腹中痞自消。（《济世神验良方》）

（3）治久疳不愈。蔷薇根1000克，水7000毫升，煎至3000毫升，含口内片时吐出，即微咽下亦佳。（《诚书》）

（4）治小儿下利疳病，皮肤瘦削，骨露如柴，肚大青筋，小便浊，睡卧躁乱，神气昏沉。用面500克，作饼16个，每个重30余克，予开一窍，取出饼屑，入青矾1.5克，仍以饼屑填紧，外以湿纸包固，炭火内煅透干取出，候冷用之。上为细末，别以肥小枣用米泔水浸，经一宿，饭上蒸熟去核皮，烂杵如糊，同煎饼末，杵匀为丸，如黍子大。每服30~50丸，不拘时，清米汤送下。或研化，米汤调亦可服。（《万病回春》）

（5）治疳症。天南竺，煎汤饮神效。（《先醒斋医学广笔记》）

（6）治小儿脑疳甚效方。鲫鱼胆汁，滴鼻中，连用3~5日，甚效。

（7）治疳黄。用鸡子剜小窍，入去壳巴豆1粒，以纸糊孔，煨熟去巴豆食之。隔1~2日再吃1~2个。

（8）治小儿面黄肌瘦，肚大筋青，乳食入口即吐。用丁香 7 枚为末，以无病妇人生子乳汁取盏内，和末匀蒸熟，作 3 服即愈。

注：以上 3 方见《卫生易简方》

（9）治小儿疳疾。立秋后大虾蟆 1 个，去头足及肠，以清油涂上。瓦上焙干食之，奇效。

（10）治小儿疳痢垂危。新羊屎 100 克，水 200 毫升，浸一夜，次早绞汁炖服，日午乃食，极重者，3 服即愈。

注：以上 2 方见《经验良方大全》

（11）治小儿疳症，肚大筋青极重者。用夜明砂微炒为末，拌入饭内与食。（《万氏济世良方》）

（12）治走马牙疳。桐油涂之，一宿即愈。

（13）治走马牙疳。陈年糟茄 1~2 个，烧灰存性研末敷上，1~2 次即愈。

注：以上 2 方见《古今灵验秘方大全》

（14）治小儿疳积。绿矾（煅赤醋淬 3 次）研末，枣肉丸，绿豆大，每 10 丸，白汤下，日 3。（《四科简效方》）

（15）治疳积。雪白鲞鱼，将糯米泔水浸洗，去鳞腮，火上缓炙之极酥，不可令焦黑，连头带骨研为细末，用糯米粉包作小圆，如龙眼核大，每日空心淡姜同蜜泡汤服下 10 丸。

（16）治疳积。椿根白皮（干）60 克为末，淘粟米去泔，研浓汁糊和丸，如梧子大。10 岁 3~4 丸，以米饮下，日 3 服。以此末纳竹筒中，吹入鼻内，并治鼻疳。

注：以上 2 方见《万病验方》

（17）治口疳。甘蔗皮烧研掺之。（《家用良方》）

（18）治诸疳。蛇脯作丸，服之最炒，有验。（《保幼新编》）

（19）治耳疳（生耳后，肾疳也）。用地骨皮 1 味，煎汤洗之。仍与香油调末搽之。（《蓼州闲录》）

（20）治鼻疳。胆矾烧，烟尽，研末掺之。（《集简方》）

（21）治走马牙疳。用天南星末醋调，涂足底心。（《抱朴

子方》）

（22）治走马牙疳。人中白煅过，擦牙数次。（《秘方集验》）

（23）治疳积，并治大人虫积腹痛。羊尿脬吹起阴干，入顶好酒 30～60 毫升，用线扎好，挂小儿心口、胃脘之间。疳积重者，不过数时，其酒气自然消减，酒减再换，换至数次，酒不消减，病即愈矣。偏僻之处，羊尿脬最为难得，须于春秋祭祀之时预为买出备用，少则 3～4 个，多则 7～8 个。无羊之处用猪尿脬亦可。（《验方新编》）

（24）鲜石榴嫩叶（以清晨露未退时采为佳）内服，根据年龄服 0.6～3 克。

（25）鸡蛋 1 个（将一头打小孔），放入活蝼蛄，煮熟鸡蛋，去壳食鸡蛋及蝼蛄。每日 1～2 个蛋。

（26）治小儿疳积。五倍子 9 克，焙黄，加醋捣烂，摊布上，贴于囟门或抹于脐腹。

（27）治同上。鸡内金研末，每次 3 克，开水冲服，日 2 次，服数日。

（28）治同上。胡萝卜 250 克，水煎后，加红糖服之。

（29）治同上。蟾蜍（疥蛤蟆）1 只，焙焦后研为末，用白糖分多次服。

（30）治同上。盐硝 60～90 克，用纸包好，放入布袋，临睡时缚于小儿脐上。

（31）治同上。蟑螂 5 个，油炸后服，每日 1 剂。

（32）治同上。一枝香全草 10 克，水煎服，1 日 1 剂。

（33）治同上。疳积草 20 克，水煎服，每日 3 次分服。

（34）治同上。车前子（微炒）9 克，与大蒜 2 瓣捣烂敷脐 4 小时。

（35）鹅不食草研末，每用 3 克与猪肉炖食，食 10～20 日。

（36）鲜萹蓄 60 克，水煎服。亦可焙干为末，蜜丸每服

3~6 克。

（37）苦楝皮 6 克，焙灰，研末煎鸡蛋，空腹服。

（38）苦楝子研末，每服 1.5~3 克。

（39）蜈蚣 1 条（去头足），焙黄，研烂分 7~8 次拌小米饭服。

（40）鲜蚌肉 500 克，用冷水洗净，放入白糖 60 克，浸 1 小时，其肉即慢慢缩小，取汁 30 毫升服，1 日 3 次。

（41）金不换草 60 克，同豆腐炖服。

（42）治小儿疳积，夜盲。新鲜番薯叶约 90~120 克，水煮淡食其汤。

（43）治小儿疳积，消化不良。南瓜蔓（连叶）1 个，烧灰存性，黄酒调服。

（44）治同上。蟹壳烧灰用开水泡服。

（45）治同上。苍耳根皮研末，每服 0.3~0.6 克，1 日 2 次，米汤送服。

（46）治同上。山楂核 120 克，炒黑分 4 份，每份水煎 500 毫升加冰糖少许饮。

（47）鲜白扁豆花 50 克，水煎服。

（48）蜂子焙炒，调入酱油、砂糖，1 日 3 次，食用。

（49）鹌鹑 1 只蒸熟食，连食数只。

（50）仙鹤草 50 克，加大枣 10 克，瘦猪肉 100 克，水煎服，连服数日。（《丁福保方》）

# 脐 疾

**脐风（新生儿破伤风，又名四六风、七日风、撮口、噤口、噤风）**

（1）薄荷 9 克，煎汤灌（服）20 毫升（不可多），立愈。

（2）生甘草 6 克，水煎温服，令吐痰涎后，以乳汁滴儿口中。或枯矾末敷。

注：以上 2 方见《奇效简便良方》

（3）独蒜切片安脐上，以艾灸之，口中有蒜气，即止。（《秘方集验》）

（4）取东壁土（脐上）敷之，效佳。（《千金方》）

（5）艾叶烧灰，厚敷脐上，绸绢裹之。（《保婴金镜录》）

（6）干蛴螬虫末，涂敷，4～5度愈。（《斗门方》）

（7）鸡蛋1枚，挑取蛋清。在小儿脑后，第7颈椎之下1寸许，用指蘸蛋清擦磨，随见白沫从皮内出，皮内旋生黑毛，如猪鬃。随擦随长，擦至以不长为度。有黑毛出处，均要擦到。不长黑毛处便是无风。所长之毛不可拔去，一拔即死。用软细绢将黑毛包好，避风，微汗即愈。少迟吃乳，数日间黑毛自脱，小儿无恙矣。此方屡试屡验。（《经验良方全集》）

（8）蜗牛去壳，研汁涂。（《万病回春》）

（9）僵蚕10克（炒去丝，研末），与生葱同捣，用乳汁涂母乳上令儿吮之。（《经验简便良方》）

（10）鸡矢白，兑酒服。

（11）用父母指甲1克，炙灰，以乳调下即好。用好烧酒对脐吮之亦妙。（《奇方类编》）

（12）用蜂房煅研末，敷之。（《经验良方大全》）

（13）用生姜汁和面作饼1个，温热贴脐上，用包头缚住。（《菉竹堂集验方》）

（14）杏仁去皮研敷。（《育婴家秘》）

（15）红蓖麻根30克，煎汤频服，1日1剂。

（16）斑竹膜适量，烧灰兑开水服，1日2次。

（17）虎耳草适量，洗净，绞汁加少许盐水，饮100毫升，1日2次。

（18）母蚰子1只焙干为末，分6次冲服，1日2～3次。

（19）蟥蜂窝（带子）1个焙干为末，每服1克，1日3次，开水送下。

（20）土鳖虫（洗净，去头足）2个，捣烂，敷脐，外用布包扎，日1换。

**脐湿**

(1) 当归焙干为末，敷脐中，频用，愈。(《秘方集验》)

(2) 海螵蛸研细末，干掺。(《疡医大全》)

(3) 艾叶烧灰，填脐中。

(4) 柿蒂7个，焙干为末，敷患处。

(5) 白螺蛳壳（多年墙上者佳），火煅研细，掺上即效。

(6) 黄柏研末，每次适量敷患处，1日2~3次。

(7) 龙骨6克，醋泡焙研末，敷患处，1日2次。

(8) 赤石脂研末，每次适量敷患处，1日2~3次。

(9) 荆芥煎汤洗，煨葱贴，1日2次。亦可治脐疮。

**脐疮**

(1) 马齿苋烧研，敷患处。(《救生集》)

(2) 用绵子烧灰存性，为末敷之。

(3) 用黄柏为末贴之。

(4) 用龙骨烧灰为末贴之。

(5) 用飞矾为末贴之。

(6) 用甑带烧灰为末，敷之。

注：以上5方见《卫生易简方》

(7) 赤石脂研末敷。

(8) 灶心土研末敷之。或用地蚕末敷脐上数次即愈。

注：以上2方见《经验良方大全》

(9) 虾蟆烧末敷之，日3次，甚验。(《外台秘要》)

(10) 丝棉15克，烧灰敷脐。

(11) 苎麻3~5克，烧灰存性，撒入脐中。

(12) 车前子5克，炒焦研末，撒在脐上。

(13) 五倍子炒焦研末，撒在脐上。

(14) 杏仁去皮适量，研末外敷，1日2次。(《本草纲目》)

(15) 公猪头肉烧灰，敷之。

### 脐血

（1）鸡内金瓦上焙干研末，敷患处。

（2）僵蚕（炒去丝）为末，蜜调敷疮口。（《济世神验良方》）

（3）白石脂研末，敷脐中，不得剥揭。（《秘方集验》）

（4）白糖适量外敷患处，1日2次。

（5）土虾蟆1个瓦上焙干，研末，敷患处，1日2次，每次适量。

（6）煅龙骨粉，外敷脐上，1日1～2次。

### 脐突

（1）乌药磨水敷脐上即收缩。

（2）杏仁6克，打烂作饼，贴脐眼上，用束带裹紧。

（3）乱发烧灰，为细末，放入脐中适量，外用膏药贴上，1日1次。

# 新生儿黄疸

（1）黄瓜皮适量，水煎服。此方宜于阳黄。

（2）鲜蘑菇15～20克，做汤或煮食用。

（3）番薯10～20克，做菜煮汤食用。

（4）泥鳅放烘箱内焙干，取出研粉，每用10克，1日3次，饭后用开水冲服。

注：以上3方宜于阴黄

（5）黄瓜15克，水煎服。

（6）瓜蒌焙干，每服3克，水30毫升煎20毫升。卧时服。五更泻下黄物，立愈。（《串雅内编》）

（7）急用薄草纸以笔管卷如爆竹样，将一头以纸封紧，用黄蜡（用铜器融化）将纸筒四周浇匀，不可使蜡入筒内，令病人仰卧，将蜡筒罩肚脐上以封过一头向下，再用灰面作圈护住筒根，勿令倒下，勿令泄气，筒头上点火，烧至筒根面圈处取出，另换一筒再烧，看脐中有黄水如鸡蛋黄者取出，轻者烧 7~8 筒，重者数十筒，日烧 2 次，总以取尽黄水为度。有人黄疸，身如金色，遍身肿胀，饮食入口即吐，百药不效，照此治之 3 日痊愈。(《验方新编》)

（8）捣韭菜汁，滴儿鼻中如大豆许。(《本草纲目》引《子母秘录》)

（9）土黄连（又名阔叶十大功劳）长 30 厘米，锉碎，煎水给患儿洗澡，每洗 1 次即泻 1 次。如黄末泻尽，再用 1 次，一般情况下连用 2 次即可。

（10）鲜马齿苋 10 克，加冰糖 2 克，水煎服。

（11）栀子花 5 朵，水煎服。

# 新生儿小便不通

（1）蟋蟀 2 个，焙干研面，1 次服，开水送服。

（2）葱白 15 厘米，人乳 50 毫升，煎 2 沸服，1 日 1 剂。

（3）葱白捣烂，麝香 0.03 克掺上敷脐。(《小儿卫生总微论》)

（4）盐安脐中熨之。(《千金方》)

# 小儿解颅

（1）黄狗头骨炙为末，鸡子白和涂之。(《本草纲目》引《直指方》)

（2）雄鸡冠血滴之，以赤芍药末粉之甚良。(《普济方》)

（3）生地 60 克，为末，粥饮下。(《诚书》)

（4）天南星不拘多少，以姜汁炒枯，研细末，醋调涂于帛上，烘热贴囟门上，以合为度。(《幼幼集成》)

（5）用半夏末，水调敷足心，自愈。

（6）蛇蜕炒焦为末，和猪颊骨中髓调敷头顶上，日搽 3 次，久之自愈。

注：以上 2 方见《验方新编》

（7）灸法治解颅。灸脐中、上、下 3 壮。(《保幼新编》)

（8）驴头骨不拘多少，烧灰研面，以清油调敷头缝中。（《急救良方》）

# 佝　偻　病

（1）鸡蛋皮洗净，研末过箩极细。1周岁以下每次服0.5克，1~2岁每次服1克，每日2次。

（2）田螺20克，江米10克。先将田螺略水煮后捞出，去壳留肉，与江米同煮成粥，酌加猪油、食盐，分1~2次服完。

（3）猪脊骨或腿骨砸碎，加水煮成浓汤，加入洗净切成小段的菠菜稍煮即成。

（4）田螺适量，经常服用。

（5）蛤肉适量，煮食，1~2日1次。

（6）鱼骨或鸡骨，煮汤常服。

（7）苍术3~6克，水煎服，1日1剂。

（8）川杜仲30克，水和酒各半同煎，1日1剂。

（9）苜蓿60克，水煎服，1日1剂。

（10）珍珠母粉和白糖各等份，共为细末，每次口服0.5克，每日服3次。

（11）生板栗500克煮熟去皮，蒸半小时，趁热拌成泥，加白糖250克搅匀服用。

（12）黄精100克，用水发泡透，用砂锅煮至极烂，液干，加入蜂蜜200克煮沸，调匀即可服用。每次服15克，日2次。

（13）鸡蛋黄1个，每日服3次。

（14）牛骨髓500克，加白面1000克，共炒黄，每次服15克，1日3次，开水送服或冲服。

（15）花生米轧碎，随意食之。

# 五　迟

（1）治小儿语迟（四五岁只会叫人，不能言语者）。以赤

豆研末，酒调涂舌下，3次即可言语。(《奇效简便良方》)

(2) 治小儿发迟。陈香薷60克，水200毫升，煎汁10毫升入猪脂15克，和匀，日日涂之。(《永类钤方》)

(3) 治小儿发迟。烧鲫鱼灰末，以酱汁和敷之。(《千金方》)

# 重 舌

(1) 芙蓉花或叶、或皮、或根，捶极烂，用鸡蛋2个和匀，煎热，候冷，敷心口并肚脐，用布扎紧，屡试如神。

(2) 吴茱萸12克，为末，好醋调敷两足心。

(3) 巴豆半粒，饭4~5粒，共捣烂为饼，如黄豆大，贴在印堂中，待四周起泡去之即愈。各种舌病皆效。

注：以上3方见《外治寿世方》

(4) 赤小豆20克，捣末，醋调频涂。

(5) 桑白皮煮汁涂。

(6) 旧锈铁锁火烧，打落铁片，为末，冷水调服。

注：以上3方见《奇效简便良方》

(7) 取釜下土和苦酒（即醋）涂舌上。(《千金方》)

(8) 烧柴草灰敷舌上。(《灵苑方》)

(9) 用针刺去恶血即愈。

(10) 用蒲黄涂之亦瘥。

(11) 用乱发烧灰敷舌上。

(12) 用乌贼骨烧灰和鸡子黄敷之。

注：以上4方见《卫生易简方》

(13) 露蜂房烧灰，酒和敷舌下，数次即愈。

(14) 鹿角末涂舌下，日3次。

(15) 鲫鱼头烧灰，研末饮服。治头疮，以末搽之，目瞖洗之。

注：以上3方见《不药良方续集》

# 流　涎

（1）白矾 10 克，用热水冲泡 6 升，频洗双足，连洗 3 ~ 4 日。

（2）天南星 3 克，研末，醋调敷双足心（涌泉穴），过夜即洗去。

（3）肉桂 20 克，研末，临睡前用醋调敷双足涌泉穴，外盖纱布，绷带包扎，次日取下，连敷 3 ~ 5 日。

（4）桑根白皮 20 克（不足 1 岁用 10 克）水煎服，每日 3 次，连服 3 ~ 7 日。

（5）石斛适量，水煎，1 日 1 次。

（6）甘草 6 克，生姜 3 克，水煎频服，1 日 1 剂。

（7）笔筒草 10 克，水煎，兑入白糖 3 ~ 5 克，1 次服完。

（8）四叶菜 6 克，酒糟适量煮服，1 次服完，1 日 1 剂。

（9）白茄子 1 个，去皮用茶油煎熟食之。

（10）牛口中涎沫适量，涂口中及颐上，1 日 1 次。（《外台秘要》）

（11）冬青树叶若干，捣汁漱口，1 日 1 次。（《家用良方》）

（12）生白术 10 克，冰糖 6 克，水煎服，连服 3 ~ 5 剂。

（13）吴茱萸 3 ~ 5 克为末，睡前用醋调敷双足涌泉穴，外用纱布扎紧，每次敷 12 小时，或敷于脐中亦可。

（14）黑白二丑各 50 克，瓦上焙干存性，共为细末，过筛，加入黑色红糖 25 克，混匀，每次服 5 克，每日 3 次，开水服下，服后大便变软者其效益佳。以大便变软为度。

（15）鹿角屑末，米饮服 1 ~ 2 克。（《不药良方续集》）

（16）灯心草 3 克，切细调入鸡蛋内，加盐少许，用猪油炒熟，空腹服。

# 小儿麻痹症

（1）白花蛇，炒，细研末，黄酒送服，1 次吞服 0.5 ～ 1.5 克。

（2）晚蚕砂 30 克，水煎服，1 日 1 剂。

（3）透骨香根 150 克，煎水外洗患处，并取渣捣烂包患处关节，2 日 1 次。

（4）黑豆 60 克，大枣（去核）30 克，加水、糖同煎，每晚服 1 次，每次 1 剂，连服 1 ～ 2 个月。

（5）灯盏细辛 3 ～ 6 克，切细与鸡蛋 2 个蒸熟，食鸡蛋，每日 1 次，连服数日。

（6）紫背浮萍 150 克，为末，蜜丸如弹子大，每服 1 丸，每日 2 次，砂糖和米酒送服，连服 50 日。

（7）小金牛草 10 ～ 15 克（鲜草用 30 ～ 60 克），猪蹄 1 个，水 2000 毫升煎取 500 毫升，每日 1 剂，连服数日。

（8）鳝鱼 1 条，捣成糊状，敷于患处。

（9）乌梢蛇适量，用沙将蛇炒为黄色，白酒渍 3 次再炒干，研末，每 1 岁用 3 克，每日 2 次。

# 小儿肾炎

（1）玉米须 60 克，水煎当茶饮，1 日 1 剂。

（2）赤小豆 60 克，煮粥服，1 日 1 剂。

（3）河白草，水煎熏洗，每日 1 剂。

（4）干西瓜皮 250 克，加水 1200 毫升，煎至 600 毫升，分 2 次温服，再加水 600 毫升煎至 300 毫升，1 次服完，每日 1 剂。

（5）鲫鱼 1 条去肠杂，将茶叶 10 克入鱼腹，清蒸后连汤服下。

（6）鲜羊奶每日服 250 ～ 500 毫升。

（7）鹌鹑蛋 2 只，加少许黄酒，不加盐，炖食。

# 小儿阴茎肿大

（1）真硼砂研末，水调敷，甚效。（《验方新编》）

（2）蝉蜕 30 克，煎汤洗患处，立止其痛，肿亦渐消。

（3）干地龙为细末，津液调涂患处。

注：以上 2 方见《澹寮集验方》

（4）灯心草煎汤，不拘时服，肿消痛止。（《验方新编》）

（5）金银花 30 克，煎汁 1000 毫升，500 毫升令儿代茶饮，500 毫升温洗肿胀处，1 日 5 次，3 日痊愈。（《百病秘方》）

（6）钩藤 50 克，每日 1 剂，水煎外洗，每日 2 次，连洗 2～3 次。

（7）鸡蛋 1 个打孔，将阴茎入内，1 日 1 次。

（8）老葱叶（汁液浓者）劈开，裹阴茎，布包扎。约 2 小时，一般 1 次可愈。

（9）黑豆 150 克，水煎温洗，连洗 2～3 日。

（10）甘草梢 20～30 克，水煎温洗，连洗 2～3 日。

（11）蛇床子为末，和鸡子黄，敷之。（《范汪方》）

（12）黄柏煮汁，管中温渍之。

（13）水杨叶煮汁，管中渍之。

（14）杏仁，鸡子白和涂之。

（15）烧豉 10 克，末敷之。

（16）烧牛矢末，和苦酒（即醋），涂之。

（17）白蜜涂之。

注：以上 6 方见《葛氏方》

（18）捣苋菜根敷之。（《千金方》）

（19）治阴茎头肿生疮出黄汁。干姜末，捣敷上，不过再三即愈。（《龙华方》）

（20）捣蔓菁，敷之。《医心方》

# 小儿湿疹

（1）黄连5～10克，浓煎，调蜂蜜或糖，分数次服。

（2）紫草50克，研细末，香油调涂患处。

（3）百部10克，布包酒浸，搽患处。

（4）赤小豆10克，捣细末，用鸡蛋清1个，调敷患处。

（5）刺猬皮1个，烧成灰，加香油调敷患处。

（6）滑石粉，调鸭蛋清搽患处。

（7）明矾30克，煅存性，研末加香油少许，调匀搽。

（8）海浮石30克，煅研末，猪油调敷患处。

（9）生艾15克，放入香油（60克）中熬，令艾黑，去艾用油搽患处。

（10）生黄柏15克，研细末，用鸡蛋油调敷患处。

（11）红枣数个，去核，将每个枣中纳入明矾少许，瓦上焙干，研细末，撒敷患处。

（12）乌梢蛇1条，做菜食用，连吃3～4次。此方宜于顽固性湿疹。

# 痱　子

（1）桃树叶50～100克，加水500～1000毫升，煎至300～500毫升，然后掺入洗澡水中洗涤，如果直接涂到患部效果更好。（桃树叶也可制成干粉备用）

（2）芹菜绞汁，涂于患处，每日2～3次。

（3）滑石粉适量，涂患处，每日2～3次。

（4）新鲜西瓜皮，用内面擦患处，每日2～3次。

（5）石榴树叶煎，洗患处，每日2～3次。

（6）胡荽30克，加槐树叶30克，水煎洗患处，每日2～3次。

（7）鲜马齿苋150克，切碎水煎，弃渣取汁，凉后外涂，每日5～6次，一般2～3日即可。或用马齿苋，水煎洗患处。

（8）鲜苦瓜1个切丝，装碗中，加食盐10克搅匀，腌制几分钟，揉搓出汁，搽患处，每日1～2次，1～2日即见效。

（9）大海蛎壳250克，用75%酒精消毒，研粉过筛，加冰片15克，混合，将患处洗净，将上药撒搽患处，每日2～3次，连用7日。

（10）蛇床子60克，煎水洗患处，每日2次。

（11）用冬瓜皮摩之即愈，冬月用藤煎汤洗之。（《济世神验良方》）

（12）丝瓜叶120克，捣烂取汁，搽皮肤上。

（13）绿豆粉、滑石粉和匀扑。（《随息居饮食谱》）

（14）青蒿水煎，用汤洗患处。

（15）芦荟叶，去刺洗净，捣烂，用纱布包好，均匀地外涂于长痱子部位，早晚各1次。

（16）犁头草45克，水煎服，每日1剂。

（17）鲜桃树叶适量，水煎洗患处，3次即愈。

（18）鲜黄瓜切片，轻擦患处，1日数次。

（19）鱼腥草100克，水煎，待温给患儿洗澡，一般1次即愈，重者4～5次即愈。

（20）鲜荷叶适量与绿豆同煮水饮服。

（21）黄荆草全草，水煎洗澡。

（22）鲜藕250克，洗净取汁，加蜜糖50克，调服。

（23）西瓜皮50～100克，水煎加白糖代茶饮。

（24）人丹数10粒，研细末，放入100毫升白酒中，搅拌溶解后搽患处。

# 五 官 科

## 牙 髓 炎

（1）马鞭草30克，切碎晒干备用。每日1剂，水煎分服。亦可治牙槽脓肿。

（2）地骨皮30克，加水500毫升，煎至50毫升，过滤以后用棉球蘸药液填入已清洁之洞内即可。

（3）苍耳子6克，焙黄去壳，将其仁研细末，同1个鸡蛋和匀，不放油盐，炒熟食之，每日1次，连服3剂。亦可治虫牙龋齿、急性牙周脓肿、牙周炎。

（4）蜂胶20克，浸入95%的酒精200毫升中，多次搅匀，用棉球蘸药液涂擦患处。

## 牙 周 病

（1）蛇莓（蛇泡草）根茎60克（干品用15～20克），切碎，水煎服，连服数日。

（2）芝麻秆30～100克，切碎，水煎漱口，每日数次。

（3）补骨脂60克，青盐15克，炒研擦之。

（4）菊花叶50克，清水洗净，捣烂绞汁服，日服2次。

（5）大黄末，醋浸，取汁含口中，然后吐出，每日3～4次，取渣敷肿处。

（6）马齿苋50克，水煎服，连服数日。

（7）大青叶10～15克，水煎服，连服数日。

（8）夏枯草50克，水煎服，日2次，连服数日。

（9）蒲公英100克，水煎服，日2次，连服数日。

（10）马鞭草1米长1节，用清水煎1小时，约500毫升，1次服250毫升，隔2小时再服250毫升，如未愈可再服用。

（11）射干 15 克，水煎服。

（12）牛膝 30 克，水煎冲蜜适量内服。

（13）苎麻根 30 克，煎浓汁服。

（14）山慈菇根茎 50 克，水煎漱口。

（15）知母 30 克，水 300 毫升，煎取 100 毫升，分服。

（16）山豆根数片含于牙龈肿痛处。

（17）橄榄核烧存性，敷于齿龈。

（18）枣核放瓦上烧存性，研末，搽患伤处。

注：以上 18 方治齿龈炎，红肿痛。

（19）柏树二重皮，切碎，入醋中煎，漱口。

（20）杨梅树皮，水煎含，1 日 3 次。

注：以上 2 方治牙床溃疡。

（21）夏枯草（连根、茎叶）100 克，水煎分数次服。

（22）大黄 20 克，浸醋含口中，每日含 3～4 次。

（23）刀豆壳烧存性，研末，取 3 克，加冰片 0.3 克，搽之，该方治牙龈溃烂，流出臭水。

（24）鲜土大黄叶适量揉烂，取汁频搽患处。

（25）马兰菊 100 克，煎汤漱口，也可少量（每次煎 50 克）内服。

（26）田字草适量，捣烂贴患处，1 日 2 次。

注：以上 6 方治牙龈肿痛，溢脓。

（27）芥菜秆烧灰存性，研末，涂患处。此方治牙龈炎。

# 齿　衄

（1）茅草根 30 克，水煎代茶饮。

（2）黑木耳 30 克，浸冷水中加白糖拌匀食。

（3）鸡血藤 30～60 克，大枣 30～60 克，水煎服，每日 1 剂，一般 3～5 剂可愈。

（4）鲜天胡荽适量，用冷开水洗净，捣烂浸醋，含在口中，5 分钟后吐出，日含 3～4 次。

（5）川芎10克，煎汤含漱。

（6）白矾末，以棉球蘸搽患处，或研末，开水冲开，含漱，每日2～3次。

（7）生萝卜切片，口内嚼之，热则再换。

（8）活水芦根适量，煎汤服或泡茶饮。

（9）陈柿饼，随意食之。

（10）鲜竹茹10～15克，浸醋中3小时，涂患处。

（11）玄明粉研末，搽出血处。

（12）向日葵根100～200克，炖汤当茶饮。

（13）枸杞子10克，水煎吞下或咀咽下亦可。

（14）香蕉皮用火烧成灰，研末涂患处，每日数次。

（15）海螵蛸，研末搽出血处即止。

（16）麦冬10～15克，煎水饮之或含漱。

（17）豆腐渣60克，调水含口中，1小时，2次即愈。

（18）醋10毫升，口含3分钟，血即止。

（19）鲜石榴皮取汁，含口中，血止后温开水漱口。

（20）黄豆磨汁不时含漱，不久即止。

（21）马兰头捣烂塞患处，或鲜马兰根或叶30克，每日1剂，水煎分服，连服3～5日。

（22）丝瓜藤阴干，火煅存性研末，搽牙缝。

（23）盐水漱口，多漱一会，连漱几口，3～5日可止。血止后再坚持数日。

（24）马勃塞牙龈内，如牙龈出血不止，以凉开水漱口，漱后再填2～3次即止。

（25）鲜大蓟根适量，捣烂敷患处。

（26）广柑20克，睡前1次服，连服3日即效。

（27）地榆适量，研末，搽患处。

（28）藕节15克，烧存性研末，搽患处。

（29）蚕茧连肉不拘多少，烧存性，为末，擦出血处即止。

（30）生番茄常服。

（31）梧桐子不拘多少，研细末，搽患处。

（32）红枣适量，去核焙炭研末，塞出血处。

（33）川贝母 10 克，研细末，擦患处。

（34）五倍子研末，搽患处。

（35）鲜马尾松针，开水泡当茶喝。

（36）柿叶用开水泡当茶喝。

（37）鲜西瓜皮适量，煎汤代茶饮。

（38）用隔夜茶刷牙、漱口。

（39）童便温热服之。

（40）百草霜末掺之立止。（《集简方》）

（41）干芭蕉叶烧灰，搽患处血即止。

# 舌　肿

（1）雄鸡冠血，浸舌，咽下即消。（《奇方类编》）

（2）生蒲黄末涂之。（《成方切用》）

（3）皂矾不拘多少，新瓦上以火煅变红色为度，放地上候冷，研细，搽舌上立愈，重舌、木舌，皆效。（《幼幼集成》）

（4）硼砂末，生姜片蘸揩，少时即消。

（5）半夏煎醋，含漱之，酒煎热漱亦可。

（6）用醋时时含漱。

注：以上 3 方见《普济方》

（7）蚯蚓 1 条，以盐水化水涂之，良久渐消。

（8）木贼煎水漱之。

（9）秤锤烧红，淬醋 10 毫升，咽之。

注：以上 3 方见《圣惠方》

（10）甘草煎浓汤，热漱频吐。（《圣济总录》）

（11）半夏擦之。

（12）乌梅擦之。

（13）醋调锅底黑（百草霜）涂舌上下，即消。

（14）川连 9～12 克，煎浓汁，以舌浸之。

# 口　角　炎

（1）枯矾 6 克，蜂蜜适量，调涂患处，每日 1～2 次。

（2）百草霜、花生油各少许，共调，用棉花签蘸涂患处，每次少许，每日数次。

（3）生蒲公英 30 克，水煎服。

（4）旋覆花煅存性，研末，香油调搽。

（5）大青叶取汁擦涂。

（6）乱发烧灰，猪油调搽患处。

（7）柿饼霜涂抹患处。

（8）朴硝研末，时时含口中，多次即效。

（9）西瓜皮，炒焦，研末搽。

（10）蜂蜜调涂。

（11）霜后茄子 1 个，晾干研末，香油调涂患处，每日 1～2 次。

（12）炉甘石研细末，香油调搽患处。

（13）鸡蛋黄油搽口角，每日数次。

# 扁桃体炎

### 急性扁桃体炎

（1）天萝水，每服 20～25 毫升，加开水冲服。

注：取天萝水法：霜降后，择粗大丝瓜藤近地约 30 厘米处剪断，将两个断头处均插入大口瓶中，则分别有水流出，收贮。剪断 1 株，约得水 1000 毫升。

（2）杜牛膝根（又名臭花娘子草），捣取汁服 10～15 毫升，不愈再服。又可作含漱剂，或研末作吹药。

（3）蒲公英 15～30 克，米泔水或清水煎服。

（4）大蒜捣烂，敷两足心（涌泉穴）。如同时在大拇指甲角（少商穴）和食指甲角（商阳穴）点刺出血，则效果更好。

敷蒜后，不超过半小时一般不起泡。如若起泡，泡小者，可用布包好，让其自行吸收，若起泡大，可用消毒针刺破排净水，并涂以龙胆紫，以防感染。

（5）南瓜子（不用水洗，晒干），用冰糖煎汤，每日服6~9克。

（6）千里光60克，水煎服。

（7）鹅不食草50~100克，洗净绞汁，冷服，连服2~3次，每次5~10毫升。

（8）柿饼霜3克，温开水化开，日服3次。

（9）红根草60克，水煎服。

（10）田边草60克，煎汤代茶饮，1日1剂。

（11）鲜土牛膝根，捣取汁，加入新鲜人乳等量，滴双鼻中，每次每孔3~5滴，半小时1次，连滴2~3次。

（12）葱1根放在铁丝架上，用火烤软，放入酒中浸泡，再略加热，以净布绑在喉咙处。

（13）金银花6克，加绿茶6克，沸水泡，代茶饮。

（14）蜂房10克，撕碎，用砂锅焙干，研末，每6小时服1次，每次1~2克，以温黄酒30毫升服下。此方对急性化脓性扁桃体炎效果特好。

（15）鸡蛋4个，打在碗内搅匀，加白酒30毫升共和一处，置1夜后，次晨服下。

（16）红苋菜根30克，烧灰，卷纸筒吹入喉中。

（17）木耳10克，煅末，吹喉中。

（18）黄花菜根5~6条，让患者生嚼，吞菜根水，只要吞下一些水，喉即通，再用5~6条根，水煎服。亦可治慢性扁桃体炎。

（19）手指甲烧灰，生盐少许，共研细末，用鹅翎管或用竹管将药末吹入喉中，咽喉通后，随用童便吞服。

（20）金银花连茎叶，捣（自然）汁300毫升，煎240毫升服。（《积善堂方》）

（21）以灯草灰吹入喉间，神效。（《应验良方》）

（22）将剪断苎麻数根约3厘米长，析为细丝，装入旱烟筒内，如吸烟法，连吸3次即愈，奇而有效。（《杏林摘要》）

（23）米醋调皂角末，涂颈与下颏，干即换涂。（《应验良方》）

（24）老鸦蒜捣汁，白酒调服，呕吐自愈。（《神医十全镜》）

（25）米醋和黄柏末敷之，冷即易。（《肘后方》）

（26）鲜威灵仙全草或单用茎叶60克（干品30克），洗净煎汤服，每日1剂（或煎汤代茶饮。）

（27）皂角刺15克，水煎服。

（28）酢浆草鲜全草60克，用清水洗净，再用冷水洗净捣碎，绞取汁，与蜂蜜5～10克调匀内服．每日2次。

（29）荔枝草30克，水煎服。

（30）蓖麻子90～120克，杵去壳，捣烂，铺夹在草纸内，将油压在草纸中，去蓖麻屑不用，将草纸卷煤头点火，俟火熄，令病人将烟吸入，或吹入喉间，自然肿胀渐消。

（31）用两手从臂上抹至大拇指间40～50下，以绳扎住，男左女右，大指甲旁，以针刺出血即止，愈。此少商穴，在大指甲内侧去甲韭叶大。

注：以上2方见《种福堂公选良方》

（32）生大黄10克，用开水泡药，每隔2小时泡饮1次。

（33）艾叶捣汁，口含良久，肿自消。（《成方切用》）

（34）雄鸡肫内皮，阴干，焙末，吹入喉中效。（《奇方类编》）

（35）冬月取母猪粪放在屋上，日晒夜露7～8日，用炭火煅至烟尽为度，以水调和，徐徐灌之。（《串雅内编》）

（36）青鱼胆少许，含口中，咽其汁，吐出紫血痰块，自愈。（《活人一术初编》）

**慢性扁桃体炎**

（1）山慈菇研末，米泔水调服。成人每服 10 克，小儿酌减。

（2）合欢花 10～15 克，水煎加白糖 5 克，等稍凉，徐徐服下。

（3）虎耳草根研末，过筛，高压消毒。成人每服 0.5 克，小儿减半，每日 3 次，开水送下，3 日为 1 疗程。

（4）白僵蚕 6 克，水煎服。

（5）鲜喉咙草 30 克，水煎服。

（6）黄瓜 1 根，切开去子，填入明矾适量，封好挂在屋檐下阴干，瓜内明矾化霜，将有霜之黄瓜酌量食之。

（7）明矾 1 克，研细末，开水冲服，每日 1 克。

（8）鲜鹅血 100 毫升，热服。

（9）苦瓜根，取汁 30 毫升加入清水数滴，调匀后吞服。

（10）生芋艿，去皮，生嚼食。

（11）鲜白头翁 30 克，水煎服。

（12）蒲公英 30 克为末，以醋调涂患处。

（13）蒲黄 10 克，研末，取少许用纸管吹入咽内。亦可治舌肿大。

（14）茶叶 5～10 克，用纱布包好，放瓷杯中，冲入沸水中浸泡，等茶凉后，加蜂蜜适量，每隔 20～30 分钟用蜜茶 100 毫升，漱喉，而后慢慢咽下。

（15）苋菜 150 克，洗净捣取汁，加白糖调匀，日服 2 次。

（16）黑木耳 10 克，焙干研末，用小细管吹入喉内。

（17）生附子 60 克，焙干，研末，用醋调膏，敷涌泉穴，外盖塑料薄膜，绷带包好，12～24 小时换药 1 次。

（18）蝎尾焙干研末，过筛，取药粉 0.5～1 克，撒于胶布上，外敷两侧天突穴，24 小时换药 1 次。

（19）用 1% 的食盐水含漱口。

# 声带息肉

（1）盐豉和捣涂之，先刺破出血乃用，神效。（《圣济总录》）

（2）用绵裹箸头柱盐揩之。日5～6次。（《孙真人方》）

（3）焦山楂24～30克，水煎2次，得煎汁1500毫升，凉后慢慢服完。每日1剂，服药期间不可大喊唱，使声带得到充分休息，一般服后均在10～15日内使息肉消除，发音正常。（《天津医药》1977.6）

（4）治咽中结块，不通水食，危困欲死。锅底墨蜜和丸芡实大，每新汲水化1丸灌下，甚者不过2丸即效。（《经验良方大全》）

# 声音嘶哑

（1）橘皮150克，水180毫升，煮取60毫升，去渣顿服，其声自出。

（2）桂心为末，频放舌下，渐渐咽汁。

（3）荷根0.5米，研绞汁，同酒10毫升和匀，不拘时温服5毫升。

（4）槐花瓦上炒，令香熟出火毒，半夜后仰卧任意服。亦治咯血。

注：以上4方见《卫生易简方》

（5）通草，水煎服，或用橘皮煎浓汁，候冷饮，亦效。（《灵苑方》）

（6）黄花菜50克，煮熟调入蜂蜜，口含，每日分3次服。

（7）罗汉果1个，切碎，泡水代茶饮。

（8）公鸡心7个，焙干研末，分作7包。第1次服1包，第2次、第3次各服3包，热黄酒冲服。

（9）花生米（连肉皮）60克，煮熟食用，每日食1次。

（10）鸡蛋1个，用醋100克煮熟，去蛋壳，再煮10～15

分钟即可，将醋与蛋同食，一般 1 次即愈。

（11）竹叶适量，水煎代茶饮。

（12）木蝴蝶（即千张纸）6 克，加冰糖少许蒸水服。

（13）诃子 1 个，含口中，慢慢嚼咽其汁。

（14）大乌梅 30 克，打碎，开水冲或炖服。

（15）雪梨 2~3 个，去皮捣汁或磨成浆服。

（16）杉木适量烧灰，趁热放入碗中，再用小碗盖上，将开水向边浇下，有吱声并出烟，候声静烟息，频服。

（17）淡菜 15 克，漂洗干净，煎浓汁。五更时服，连服 10 多日，即效。此方尤宜于阴虚失音者。

（18）霜后丝瓜适量，切碎，泡开水服。

（19）荸荠（去皮）7 个，白糖 3 克，煎汤服，连服数日。

（20）青蛙胆汁，取少许点舌上即可。

（21）胖大海 10 克，开水泡服。

（22）硼砂 1 克，含化口服。

（23）杏仁 6 克，煎水服。

（24）蝉衣（去头足）18 克，加少许冰糖，以开水泡之服，每日 2 剂，一般 2~3 剂即愈，有奇效。

# 急性鼻炎

急性鼻炎起病时鼻内有干燥及痒感，打喷嚏，或伴有低热，渐有鼻塞，或流大量清水样鼻涕，说话时呈闭塞性鼻音。本病大体相当于中医的伤风鼻塞。

（1）白芷研为细末，以葱白捣烂和为丸，如小豆大。每服 20 丸，不拘时茶汤送下。（《奇效良方》）

（2）荜茇末吹之，有效。

（3）小蓟适量，水 120 毫升，煮 60 毫升，去渣分服。

注：以上 2 方见《卫生易简方》

（4）生花生 2000~2500 克，入锅内，令本人亲手拌砂炒之，数次即愈。（《验方新编》）

（5）大蒜捣贴足心。（《外治寿世方》）

（6）斑蝥1只，研末，用少量放两眉中间的印堂穴，外用胶布固定，晚贴早去，去后起小水泡，泡作局部消炎处理。

（7）辛夷花适量研末，每次少许吹入鼻内。1日1~2次。

（8）干姜末、白蜜各适量，共为丸，如枣核大，塞鼻中，1日1次。

（9）葱白根适量，煎服，1日1剂。

（10）辛夷花30克，煎水煮鸡蛋3~5个，食蛋喝汤。

（11）金银花9克，研末，取少量吹入鼻中。1日数次。

# 慢性鼻炎

慢性鼻炎主要症状为鼻塞和流涕，严重时有头昏脑涨，咽干痛，嗅觉减退等。本病大体相当于中医的鼻窒。

（1）麻鞋烧灰吹之。（《经验方》）

（2）皂角末吹之。（《千金方》）

（3）蓖麻仁90克，大枣3克（去皮），捣匀，以绵裹塞鼻孔，1日1换，塞30日，而香臭闻矣。

（4）藿香叶60克，研末，4个猪胆取汁，调服即愈。

注：以上2方见《经验良方》

（5）枯矾末，绵裹塞鼻，数日自清。（《万病验方》）

（6）牙皂角末，每6克，临卧黄酒调服，忌风，出微汗。（《种杏仙方》）

（7）香蕉皮晒干，焙研末，加少量冰片，茶油调搽。

（8）老刀豆壳焙干研末，黄酒调服，每日1次，每次10克，连服3~5日。刀豆亦可。

（9）干姜末，蜜调塞鼻，自通。

（10）生葱分作3段，早用葱白头段，午用中段，晚用末段，捣塞鼻中。

（11）鹅不食草研细末，用纱布将药末包成适合鼻前庭大小的圆形小球，用60%的酒精泡24小时备用。将药塞入患侧

鼻前庭，每日 1 次，每次 2 小时，1 周为 1 疗程，双侧炎症者则交替使用。(《赤脚医生杂志》1978，1)

(12) 苍耳子 30 ~ 40 粒，轻轻捶破，放入小铝杯中，加入麻油 30 毫升，文火煎开，去苍耳子，待油冷后，贮瓶备用。用消毒小棉签蘸上油少许，涂于鼻腔内，每日 2 ~ 3 次，2 周为 1 疗程。(《新医学》1972，10)

(13) 蜜清加冰片少许，滴鼻，每日 1 ~ 2 次，连用 3 ~ 5 日。

(14) 辛夷花 30 克，鸡蛋 10 个，加水煮熟，吃蛋喝汤，分 5 日服完，连服 2 ~ 3 剂。

(15) 丝瓜藤，取近根处 20 ~ 30 厘米，洗净切段，同瘦猪肉一起煮，饮汤吃肉，5 剂为 1 疗程，连用 1 ~ 3 个疗程。

(16) 鲜鸡蛋 1 个，鲜苏梗叶适量（干亦可），煎成汤剂，吃蛋饮汤。

(17) 甜瓜蒂研末，吹鼻中患处，1 日 2 ~ 3 次。

(18) 青苔（鲜者）。用小刀从潮湿处刮下青苔装入干净瓶内，后用消毒纱布卷成小条，放入瓶中，并挤压沾汁，将纱布条塞入鼻孔中，交替塞，每 3 ~ 4 小时更换 1 次，一般 5 日即愈。

(19) 大葱洗净泥土，剥去老皮，连须切碎，捣碎，炒热。小儿敷囟门穴，外加热敷。1 次 30 ~ 60 分钟，1 日 3 次，成人亦可于晚上直接敷鼻梁（下垫纱布 1 层），外用胶布固定，次晨去掉，连敷数晚。

(20) 荞麦面 60 克，生姜末 20 克，用开水调成药饼，下垫纱布 1 层，敷囟门穴（剪去头发），外加热敷，1 次 30 ~ 60 分钟，1 日 3 次。

(21) 大蒜 1 头，捣烂取汁加 2 倍水稀释，取液滴鼻。

(22) 生杏仁 5 克，醋 2 克，将杏仁调醋磨浆，涂于患处，每日 3 ~ 4 次。

(23) 苍耳子 6 克，水煎，每日 2 次分服。

（24）干葫芦，研末，取少许吹鼻，同时冲服10克。

（25）鲜桃叶适量，用手搓烂，取汁滴鼻，1日2次。

（26）白芷研末，每次少许吹入鼻中，1日3次，连用14日。

（27）鲜鹅不食草，取汁，滴鼻中，每日1~2次，每次数滴。

（28）鲜鱼腥草60克，一半捣汁滴鼻，一半加水煎服，1日1剂。

（29）蜜炙桑白皮10克，水煎服。

（30）丝瓜近根藤1米，烧炭存性，为末，每次10克，开水服下，或水煎服，或黄酒调服。

（31）香油滴鼻，每日2~3次，15日为1疗程。

（32）蒺藜30克，水煎服。

（33）鲜藕节捣取汁，仰面滴鼻中。

（34）翻白草25克，水煎服，连服5~10日。

（35）辛夷花9克，白糖适量，水煎服，或用豆腐100克，与辛夷花炖服。

（36）灵芝草500克，切碎，小火水煎2次，每次3~4小时，合并煎液，浓缩后用多层纱布过滤，滤液加蒸馏水至500毫升，滴鼻，每次少许。

（37）辛夷花适量，研末，或加冰片同研，点燃吸。

（38）鹅不食草30克，水煎服。亦可取草研末，每服10~15克，连服数日。

（39）玉米须晒干，卷成香烟状，点燃当烟吸。

# 萎缩性鼻炎

萎缩性鼻炎是一种发展较缓慢的病，其特征为鼻黏膜萎缩，嗅觉消失，鼻腔中有结痂形成，并伴有特殊的臭气。

（1）丝瓜近根处藤1~2米，洗净，切片晒干，每用10克，煎服，连服10~20日。

（2）黄连 10 克，煎汁 20 毫升，另取大蒜头 6 克捣烂取汁，混合滴鼻。

（3）白菊花 10 克，白蜜 60 克，入笼中蒸 2 小时，涂鼻孔内，每日 3 次。

（4）杏仁适量，去皮，捣为糊状，用甘草煎水调匀，涂鼻腔中。

（5）鱼脑石，煅末，取 0.3～0.6 克，吹入鼻中，亦可加冰片用。

（6）蝉蜕适量，研末，每服 2.5 克，开水服下，每日 2 次。

（7）翻白草 15 克，水煎服，1 日 1 剂。

（8）冰片少许，为末入蜂蜜中和匀滴鼻，1 日 2 次。

（9）香油适量，入冰片少许，和匀滴鼻，1 日 2～3 次。

（10）生蜂蜜适量，用消毒棉签蘸蜜点鼻腔中，每日早晚各 1 次，连用 10～20 日。

# 过敏性鼻炎

过敏性鼻炎又称变态反应性鼻炎，本病以突然和反复发作为特征，其症状鼻痒、喷嚏、流清涕、鼻塞。

（1）独头蒜 15 克，捣烂敷足心的涌泉穴，每日 1 次，每次 1～2 小时，连用 3～5 日。

（2）鹅不食草 25 克研末，取少许吹入鼻中，每日 2～3 次。

（3）牡丹皮 15 克，水煎服，连服 10 日为 1 疗程，或牡丹皮 12 克，研末，分 2 次，开水调服。

（4）苍耳子 50 克，焙干研末，口服，每日 3 次，每次 1～3 克，连服数日。

（5）蜂巢 1 片，用口嚼之，10 分钟左右吐渣，1 日 3 次，用数日。

（6）干姜末、蜂蜜各适量，调匀涂鼻内，1 日 2 次。

（7）鸭跖草 15 克，玉米须 60 克，水煎服，1 日 1 剂。

（8）蝉蜕适量，研末，每服 3 克，开水服下，1 日 1 次。

（9）斑蝥粉约 2 毫克，放在印堂穴上（注意不让斑蝥粉滴入眼中）用胶布固定，24 小时后去除。注意切勿把水泡弄破，让其吸收愈合后，再作第 2 次治疗。3 次为 1 疗程。

（10）黄芪 5～6 克，开水冲，当茶饮。1 日 1 剂，连用 2～6 个月，即有奇效。

# 鼻渊（鼻窦炎）

（1）孩儿茶研末，吹之。（《兵部手集》）

（2）捣蒜贴涌泉穴，甚效。（《集简方》）

（3）苍耳子炒末，每日水煎服 3～6 克。（《永类钤方》）

（4）百草霜细末，冷水调服。（《直指方》）

（5）丝瓜藤近根 1～1.5 米，烧存性，每服 3 克，温酒下。（《卫生家宝方》）

（6）石首鱼脑骨，煅末，每服 1.5 克，酒下，先用 0.6 克吹鼻中。（《身经通考》）

（7）老刀豆文火焙干为末，酒服 9 克。（《存仁堂方》）

（8）白鲞脊骨，烧烟熏洗之。（《暇日记》）

（9）青木香为末，临睡时吹，一二宿即愈。（《箓竹堂集验方》）

（10）生附子为末，煨葱涎和如泥，夜间涂涌泉穴。（《类方准绳》）

（11）黄木香花，铺头顶，以帽笼之，一二日即愈。（《济世神验良方》）

（12）广藿香 15 克，水 200 毫升，煎 150 毫升，加 1 个猪的胆汁和服。（《杂病源流犀烛》）

（13）白芷研为细末，以葱白捣烂和为丸，如小豆大。每服 20 丸，不拘时茶汤送下。（《奇效良方》）

（14）贝齿烧研，酒服 6 克，日 3 服。（《摘玄方》）

（15）羊卵子 1 对，去膜切片，顶大者尤妙，酱油、陈酒拌之，放瓷碗中隔汤煮熟，以陈酒送下，饮微醉，3～5 次即愈，临午服。（《种福堂公选良方》）

（16）真松花粉，时时嗅入鼻中。

（17）干葫芦瓦上焙枯，研末，时时嗅入鼻内。并用此药兑酒饮，或调粥服，其效如神。

注：以上 2 方见《验方新编》

（18）用秤星树根常煎水服。（《验方新编》增辑）

（19）猪肺 1 个水洗净，开口入川椒，照人年纪，每岁 3粒，煮熟食之。（《济生简便方》）

（20）荔枝壳煅末吹。（《奇效良方》）

（21）藿香叶 60 克，研末，取 4 个猪的胆汁调服即愈。（《卫生易简方》）

（22）鲜鹅不食草塞鼻，立刻见效。（《古今灵验秘方大全》）

（23）盐 250 克，炒热作 2 包，分开顶发更替熨之，鼻中臭水流尽即须调理。（《万氏济世良方》）

（24）熊胆，汤化抹之。（《不药良方续集》）

（25）长尾五谷虫，炒燥为末，吹入鼻，2～3 次即愈。（《续信验方》）

（26）蒺藜适量，当道车碾过，以水 120 毫升，煎取 60 毫升。仰卧先满口含饭，以汁 60 毫升灌鼻中，嚏出一二个息肉，似赤蛹虫，即愈（《圣惠方》）。

（27）蜂房火炙焦末，酒服 1 克，日 3 服。（《古单方》）

（28）搅硃漆棉兜一口，烧灰研末，吹鼻中。

（29）壁线窠 3 个，烧灰，加枯矾少许，吹鼻中，效。

注：以上 2 方见《家用良方》

（30）黄牛角取尖，煅存性，研细末。饱肚服 1.5 克，白汤下，1 日服 2 次，愈。（《灵验良方汇编》）

（31）辛夷蕊塞之。（《四科简效方》）

（32）茄蒂烧存性为末，每用 0.3~0.6 克，吹入鼻中。

（33）芫荽子 10 克，烧烟，让烟通过漏斗熏鼻，有虫自出。

（34）蜂房洗净，每次 5 克，入口中嚼食，吐渣咽液，每日 3 次，连服 30 日。

（35）猪脑 1 对，去其血，不可落水，鸡蛋 2 个打碎，加陈酒、冰糖，蒸食，只需 2 次即可治愈。

（36）黄芩根及茎煎浓汁入茶壶中，以鼻按壶熏之。觉热闷难去，随有浊物流出，即愈。

（37）小花生米 20 克，入干净白铁罐中，上糊纸封严，在纸上开一小口，将罐放火炉上，俟冒烟以烟熏鼻孔，烟尽为止，每日 1 次，连用 30 日。

（38）羊睾丸 1 对洗净，放瓦上或砂锅中焙黄，研细末，用温开水或黄酒送下，每对 1 日 2 次分服，连用 2~3 日。

（39）鱼腥草 15 克，水煎服，或鲜鱼腥草取汁滴鼻中。

（40）新鲜万年青根，取汁滴入鼻中，1 日 5 次，每次 2~3 滴。

（41）王不留行为末，取少许每日嗅吸 2~3 次。

（42）荔枝草洗净，搓成小团，塞入鼻中，日换 1~2 次，亦可略加食盐用。

（43）旱莲草取汁加甜酒炖服。

（44）牵牛花捣烂塞鼻中。

（45）荆芥研末，开水服下，1 日 2 次，每服 3 克。

（46）老刀豆藤或刀豆根，焙干研末，每用 9 克，酒水服下，须连服 3 次，亦可取末少许吹鼻中。

（47）西瓜藤 30 克，焙干研末，分 2~4 次服，连服数剂。

（48）鳖血，每日服 1 只鳖的血，连服 10~15 日。

（49）白荷花 5 朵，瘦猪肉 100 克，炖服，1 日 1 剂，连服数日。

（50）水龙骨（石蚕）15~30 克，每日 1 剂，2 次煎服。

（51）细辛叶用清水洗净，塞入鼻中，1日换数次。

（52）鲜大蓟根90克，鸡蛋2~3个，共煮，食蛋喝汤，1日1剂。

（53）枸树叶（经霜红花的）若干，水煎服，1日1剂，连服数日。

# 鼻 息 肉

（1）白矾烧末，同猪脂调和，绵裹塞之，数日，息肉随药而出。（《千金方》）

（2）生藕节连须，瓦上焙枯研末，吹入鼻中，其肉渐自落，屡试如神。（《保生余录》）

（3）雄黄塞入鼻中，自落。（《瑞竹堂经验方》）

（4）白矾、硼砂共为细末，点患处，自落。（《灵苑方》）

（5）荆芥穗为细末，每服9克，生姜汤调下，有火，陈茶下。（《经验良方全集》）

（6）用硇砂点之即落。（《白飞霞方》）

（7）狗头骨烧灰，加硇砂少许，为末，吹入鼻中，息肉自化。（《证治汇补》）

（8）蝴蝶不拘多少，煅，绵裹0.75克，纳入鼻中。（《明医指掌》）

（9）7月7日（农历），收甜瓜蒂阴干，临用0.3克，研末，再用白矾少许，绵裹塞鼻。（《种福堂公选良方》）

（10）鹅不食草捣烂塞之，自落。

（11）猪胆和挺子塞之，1日1换。

注：以上2方见《外治寿世方》

（12）以胶清和涂之，取瘥。（《华佗神医秘方真传》）

（13）蚯蚓（炒）1条，牙皂1片，共为末，蜜调涂患处即除。（《经验良方》）

（14）枯矾为末，绵裹塞鼻中。（《鲁府禁方》）

（15）细辛为末，时时吹之。（《四科简效方》）

（16）冰片点自消。（《万病验方》）

（17）蜘蛛、红糖适量，共捣涂搽。

（18）茶子磨成茶油涂患处。

（19）辛夷（未开成朵者，去外壳）浓茶浸软膏塞鼻中。

（20）桃叶嫩心，搓绒，捣烂，塞鼻中。

（21）胡荽适量，捣烂塞鼻中。

（22）苦参子取肉榨油点息肉上，1日1次，连用3～4次，或捣烂浸茶油涂患处。

（23）皂矾1.5克，红枣肉10克，共捣烂塞鼻中，1日1次。

（24）马陆（醋炙）适量，研末，棉花蘸塞鼻中，1日2次。

（25）桃仁适量，捣研为细末，细布包塞鼻中，1日1次。

（26）柳树皮30克，焙干研为末，香油拌搽。

（27）元参研末，香油调涂。

（28）柏树子，研末，调香油塞鼻中。

（29）胡黄连适量，磨水涂患处。

（30）金银花10克，研末，取少量吸入鼻中，日数次。

（31）蔗头劈下的碎屑适量，煎汤服10～20次。

（32）芭蕉油不拘多少，将药棉蘸油浸湿，塞鼻中，日换2次。

（33）鲜青苔适量（以能塞一侧鼻腔为度）洗净，用纱布包好塞入鼻孔，12～24小时另换鲜青苔，连用3～4日。

（34）黄柏，用蒸馏水浸，捣汁，注入鼻中，1日数次。

# 急性化脓性中耳炎

（1）生半夏研末，溶于米酒或50%的酒精中（半夏和酒精的比例为1:3）泡24小时，取上层清液滴耳，用时先用双氧水洗涤外耳道，然后滴入药液数滴，每日1～2次，连用7日。

（2）经霜蓖麻花蕾心，阴干研末，装瓶中备用。先将耳内脓液洗净擦干，取少量药末吹入耳内，每日 1～2 次，连用 3～5 日。此方亦可治慢性化脓性中耳炎。

（3）薄荷 50 克，取汁，1 次少许滴入耳内，1 日 1～2 次。

（4）蒲公英 50 克，或地丁 50 克，或野菊花 50 克，或马齿苋 50 克，或黄连 25 克，水煎服，每日 1 剂，连服 3～5 日。

（5）鲜牛蒡子根，绞取汁滴入耳内，每日数次，每次 3～5 滴。

（6）泥鳅 2 条，捣烂敷于耳周，每日更换 1 次，数日即愈。

（7）虎耳草叶汁，滴入耳内，1 日 3 次，如汁多可灌入，倾出再灌入。

（8）芭蕉树汁，滴入耳内，1 日 2～3 次。

（9）葛藤煅炭研末，调香油滴入耳内。

（10）鲜荷叶，捣汁滴入耳中。

（11）鲜石菖蒲，洗净捣取汁，滴入耳中。

（12）荔枝草，取鲜者，捣烂取汁，滴入耳中。

（13）川郁金适量研细末，吹入耳中。亦可加水调，滴入耳中。亦可浸油或磨醋滴。

（14）贝母 6 克研末，吹入耳中。

（15）黄柏煎浓汁，滴入耳中。

（16）大黄 6 克，研末，浸入 30 毫升香油中，滴耳内。

（17）金银花叶加食盐少许捣烂，用开水调匀，取汁滴入耳内。

（18）鲜生地，洗净取汁，滴入耳中，或浸香油滴耳，或加冰片少许滴耳。

（19）鲜凤尾草适量，取汁滴入耳中。

（20）鲜柚叶，捣取汁，滴入耳中。

（21）薜荔叶，捣烂布包取汁，滴入耳中。

（22）鲜苦参 15 克，磨汁滴入耳中，先用开水洗净脓处，

1日滴3~6次。

（23）鲜白头翁50克，捣取汁，用药棉蘸汁，左耳痛滴右耳，右耳痛滴左耳。

（24）北瓜子，取油滴入耳中，每次1~2滴。

（25）紫草15克，浸入香油内，俟香油变成红色时即可用。先以药棉将耳中脓汁拭净，将此油滴入耳中。

（26）石榴皮煎水或熬膏，滴入耳中。

（27）青蒿研末，用棉花裹塞入耳内，或用香油调点入耳中。亦可取青蒿子研末用。

（28）蜂房1个，烧灰研末，菜油调匀，滴入耳中。

（29）鱼腥草30克，水煎上、下午分服。

（30）蝎子，焙焦研末，吹入耳中。亦可加冰片用。

（31）蝉蜕研末，吹入耳中。蛇蜕亦可。

（32）车前子30克，水煎，加白糖，分3次服。

（33）鲜竹心30克，冲开水炖服。

（34）密陀僧研末，调香油滴耳，1日1次，滴前先清洗耳中。

（35）炉甘石9克，研末撒耳中，1日1次，放药前先拭净耳中脓液。

（36）取鸡子油滴入耳中，1日3次。或加冰片少许亦可。

（37）猪胆1个（或用其他动物胆汁亦可）取汁，1日1~2次，每次3~5滴。或加冰片少许调匀滴入耳中。

注：以上9~37方亦可治慢性化脓性中耳炎

（38）水仙子适量，挤破将水滴入耳中，1日4~5次。

（39）鲜马兰花草捣汁加醋少许，滴入耳中，每日1~2次。

（40）蚯蚓2条，放入白糖中化水，将水滴入耳中数滴，1日数次。

（41）大蒜洗净，去皮捣烂加冷水少许，取汁滴入耳中，1日数次。

（42）鳝鱼1条，取血滴入耳中。

（43）取蚕茧（未出蛾带蛹者）10克，每个蚕茧内装入少量白矾，然后放入砂锅中置火上，待白矾化开后，以竹棍不断翻动，使蚕茧内的矾熔开，外部粘满矾汁，反复搅动俟白矾汁干蚕茧殆焦时取出冷却，研细末，装瓶备用。用时先清洗耳部脓液，然后将药末涂于患处，每日1次，连用3～5日即愈。此方亦可用于治黄水疮等。

（44）犁头草45克，洗净，水煎服，每日1剂，1日2次，3日可愈。

# 慢性化脓性中耳炎

（1）杏仁炒黑捣膏，棉裹纳入，日3～4易之，妙。（《梅师方》）

（2）番木鳖1个，磨水，滴耳内即愈。（《秘方撮要》）

（3）青蒿末，棉裹纳耳中。（《圣惠方》）

（4）猪牙皂0.5克为末，吹入耳内，不过2～3次愈。

（5）生白矾末，吹入耳中。日3次，立效。

注：以上2方见《卫生易简方》

（6）五倍子烧灰，为末，吹入耳内，即愈。（《经验良方大全》）

（7）蛇蜕不拘多少，用新瓦焙黑存性，研细末，先用棉签擦净耳中脓水，后吹入蛇蜕末少许，2～3次愈。（《惠直堂经验方》）

（8）鲜菖蒲根120克，洗净捣烂，取汁滴入耳内，每次3～5滴，数次即愈。滴前要用消毒棉蘸盐水将耳内杂物洗净。（《奇效良方》）

（9）金丝荷叶（即虎耳草）揉汁灌耳内，自愈。（《卫生鸿宝》）

（10）千层石榴花，焙干为末，将末少许吹入耳中，立愈。（《万病验方》）

（11）桑螵蛸不拘多少，烧灰存性为末，吹入耳中。（《慈济方》）

（12）人发，烧存性，研末，每用少许吹入耳中，即效。（《订补简易备验方》）

（13）白果鲜者，捣烂用绵裹塞入耳。（《穷乡便方》）

（14）枯矾不拘多少，入乳汁中，炭火炖，煨干变黑，研细末，吹入2~3次。（《程氏易简方论》）

（15）香附子去毛为末，干掺，或以棉缠杖儿掺之，屡用皆效。（《百一选方》）

（16）龙骨为末吹入耳中。（《奇效简便良方》）

（17）鸡冠血滴之。（《华佗神医秘方真传》）

（18）凤凰衣炒黄为末，香油调灌，即止痛。（《文堂集验方》）

（19）水牛角磨醋搽之。（《寿世编》）

（20）益母草汁滴入耳。

（21）鸡矢白炒研敷。

注：以上2方见《三补简便验方》

（22）用抱鸡卵壳炒黄为末，香油调，灌耳内，即时可痛止。（《种杏仙方》）

（23）用猫下嗑毛灰吹之。（《济世神验良方》）

（24）须令人侧卧，用葱汁灌之。

（25）熟桃仁捣，以故绯绢裹，塞入耳中，日3易，以瘥为度。

注：以上2方见《外治寿世方》

（26）干蚯蚓为末，吹入耳。

（27）青橘皮烧灰研为细末，用绵裹塞耳，日换3~4次。

注：以上2方见《急救良方》

（28）黄连不拘多少，研末，用香油调成糊状，用火柴棒缠棉花蘸黄连糊涂耳中，每日2次，3~5日即愈。如脓水太多时，须先拭净再涂药。

（29）20%～30%的黄柏煎液，滤过冷藏，滴耳。用时先用双氧水洗净外耳道脓液，拭干后滴入药液5～10滴，侧卧15分钟。

（30）芭蕉树水10毫升，加入冰片1克，搅匀，滴耳中。每日2～3次，每次1～2滴（用刀砍芭蕉树，用玻璃杯收集自刀口处滴出的芭蕉树水）。

（31）韭菜汁，每次1～2滴，滴入耳中。

（32）贝母6克，研末，吹入耳中，1日2～3次，连用2～3日。

（33）大黄6克，研末，浸入50毫升香油中，每次2～3滴滴入耳内。

（34）柿蒂6克，烧灰存性，研细末，或加冰片少许，吹入耳内。或用香油调匀滴入耳内。

（35）青果核煅存性，研细末，用香油调匀，滴入耳内，1日3次。

（36）酒炒知母30克，水煎分2次服。

（37）木芙蓉花适量，焙干研末，吹入耳内，1日1次。

（38）蝼蛄，炒黄研末，用棉签将耳脓擦净，撒入少许药面，1日1次。

（39）白英10～30克，研细末，用小竹管将药末少许吹入耳内，每日2～3次，连用3～5日即愈。用药前先洗净耳中脓液。

# 偷针眼（麦粒肿）

（1）瘦猪肉切薄片，敷于眼泡皮上，隔宿即愈。（《峋嵝神书》）

（2）用针挑破，不用针用灯芯烧亦可，若不见点，将大梳在背频频刮之，红点自现。（《眼科龙木论》）

（3）用白棉线缠指尽处，男左女右，围绕7圈作结牢之，3日即消。（《银海精微》）

（4）视其背上，即有细红疮点，以针头破之即瘥。乃解太阳经之客邪也。（《医统》）

（5）独生菖蒲根，同盐研敷。（《寿域神方》）

（6）盐汤热洗。

（7）鸡子清调熟明矾敷，即消。

注：以上2方见《经验良方大全》

（8）鲜蒲公英100克（干者50克）水煎，首煎内服，2煎点眼，每日2次，连用3~4日。

（9）银花15克，沸水泡茶，频频饮用。

（10）鲜梨皮贴敷患侧眼睑，每2小时1换。

（11）鸭跖草（全草）洗净，剥去叶片，取草茎的一端，放在酒精灯上烤烘，或用指压取其液汁，将此液汁涂于睑结膜面及眼皮红肿处，每日4~5次，一般涂药1日即可，重者亦仅用2~3日即愈。（《新中医》1977，2）

（12）黄连3克，研细末，放瓶中加乳汁，以浸没药物为度。浸泡1日，滤出其汁，点涂患处，日3~4次，一般2~3日即愈。

（13）白菊花10克，水煎服，头煎内服，2煎洗眼，1日2次。

（14）鲜生地30克，取汁，与醋同量和匀，涂患处，1日3~4次。

（15）鲜芙蓉花，捣烂，外敷患处，1日3次。

（16）桑树上的老木菌适量，磨水涂患处，1日数次。

（17）紫花地丁30克，水煎服，1日1剂。

（18）生南星1枚蘸醋研磨为汁，用清洁毛笔蘸汁点患处，每日3~5次。

（19）鲜落得打，洗净捣烂外敷患处，每日1换。同时用鲜草30克，煎水内服。

（20）鲜犁头草30克，水煎服，1日1剂，并用适量捣烂外敷。

（21）白及磨水点之。

（22）蛇蜕皮贴之。

（23）臭虫血每日点敷，神效。

注：以上 3 方见《外治寿世方》

（24）指压合谷、曲池穴，每次 5~10 分钟，轮换 2 穴压 2~4 次，1 日压 2~4 次，一般 2~3 日即愈。

# 天行赤眼（红眼病）

（1）五倍子 6 克，研为细末，蜜调敷眼泡上，甚效。

（2）龙胆草 9 克，放瓦器内熬膏，点眼角内，特效。

（3）青矾（炒）9 克，黄土 18 克，共为细末，井水调作两饼如眼大。患者将两眼洗净，仰卧床上，以纸盖眼，将两饼分放眼上，并以清水润饼，干则再润，2~3 小时痛止肿消而愈。

注：以上 3 方见《奇效简易良方》

（4）鲤鱼胆汁点之。亦治雀盲。（《急救良方》）

（5）硝石研末，临卧以铜箸取黍米大，点目眦头，明旦以盐浆水洗。

（6）枸杞子叶，捣汁点之。

（7）荠菜根研汁，点目中子。

（8）青泥蛆淘净，晒干为末，赤眼上干贴之，甚效。

（9）黄连锉细，以驴奶淹浸良久，点之。

（10）冬青叶浓煮汤，入盐少许，热洗之。

注：以上 6 方见《卫生易简方》

（11）白矾（水飞过）6 克，研末，将末同生姜汁和匀，涂眼皮，闭目 20 分钟左右，痛止后用温水轻轻洗去，神效。（《救生集》）

（12）决明子炒研，茶调敷两太阳穴，干则易，一夜立效。（《种杏仙方》）

（13）生姜切片，贴于四围皮上，即愈。（《寿世编》）

（14）胡黄连浸人乳点之，小儿则涂足心。（《经验丹方汇编》）

（15）瓦松捣烂，用纸摊放眼泡上，干则换贴，自愈。（《应验良方》）

（16）田螺取汁，入盐少许，点之。（《摘玄方》）

（17）朴硝置豆腐上，蒸化取汁，收点。（《圣惠方》）

（18）白姜末，水调贴足心。（《圣济总录》）

（19）黄连0.3克研细末，入鸡子白碗中久搅，白沫上浮，速点子。（《易简方》）

（20）穿山甲1片研末，铺白纸上，卷作筒，烧烟熏之。（《寿域神方》）

（21）杨柳叶10～20克，煎汁熏洗。1日2次。

（22）狗尾草30克，冰糖适量，煎服，每日1剂，连服7日。

（23）点地梅15克，水煎服，1日1剂。

（24）牵牛花30克，煎水洗眼，另用鲜牵牛花叶浆点眼，1日2次。

（25）白薇10克，水煎服，1日1剂。

（26）蒲公英120克，水煎服，1日1剂。

（27）一枝黄花鲜全草30克，水煎服，1日1剂。

（28）羊蹄草30～50克，洗净取汁点眼，1日2～3次。

（29）威灵仙鲜叶10克，捣烂敷两侧太阳穴，1小时后去掉。

（30）生大黄9克，煎浓汁服。

（31）鲜荸荠洗净去皮，捣烂，用纱布挤汁点眼，每日3～4次，每次2滴。

（32）鲜石榴叶50克洗净，加水500毫升，煎至300毫升，过滤，洗眼或滴眼，每日数次。

（33）芒硝研末，鸡子清调膏，敷太阳穴，纱布盖上，胶布固定，药干则换，连敷数日。

（34）忍冬藤 30~50 克，水煎，熏洗患眼。

（35）明矾 1 小块，入水洗之，使其光滑无棱，沾口涎少许，于眼角上轻轻摩擦数次。

# 沙眼 （椒疮）

（1）明矾 1 克，水煎，澄清后，点眼内 2 滴，1 日 2 次，点数日。

（2）猪胆同生理盐水少许煎后，澄清洗眼。

（3）秦皮 12 克，水煎后，澄清，用以洗眼。

（4）鲜蒲公英洗净捣汁，点眼内 1~2 滴。

（5）黄柏 50 克，水 500 毫升，煮沸 30 分钟，过滤后，每日点 3~4 次，每次 1~2 滴，连用 5~10 日。

（6）晚蚕砂 30 克，水煎，快冷时洗眼，每日数次。

（7）霜桑叶少许，水煎，外洗眼部，每日数次。

（8）木鳖子 1 个，去壳用火烤，让其烟熏鼻。

（9）诃子研极细末，用蜜调膏，每用少许滴眼，1 日 2 次。

（10）莴笋汁，点眼，每次 4~5 滴，每日 3~4 次。

# 流 泪 症

（1）鲫鱼胆 7 个，人乳 50 毫升，和匀，锅内蒸 1~2 次，点眼，其泪自收。（《串雅内编》）

（2）羯羊胆，入蜜胆中，蒸熟候干，细研为膏，每含少许，或点目中。（《医方集解》）

（3）腊月不落桑叶煎汤，日日温洗之，或加芒硝少许。（《集简方》）

（4）盐点目中，冷水洗数次。（《范汪方》）

（5）大枸杞子 150 克，捣破，绢袋盛置罐中，酒 600 毫升浸没，密封 21 日，每旦任性服。（《卫生易简方》）

（6）黄连浸汁渍拭之。（《经验良方大全》）

（7）皮硝18克，新汲水50毫升，煎35毫升，入瓷器内，候冷定洗眼。每日洗3～5次，微开眼，冷开水入眼内，用中指擦5遍，如痒甚，加明矾3～6克，泡洗尤妙。（《同寿录》）

（8）羊眼睛1对，煮服，1日1剂，连服1月。

（9）密蒙花10克，白糖水适量，煮服，1日1剂。

（10）桑葚子20克，西红柿50克，捣烂，1次食完，每日1～2次。

（11）胡桃仁20克，鸡蛋1个，蒸熟食，每日1～2次。

（12）黑豆30克，牛肝50克，水煎服，每日1次。

（13）松针30克，胡萝卜100克，油炒，1次吃完，每日1～2次。

（14）槐实6～12克，水煎服。

（15）治迎风流泪。猪蹄1只，冰糖15克，煲熟后食用，连服3日即效。

# 夜 盲 症

（1）羖羊肝1只，不见水，不犯铁器，以竹刀劈开，入谷精草末，瓦罐内煮熟，不时服之，屡验。

（2）鸡肝不见水，以竹刀劈开，每个加雄黄0.9克，盖碗，蒸熟淡食，至数枚即愈。

注：以上2方见《经验良方全集》

（3）雄猪肝1个，竹刀劈开，纳夜明砂扎缚，煮米泔水中，至7分熟，取肝细嚼，以汁送下。（《东医宝鉴》）

（4）猪肝（羊肝、鸡肝均可）1个，竹刀劈开，将石决明（火煅为末）9克放入，外用面粉包裹烧熟，每服1个，开水送下即愈。（《回生集》）

（5）真雄黄为末，水飞候干，用生鸡剖开取热肝，擂极烂，和雄黄0.15克，温酒调服。（《草亭目科全书》）

（6）黄芩不以多少，为细末，每用9克。猪肝150～180克，竹篦批开，掺药在内，麻环系定，砂锅内淘米泔煮，就汤

熏眼三两遍，肝熟取出，和汤作 1 服，仰面露搭其眼，次日后明，累经神验。（《烟霞圣效方》）

（7）猪肝 1 片薄批，掺石膏末 3 克，掺药在上缠定，沙瓶煮熟切食之，1 日 1 服。（《明目方》）

（8）农历 7 月 7、9 月 9 取地衣苔阴干为末，酒服 2 克，1 日 3 服，1 月愈。（《崔知悌方》）

（9）白鳝鱼肝同米酒蒸熟食之，愈后再食 3～5 次，可不再发。

（10）鲜菠菜 500 克，取汁。每日 1 剂，2 次分服，常服。

（11）胡萝卜每次食 50 克，1 日 2 次。亦可洗净切碎，水煎服 10～20 日。

（12）猪肝，韭菜各适量，不加盐共煮食。

（13）干燥家蝙蝠粪研细末，蜜丸或装入胶囊，1 日 3 次，每服 1～3 克。

（14）青苜蓿煮食，并喝汤。

（15）鸡蛋（其他禽蛋亦可）每日 2～3 个，煮熟食之。

（16）苍术 18 克，水煎，每日上午 1 次服下，连服 5～7 日即愈。

（17）红松针叶，按 1∶1 的比例加水煮沸 40 分钟，其液加少许糖精即服，每日 2～3 次，每次 100～200 毫升。

（18）密蒙花 5 克，绿茶 1 克，加水 350 毫升，煮沸 3 分钟，过滤后，再加蜂蜜 25 克，再煎沸即可，分 3 次，饭后服，1 日服 1～2 剂。

（19）决明子（以文火炒至鼓起备用），绿茶 1 克，冰糖25 克，沸水冲泡约 300 毫升，分 3 次饭后服，每日 1 剂。

（20）芜菁子 500 克，以烧酒浸 1 夜，取出蒸 20 分钟，然后晒干，研末，加蜂蜜为丸，如小豆大。每服 6 克，米汤服下，每日 2 次。

（21）大头菜籽 1000 克，入烧酒中浸 1 夜，取出隔水蒸20 分钟，晒干研末，加蜂蜜为丸如黄豆大小，每服 6 克，米酒冲服，每日 2 次，连服数日。

（22）松针 500 克，加水 500 毫升，煎至 300 毫升，分 2 次服。

（23）鹿衔草 10 克，水煎服。

（24）夏枯草 10 克，泡开水代茶饮，连服 7 日。

（25）新鲜柏树叶打烂，以纱布滤出汁内服，1 日 3 次，每次 100 毫升。

（26）鱼肝 1 对，蒸熟淡吃。

（27）兔肝煮熟食用。

（28）羊肝 1 只，煮熟，分 2～3 次食。

# 睑弦赤烂（睑缘炎）

（1）麻油浸原蚕砂 2～3 日，研末，以篦子涂患处。不问新旧，隔宿即愈。（《串雅内编》）

（2）枫叶多取浓煎汁，去渣熬成膏，取以点眼；又枫叶细切，和烧酒蒸绞取汁点眼亦效。（《东医宝鉴》）

（3）红枣 5 克去核，将青矾 1.5 克放置枣肉内，用水 300 毫升放于碗内，饭上蒸熟取出。水洗之，即好。（《经验良方大全》）

（4）田螺 1 个，以水养数日，去尽泥沙，候靥开，以铜绿一豆许，入在内，即化成水，以鹅毛蘸水，刷眼弦上数次，即愈。不可以余药治他人眼。（《是斋医方》）

（5）鸡冠血点之，一日三四度。或青矾火煅出毒，研细末，汤泡澄清点洗。

（6）女贞子阴干，按岁服，风烂可除，至老不花。

注：以上 2 方见《经验良方大全》

（7）青盐火煅，以碗合地上，出火气，研末，每用 1.5 克，热汤半盏泡，温洗。（《曹氏经验方》）

（8）每晚睡前取白明矾 1 块，蘸青油灯碗下漏的油，在眼边搽，勿间断，轻者 10 日左右可愈，重者多搽几次。

（9）五倍子研细末，蜜调涂患处，每日 2～3 次，连用 5～7 日。

（10）黄连末用人乳或香油调涂患处。

（11）鲜覆盆子捣烂，用纱布包绞取汁，涂患处，1 日2～3 次。

（12）白菊花 10～15 克，水煎约 300 毫升，澄清分 3 份，1 日洗眼 3 次。

（13）霜桑叶 30 克，切细，放入醋内浸泡 5 日，滤液，用棉棒蘸液涂在患处，1 日 2～3 次。

（14）鸡蛋煮熟去白留黄，放勺内，慢火煎炒，频频搅动成油，用玻璃棒蘸少许涂患处，1 日 2～3 次。

（15）胆矾 6 克，烧至变色，研细末，开水泡 300 毫升，澄清，1 日分 3 次洗。

（16）蚕砂 15 克，放新瓦上焙焦，研细末，用醋调糊，睡前涂患处。或用香油或鸡蛋黄油适量，调匀成膏涂之。

（17）乌鸦胆适量，取胆汁点眼。

（18）薄荷 10～50 克，以生姜汁浸 1 夜，晒干为末。每用 3 克，沸汤泡洗。

（19）鸡冠血适量，滴于患处，1 日 2 次。

（20）苦瓜叶 250 克，煎水洗患处，1 日 3 次。

（21）过江藤 120 克，煎水先熏后洗，1 日 3 次。

（22）取北瓜皮瓤捣烂成糊，睡时敷于上下眼皮，每次晨揭去，连用数日。

（23）经霜桑叶 30 克，水煎，趁热熏洗患眼，1 日 2 次。

# 胬肉攀睛

（1）蛇蜕 1 条，以麻油炒黄色，加绿豆 150 克，砂糖 30 克，用水 250 毫升煎成。饭前服，立退。（《古方汇精》）

（2）白丁香（即麻雀屎，取竖者，研水淘，浮于水上者即是丁香，余不用，晒干）少许，乳汁研化，点翳上，自去，

神妙。(《卫生鸿宝》)

(3) 杏仁去皮尖，研膏，人乳化开，日点3次。

(4) 铁锈磨水，时时滴之。

注：以上2方见《世医得效方》

(5) 鲜鲫鱼1片中央开窍，贴眶上，日三五易。(《明目方》)

(6) 硼砂少许入冰片点之。(《卫生家宝方》)

(7) 芦荟研末，点胬肉上，每日1~2次。

(8) 生地肤苗50克，洗净，捣绞取汁，盛于瓷盆中，以铜箸频点目中。冬月用干地肤苗煮汁点之。

(9) 使君子藤，以刀劈开，待流出汁，取汁点胬肉上，1日1~2次。

(10) 杏仁(去皮尖)、白蜜各适量，共研成膏，点胬肉上，1日1~2次。

(11) 黄连3克，好梨50克，将梨捣绞汁，黄连碎之。二味以绵裹渍令变色，仰卧注目中。

(12) 白矾(取其色白净者)适量，将如黍米大白矾纳于翳上及胬肉上，即令泪出，以绵拭之，令得恶汁尽，日1次，其疾遂恶汁而除，日渐自薄。

(13) 鲜牛膝茎叶适量，绞取汁，每日点眼3~5次。

(14) 葶苈子适量，捣筛为末，卧时铜箸点少许入眼，每日夜间用之。

(15) 水蛭3~5条，投入蜂蜜3~5克中，6小时后取其浸液并装瓶备用。每日滴入1滴于患眼，3~5日为1疗程。亦可治急性结膜炎、角膜云翳等。

(16) 白矾为细末，仰卧少少点之。(《卫生易简方》)

(17) 乌梅肉10克，研细末，每用少许，鸡蛋清调，点胬肉上，每日1~2次。

(18) 诃子10克，研细末，蜜调点胬肉上，每日1~2次。

# 复　视

（1）草决明炒黄为末，每服 3 克，1 日 3 次。

（2）紫苏叶 3 克，生姜 6 克，水煎，煎好后加醋 10 毫升服用，1 日 2 次。

# 眼目昏暗

（1）每晨含黄柏 3 克，吐津洗眼。

（2）每晨洗面时炒盐擦牙，凉水漱口吐手中洗眼，仍以洗面水多洗两眼，日日如此，永无目疾。

注：以上 2 方见《奇效简易良方》

（3）蔓菁菜花阴干为末，每服 1～2 克，井花水调，食后服。（《卫生易简方》）

（4）霜后桑叶煎水频洗，神效。（《奇方类编》）

（5）干姜肥者为末，每用 10 克沸汤，点洗。（《经验单方》）

（6）羯羊胆 1 个，入蜜在内，扎住，入砂器煮半日，取阴放净地半日，点眼神效。

（7）童便煎菊花洗数次。（《经验丹方汇编》）

（8）桑皮 30 克，烧灰存性，水 500 毫升，煎至 400 毫升，去渣洗至 1 年，胜如童子。（《经验良方全集》）

（9）干枸杞子，去梗，用盐水泡 1 夜，控干，入蜜拌蒸 1 炷香尽，瓷器收贮。日 3 次嚼吃，每 6 克，白水送下。

（10）桑叶 30 克，烧灰存性，水煎澄清，洗眼，连续 1 年，勿间断。（《验方新编》增辑）

（11）枸杞子 50 克，猪瘦肉 100 克，炖服，连服 1 月，有特效。

（12）密蒙花 5～15 克，加绿茶 1 克，水煎过滤去渣，入蜜糖 25 克，再煮滚，分 3 次饭后服，每日 1～2 剂。

（13）干枸杞子 500 克，洗净，捣略碎，放入 60 度白酒

750 毫升中，密封，浸泡 7 日后即可饮用，每日晚餐或睡前饮用 10～20 毫升，等酒饮完后枸杞子可拌白糖食用，每次用枸杞子 5 克。

（14）青羊肝 1 具，洗净，切片，淡醋食之，煮食亦可。亦可治夜盲。

（15）覆盆子叶适量，日晒曝干，捣令极烂，薄棉裹之，以乳汁浸 1～2 小时，用以点眼。亦可治突发性失明。

（16）乌雄鸡肝 1 具，切碎，以粥和米作羹粥服。

（17）凤眼草适量，烧灰淋水洗头。

（18）苦瓠中白适量，绞取汁 50 毫升，以醋 100 毫升，古文钱 7 枚，浸之，微火煎至减半，以米许大纳眦中。

（19）羊胆 1 具，旦暮时，各一敷之。

（20）枸杞子 20 克，捣细末，同鸡蛋 2 枚调匀，蒸服。

（21）桑葚（鲜者加倍）500 克，捣泥与白糖 500 克共熬，糖液变黄色并能拔起细丝时，便倒在涂有食油的石板上，切成糖块，随时含服。

# 电光性眼炎

（1）取整片生地，用温开水洗净，切成片，浸泡冷开水中，然后轮流用浸泡的生地在眼部湿敷。

（2）取哺乳期妇女乳汁适量，装入滴眼瓶中，然后与患者滴眼，每 5 分钟滴 1 次，连滴 5～10 次。当乳汁滴入眼内后，症状即会减轻，半小时内症状即好转，入睡醒后恢复正常。

（3）南瓜捣烂敷眼，每日 3～4 次，连用 2～3 日。

（4）鲜牛乳点眼，每 3～4 小时点 1 次，连用 3 日。

（5）茶叶 30 克，用两茶杯热水泡开，等冷后用。患者卧床上，将湿茶叶贴在眼皮周围，轻轻启合眼皮数次。这时患者会有阵阵热泪流出，不久疼痛消失。每隔半小时换湿茶叶 1 次，7～8 日即可，或用湿茶时敷双眼，睡 1 夜也可。

# 青 光 眼

（1）槟榔 10～20 克，水煎服，服后如有轻度泻下现象，为正常现象，如无泻下现象可加重药量。

（2）菊花 5 克，水煎服，1 日 3 次。

（3）鲨肉（或鲨卵）适量，煮熟食之，每日 1 次，疗程不限。

（4）芜菁菜子用烧酒泡 1 夜，取出后蒸 20 分钟，晒干研末，同蜜和为丸，如小豆大，每服 10 克，用米粥送下，1 日 2 次。

（5）羌活 10～15 克，水煎服，每日 1 剂，连服 7 日，3～4 周为 1 疗程。对急性青光眼有特效。

（6）白芷 60 克，研末，每服 6 克，每日 3 次。

（7）鲤鱼脑和胆汁等量，调匀，频点目眦。

（8）硼砂 4.5 克，研细末，将鸡蛋 1 个开 1 小口装入药面，然后封口，用泥糊住，烧熟食之，1 日 1 个，常服。

（9）丹参注射液，每日肌注 2 毫升，30 日为 1 疗程。

（10）白母狗乳，频日点之。（《惠直堂经验方》）

（11）羊骨、红米煮粥，每日 3 餐，淡服半年愈。（《万金至宝》）

（12）苍耳子 15 克捣烂，以水 150 毫升，绞滤汁和米（粳米 15 克）煮粥食之。或作散煎服亦佳。

（13）兔肝 1 具，细切，以豉汁作粥，空心服之，以效为度。

（14）珍珠末 30 克，白蜜 15 毫升，合和，微火煎 2 沸，绵滤取汁，日三四度点眼。

注：以上 3 方见《圣惠方》

（15）鲜竹笋（去皮和根）250 克，切丝，用素油爆炒，少加食盐服，连服数日。

（16）鲜绿豆芽适量，素油炒，拌少许食盐与佐料，常服。

注：以上2方治急、慢性青光眼

（17）黑、白木耳各10克，发泡洗净放入小碗中加冰糖5～10克，加水在蒸锅内蒸1小时，1次或分数次饮食。1日2次。

（18）黑木耳15克，红枣30克，共发泡洗净，加冰糖5～10克及水在蒸锅中蒸1小时，1次或分数次饮汤食枣。1日1次。

（19）鲜枸杞叶250克，洗净切碎与大米100克共煮粥，加葱、五香调料少许，常食。

（20）羊肝500克，洗净，切片，外裹芡粉汁，热素油炒，烹以酱油、醋、糖、黄酒、姜、葱等调料，至嫩熟即可食用。

注：以上4方可用于慢性青光眼

（21）蜂蜜100克，加水约300毫升，搅匀待蜜化后，1次服下，每日1～2次。

# 白　内　障

（1）枸杞子500克，加酒适量泡7日，每次约服20～30毫升，1日2次。同时用枸杞子和粳米煮粥服。

（2）绿茶（切不可用红茶），沸水冲泡饮用，1日300毫升，此方可控制白内障发展。

（3）乌贼骨5克，研极细末，用蜂蜜调匀，每用少许点眼，1日3次。

（4）蝉蜕20克，豆腐100克，白糖适量。用筷子在豆腐上刺些孔，放入白糖和研成细末的蝉蜕，放入碗中，上笼蒸半小时取出，食豆腐并服水。

（5）牛胆1个，用黑豆纳入胆中，以满为度，阴干，每晨服黑豆2～3粒。

（6）活水蛭5只，浸入蜂蜜（5～10毫升）中6小时，用其蜜水点眼，每次 1~2 滴，每日 2~3 次。

（7）鲜蚯蚓 10 条，剖腹去泥土，洗净，将白糖撒上，用其渗出液点眼，每次 1~2 滴，每日 2~3 次。

（8）望月砂 10 克，茶水调服，1 日 1 剂。

（9）蛴螬 50 克，焙干研为细末，与白糖 500 克拌匀，饭后每次服 12 克，每日 3 次。

# 脱　眉

（1）蜂王浆，睡前涂于眉毛的部位，次晨洗去。

（2）鸡蛋油，用毛笔沾蛋油，抹眉毛的部位，早晚各涂 1 次。

（3）蔓荆子 120 克，炒后研极细末，姜汁调涂于眉毛脱落的地方，每日 4 次。

（4）雄黄 30 克，醋和涂之。

（5）白矾 300 克烧研，蒸饼丸如梧子大。每空心温开水下 7 丸，日加 1 丸，至 49 日减 1 丸，周而复始，以愈为度。

注：以上 2 方见《圣济总录》

（6）蔓菁子 30 克，炒研，醋和涂之。

（7）垂柳叶阴干为末，姜汁调于铁器中，夜夜摩之。

注：以上 2 方见《圣惠方》

（8）生半夏茎杵出汁，涂秃处即生。

（9）乌麻花阴干为末，浸乌麻油涂之。

注：以上 2 方见《家用良方》

（10）橄榄核上火煅存性为细末，麻油调置火上微热，以手蘸油，于两眉处不住揩抹，一夜即生。（《急救方》）

（11）鹿角胶酒化，每日早晨服 3 克，半年眉毛长，年余完全复原。（《名医类案》）

（12）莲子草捣绞取汁，磨生铁，涂之。以手揩摩，令药气透内，1 日可 2~3 次涂之，为妙。（《太平圣惠方》）

（13）鳢肠草取汁涂之。（《普济方》）

（14）半夏为末，麻油调，先用生姜擦3次，后用药涂。（《鲟溪外治方选》）

（15）生旱莲草捣敷，数日即生。并治发落不生。（《外治寿世方》）

（16）桑叶10克，煎水日日洗之，1月后复生如旧。（《古今灵验秘方大全》）

# 皮 肤 科

## 瘙 痒 症

（1）地肤子50~100克，加水煎，头煎分2~3次于1日内服完，2次煎外用，洗浴瘙痒部位。

（2）鲜鸡屎藤叶或嫩芽适量，擦洗患处，每次5分钟，每日2~3次。

（3）河边的柳树叶子，在患部来回揉搓，揉搓后可能有浮肿，不久即会消退。

（4）胡椒适量研粉，外敷。

（5）密陀僧，在火中烧红后，投入醋中，冷后捞出，再烧红再淬制，反复7次，然后研细末，取末加少许白茶油调匀，涂患处，可治顽固性皮肤瘙痒。

（6）白芷根、叶煮汁洗之，瘥。

（7）白矾研细，投热酒中化匀，以马尾涂之。

（8）大戟煮水热淋，日再，3日愈。

（9）伏龙肝10~15克，置碗内，倾热酒10毫升，渍少时休，取盖盏便吸饮酒，立愈。

（10）牛膝不拘多少，酒浸1宿，焙干为末，每服6克，温酒调服。

（11）枫皮或脂，煎汤热洗。

注：以上6方见《卫生易简方》

（12）锈铁磨水涂之。（《简便方》）

（13）白蜜不拘多少，好酒调下，有效。（《本草纲目》）

（14）蚕砂100~200克，水煎，去渣洗之即愈。

（15）巴豆50克（去皮），水400毫升，煮为120毫升，以帛染药水拭之。（《经验良方大全》）

（16）香樟木煎汤熏洗。

（17）景天（慎火草）500克，捣绞取汁，涂上热炙，手摩之再三，即瘥。

（18）石灰和酱水涂之，瘥。

（19）芒硝水涂之。

（20）取枳实以醋渍令湿，火炙令热，适寒温用，熨上即消。

注：以上4方见《外治寿世方》

# 湿　疹

（1）槐枝不拘多少，截四指长，用真香油放锅内浸过槐枝为止，熬数沸，将槐枝拿出1条掐成两截看内变黑色，通去槐枝，加黄香些许，入油搽之。

（2）露蜂房烧末，醋涂。亦可煎汤洗。

注：以上2方见《万病验方》

（3）乌贼鱼骨醋磨，先以布擦肉赤，即敷之。

（4）瓦松不拘多少，阴干为末。先用槐枝和葱白汤洗过，掺之，立效。

注：以上2方见《卫生易简方》

（5）鸡子煮熟，去白留黄，慢火炒出油，加黄白末调匀涂上，立效。

（6）烟胶为末，掺上，若燥，则香油调涂。

注：以上2方见《古今灵验秘方大全》

（7）乌梢蛇1～2条，宰杀后做菜，喝汤吃肉，连服3～4次。

（8）生蒲黄粉直接敷于皮损部位，渗液渗透药粉时再敷上，外面可用纱布覆盖，勿将已干燥的药末去掉或洗掉。一般5～6日即愈。

（9）鸡屎藤或嫩芽擦患处，每次5分钟，每日2～3次。

（10）凤仙花草100克，绞取汁涂患处。

（11）黄柏研末，植物油调涂患处，日 2~3 次。

（12）韭菜 100 克，捣取汁加香油和少量食盐调涂患处。

（13）五倍子 6 克，炒黄细研末撒于患处。

（14）旱莲草 100 克，捣绞取汁敷患处。

（15）香樟木煎汤熏洗患处。

（16）米糠油敷患处。

（17）松果 30 克，加水研磨，用磨液涂患处。

（18）吴茱萸 10~20 克，研末，用凡士林调敷患处。

（19）大黄研细末，用香油调涂患处。

（20）蚕豆荚烧灰，研末，用香油调敷患处。

（21）黄连为细末，加蓖麻油调敷患处。

（22）马尾松叶适量，煎汁外洗患处，每日 2 次。

（23）刺猬皮 1 张，烧灰研末，麻油调糊，外涂患处，每日 2 次。

（24）胡椒 10 克，研末，加水 200 毫升煮沸外洗患处，每日 2~3 次。

（25）冬青叶煮沸，滤渣，湿敷，1 日 1~3 次。

（26）鲜槐叶 100 克，捣烂外敷患处，每日 2 次。

（27）鲜苍耳草，捣烂取汁外涂患处，1 日 1~2 次。

（28）鲜土豆洗净去皮，切细后捣泥状敷患处，每日 2 次，连用 2 日。

（29）绿豆粉内加冰片少许，敷患处，每日 1~2 次，数次即愈。

（30）生红薯捣烂挤汁，用纱布浸汁敷患处，每日 1~2 次。

（31）冬瓜皮水煎内服，外擦患处，数日即愈。

（32）鲜鳝鱼血，涂患处。

（33）麦麸或稻谷糠 1~1.5 千克，加水煎 20 分钟，过滤后倒进浴盆洗浴，每日 1 次，10~14 日为 1 疗程。

（34）辣蓼草适量，煎水洗患处，每日 2 次。

（35）黑豆油外涂患处，每日3次。

（36）陈葫芦瓢，煅存性研极细末，麻油敷患处，每日3次。

（37）鲜谷树叶，捣取汁，外涂患处，1日3次。

（38）鲜观音草捣烂外敷患处，1日1次。亦可取鲜草60克水煎服，1日1剂。2剂分服。

（39）艾叶10克，煎汤外洗。

（40）地肤子10~20克，水煎服，亦可外洗。

（41）玉米须，烧灰存性，香油调敷患处.1日2~3次。

# 阴囊湿疹

（1）鲜番薯叶50~100克，洗净切碎，加少许食盐同捣烂，水煎后趁热温洗患处，洗后用滑石粉撒布，1日2~3次，数日即愈。

（2）绿豆50克，研为细末，用鸡子清调成糊状，敷患处，1日1次。

（3）露蜂房为细末，每服2克，1日2次，然后用温水洗患处，用手蘸粉末涂患处，用力搓10~15分钟，数日即愈。

（4）鸡蛋黄油涂于患处，1日2次，数日即愈。

（5）鲜虎杖草不拘多少，捣烂加热，揉搓患处，1日3次，一般用7日可愈。

（6）紫苏全草30~50克，煎汁洗患处，每日1次，3~5日即愈。

（7）香蕉煎水外洗，1日1次，连洗数次。

（8）栗子炒熟食用，1日2次，每次30克。

（9）吴茱萸10~50克，煎取浓汁熏洗患处，每次20分钟，每日1次。

（10）白糖100克，用水2000毫升，煲白糖，滚开后，趁热气熏患处，候水温时，再洗患处，连熏3次即愈。

（11）马齿苋120克，煎沸先熏后洗患处。

（12）土大黄 500～1000 克，连根，水煎，先熏后洗患处。

（13）绣球花 15 克，水煎洗患处。

（14）胡椒 3～5 克，研细末，加水煮沸，外洗患处。

（15）野菊花叶 250 克，捣汁敷患处。

（16）车前草 100～200 克，煎水洗患处。

（17）白凤仙花连根，洗净，捣烂敷涂。

（18）土荆皮 15 克，浸入高粱酒（250 毫升）中 7 日，取汁涂患处。

（19）紫背浮萍不拘量，煎水洗患处。

（20）大蒜瓣（去皮）捣烂，煎汤洗患处或用老大蒜梗煎汤熏洗。

（21）南瓜蒂，烧灰存性研末，麻油调匀，外敷患处，1 日 2 次。

（22）芒硝 30 克，食盐 10 克，开水溶化，浸洗患处，1 日 3～5 次。

（23）水菖蒲根 60 克，水煎洗患处，1 日 2 次。

（24）茄子梗连叶适量，煎汤外洗患处，1 日 2 次。

（25）密陀僧末敷之。

（26）红花椒 10 克，葱头 10 克，煎水洗之。

注：以上 2 方见《经验良方》

（27）以稻草烧皂荚烟熏 10 余次，即愈。（《济急仙方》）

（28）用槐树北面不见日枝，煎水洗 3～5 次，冷再暖之。（《必效方》）

（29）治阴汗湿痒。枯矾扑之。又泡白矾汤沃洗。（《御药院方》）

（30）甘草煎汤，日洗 3～5 次。

（31）吴茱萸 30 克，水 180 毫升，煮取之，5 沸，去渣以洗疮。诸疮亦治之。

注：以上 2 方见《古今录验》

（32）松树叶煎汤频洗。（《必效方》）

（33）野白紫苏为末，破者干掺之，不破者用油调搽俱愈。

（34）菟丝子煎汤洗 1～2 次愈。

注：以上 2 方见《万病验方》

（35）槐白皮炒，煎水日洗。

（36）蒲黄末敷，数次愈。

（37）青夏布旧蚊帐烧存性，麻油调搽，即愈。

注：以上 3 方见《外治寿世方》

（38）油核桃润之。

（39）老杉木烧灰存性，研末，再用鸡蛋煮熟，去白存黄炒出油，调杉木末涂之。

注：以上 2 方见《经验良方大全》

（40）用阉过公猪肉 120 克（取猪生肾囊之处更妙），胡椒 10 克，煎汤洗之。1 日数次，屡试屡验，此仙方也。

（41）新荷叶适量，连须葱头 10 克，煎汤，先熏后洗，屡试神验。

（42）茄子 50 克连根叶煎汤熏洗，7 日时脱如旧，甚验。

注：以上 3 方见《验方新编》

（43）猪尿脬火炙，以盐蘸吃之。（《本草纲目》引《救急方》）

（44）鲜柳树枝条 500 克，切为小段，加水 2000 毫升，以文火煎至药液呈黑色，滤取药液，趁热洗患处约 10 分钟，1 日 1 剂，日洗 2 次。

# 带状疱疹

（1）马齿苋洗净捣糊状，涂敷患处，1 日 1～2 次。

（2）鲜扛板归全草适量，洗净捣烂如泥（干品则为末），加少许醋和匀，用纱布包扎涂患处，每日 4～6 次。

（3）鲜半边莲洗净擦干，用口嚼烂，以唾液调敷患处，每日 1 次；亦可将鲜品捣绞汁，1 日数次，擦患处，5～7 日则可愈。

（4）生半夏 100 克，研末，放入 500 毫升陈醋中，泡 12 小时，以棉签蘸药液外涂患处，每日 2～3 次，大多患者用药 2～4 日即愈。

（5）蛇蜕若干用文火炒微黄，研细末，香油调为糊状，用毛笔或棉签蘸药涂患处，每日 2～3 次，用药 3～4 日可结痂痊愈。

（6）鲜地龙 20 克，鲜韭菜根 30 克，共捣为泥，加少许香油搽患处，外用纱布包扎，每日 2～3 次，5 日即愈。

（7）蜈蚣 15 克，放瓦上焙干研末，加鸡蛋清或香油、茶油调匀，涂于患处，每日 3～5 次，3 日内结痂痊愈。

（8）荸荠 20 克，洗净捣烂，鲜鸡蛋清调匀，涂患处。

（9）马钱子火中烧为灰，研细末，用香油调匀即可，用以涂患处，每日 2 次，一般 3～5 日可愈。

（10）雄黄研末，醋或酒调敷患处。

（11）当归研末，每服 0.5～1 克，4～6 小时服 1 次，此方尤适于小儿患者。

（12）菟丝子 30 克，焙干研细末，用香油敷患处，1 日 2～3 次。

（13）新石灰 200 克投入 1000 毫升水中化开，不断搅，待石灰沉淀，水凉后，外涂患处，1 日 5～6 次。

（14）鲜芙蓉叶捣烂，外敷患处，1 日 2 次。

（15）龙胆草 30 克，研末，香油调敷患处。

（16）番薯叶切碎，捣烂，加入研细的冰片调匀，外敷患处。

（17）黄小米炒焦，研细末，清油调匀，外涂患处。

（18）桑螵蛸（蛹未出者更好）文火焙焦，研细末，香油涂患处，每日 3～4 次，1～2 日即愈。

（19）木鳖子用凉开水磨至浓稠，涂患处。

（20）葵花梗，烧灰研末，桐油调敷患处。

（21）鲜独活与食盐共捣，敷患处，连敷 2 日。

（22）鲜骨碎补去毛，加白酒泡，后将浸液涂患处。

（23）苎麻根，煎水洗，1 日数次。

（24）柿子汁，涂于患处，1 日 4~5 次。

（25）百合 60 克，加白糖 60 克，共捣敷患处。

（26）丝瓜壳烧灰研末，加桐油调搽。

（27）竹叶，烧灰调茶油涂患处。

（28）蛇床子，焙干研末，茶油调敷。

（29）苦参子，研末，香油调涂患处。

（30）金樱子叶加少许盐，捣汁搽于患处。

（31）柚子或柚子叶，晒干为末，用茶油或香油调敷患处。

（32）防己，磨醋涂患处。

（33）烟叶与大蒜捣泥状，用水调涂患处。

（34）大、小蓟捣汁或加茶油调涂患处。

（35）杉树烧炭研细，鸡子清调涂患处。

（36）青蒿草 250 克，煎汤洗患处，每日 3~4 次。亦可绞汁涂患处。

（37）新鲜海金沙叶若干，洗净捣烂，加少许酒，调敷患处。

（38）蚕茧焙黄研细末，香油涂患处。

（39）鲜马兰根或全株，取汁涂患处。

（40）百部 6 克，浸酒中，用鸡翎蘸扫患处。

（41）蜂胶 15 克，浸入 95% 酒精 100 毫升中，浸 7 日后（浸泡中不时振摇），用浸液涂患处，每日 1~2 次，有奇效。

（42）陈墨 1 块，用冷开水磨汁涂患处，1 日数次。

（43）旱烟管内的烟油适量，外涂患处，1 日数次。

（44）鲜臭牡丹适量，捣烂用醋调之，布包外敷患处，每日 2 次。

（45）野芋，捣烂，取汁外涂患处，1 日 2 次。

（46）鲜丝瓜叶，取汁外涂患处，每日3次。

（47）鲜满天星草捣烂，用酒泡2～3小时，浸液外涂患处，每日3～4次。

（48）王不留行60克，文火炒后研细末，患处流水者，用药面撒患处，不流水者香油调涂患处，每日2次。

（49）仙人掌去刺，和糯米粉混合捣烂外敷，每日2次。

（50）老茶树叶研末，以浓茶水调敷患处，1日2～3次。

（51）季德胜蛇药，研细末，用冷开水调涂患处，日3次。并内服药片4片，日3次，2～3日即可痊愈。

（52）芭蕉树下蚯蚓数条，捣烂，加等量井底淤泥调和后涂敷患处，1日2～3次。

# 天　疱　疮

（1）胡豆壳烧灰，涂患处。（《赛金丹》）

（2）蚯蚓粪为末掺上，若疮干，用香油调搽之。（《箓竹堂经验方》）

（3）天萝水（即丝瓜水），调官粉敷上立愈。

（4）真白花百合，洗净捣烂，随敷随好，即疥毒皆效。

（5）锦纹大黄磨水，不时搽之，自愈。

（6）生白芍药，磨浓涂之。

注：以上3方见《秘方集验》

（7）白果树叶不拘多少，捣烂，煎浓汤，洗患处，重者5～6次，即愈。（《绛囊撮要》）

（8）大青叶捣敷之，良。

（9）黄药子末搽之。

注：以上2方见《濒湖集简方》

（10）莲蓬壳烧灰存性，研末，井泥调涂，神效。（《海上方》）

（11）鸡子黄熬油搽之，甚效。（《经验方》）

（12）荷花瓣贴之效。（《同寿录》）

（13）鸡子清或猪胆汁调敷极效。

（14）丝瓜叶捣汁100毫升，调搽疮上，其效如神。（《华佗神医秘方真传》）

（15）马鞭草500克，水煎，涂搽患处，或用纱布浸液外敷，每日5~6次，3~5日即效。

（16）芋头茎梗叶，烧灰存性，以香油调涂患处，1日1次。

（17）密陀僧研末，香油调敷。

（18）雷公藤去皮制成糖浆（每毫升含生药1克），成人每日10~15毫升，每日3次口服，1个月为1疗程。

（19）陈石灰，桐油调敷患处。

（20）醋浆鲜草捣汁涂患处，或烧灰研末，香油调涂。亦可治黄水疮。

（21）海螵蛸研细末，茶油或香油涂患处。

（22）海金沙10克，研末，香油调搽患处。

（23）白毛藤白草（根亦用）煎洗患处。

（24）黄柏研末，以桐油调涂患处。

（25）马齿苋加盐少许，共捣敷患处。

（26）老丝瓜壳烧存性为细末，猪油或香油调敷。

（27）鲜首乌60克，捣烂取汁，涂患处。

（28）橘皮煅存性，香油调敷患处。

（29）甘菊花烧存性，研细末，香油或茶油、丝瓜汁调搽患处。

（30）干蚯蚓研细末，冷开水或茶水或香油涂患处。

# 褥　疮

（1）鲜瓜蒌60克，白糖50克，共捣烂，涂患处，每日1~2次。

（2）马勃30克，去皮，剪成大小不等的薄片，高压灭菌，敷患处，每日换药1次。

（3）苦参80克，研末，与南瓜瓤捣烂成膏状，涂患处，每日1次。

（4）乌贼骨，研末，敷创面上，外盖纱布固定，视情况而定，隔2~3日换药1次。

（5）鸡子黄油敷疮面，每日3~5次。

（6）白糖撒在创面上，用胶布叠瓦式封闭创面，外盖纱布，后用绷带包扎，3~5日换药1次。

（7）土红花175克，加水400毫升，水煎，浓缩至100毫升，用纱布过滤去渣即成。一度褥疮（未溃破）局部涂搽，二度褥疮（局部溃破）涂搽后纱布覆盖，三度褥疮（深部溃破）用无菌纱布浸红花液敷盖创面。

（8）预防褥疮。红花3~5克，浸入100毫升自来水中，冬天泡2小时，夏天泡半小时。用时取3~5毫升浸出液于手掌中，轻轻揉涂褥疮好发部位，每次揉搓10~15分钟。

# 臁疮（下肢慢性溃疡）

（1）绿矾100克放盆内，开水冲化。用药水洗患部，等痒止时，坐草纸上，连洗数次，即愈。

（2）螺洗净，去壳，捣烂。敷疮上数次即愈。

注：以上2方见《秘方集验》

（3）生芝麻捣烂，作夹纸膏，一贴即长肉。

（4）杏仁去皮炒黑，松香同杏仁碾如泥，擦患处。

（5）黄柏末不拘多少，将柏油调匀，再入枯矾少许，一搽即愈。

注：以上3方见《蒹竹堂集验方》

（6）松香、猪油（熬热）等份，同捣烂，涂患处，待油干，再涂3~4次，必愈。（《百试百验神效奇方》）

（7）血竭研末，敷疮上，以干为度。（《仙传外科秘方》）

（8）砂糖、盐。先用盐汤淋洗，后绢帛拭干，以津唾涂，却以砂糖敷上，3日愈。（《急救良方》）

（9）木耳 30 克，焙枯研末，撒于患处。

（10）荞麦面 50 克，香油调匀，涂于患处，每日 1 换。

注：以上 2 方见《奇效简易良方》

（11）艾叶烧灰，熏疮口即愈。（《经验简便良方》）

（12）白炉甘石，醋煅 7 次，研极细，麻油调敷，日换取愈，百试百效。（《经验良方全集》）

（13）黄蜡炼，摊冬青叶上，贴缚定，日周又换 1 叶，至 7 日换 7 叶。（《急救良方》）

（14）白垩火煅研末，生油调搽。（《集元方》）

（15）干马齿苋研末，蜜调敷上，一宿其虫出。（《海上仙方》）

（16）马尾松树枝，刮去外皮，取用第 2 层白皮，生猪板油捣为泥，敷患处，3 日愈。（《易简方》）

（17）红枣焙枯存性，加葱白、猪板油，捣烂敷上，日 1 换，3 日愈。（《葛氏方》）

（18）盐中黑泥，晒研搽之。（《永类钤方》）

（19）棘叶捣敷，亦可晒研，麻油调敷。（《本草纲目》）

（20）棉子炒脆，取末，填满疮内，扎好，不可开看，自然痂愈。（《葛氏方》）

（21）端午日午时，采翻白草洗收，每用 50 克，煎汤盆盛，围住熏洗，极效。

（22）牛蹄甲烧灰桐油和敷。

注：以上 2 方见《海上方》

（23）雄鸡肫内皮，洗净贴之，1 日 1 易，10 日愈。（《小仙奇方》）

（24）生豆腐渣捏成饼，如疮之大小，先用清茶洗净，绢布拭干后贴上，布束之，日 1 换，勿落水，疮渐小，肉渐平。（《济急方》）

（25）生煅黄丹，捣和贴之，日 1 换。（《集简方》）

（26）豆腐渣炒热敷，冷即更换，以愈为度。

（27）蒜秆烧灰，香油调涂。

注：以上 2 方见《外治寿世方》

（28）水龙骨（即船上陈石灰），炒干为末，香油调搽，神效。（《经验广集》）

（29）冬青叶醋煮熟贴，亦效。（《经验单方汇编》）

（30）龙眼核去外之皮，研细，用油调敷。（《验方新编》）

（31）芙蓉叶包好，1 月愈。（《古今灵验秘方大全》）

（32）烹过淡茶嚼细，照疮拍饼敷之，愈。

（33）桑叶 20 克，用好醋 200 毫升浸之，入饭锅中蒸 7 次，逐片贴疮。

（34）新桑树根剥下皮，同糯米饭嚼烂，涂患处，候干再涂，不过 10 次，其肉自长而愈。

（35）苦参，水浸烂去梗，将皮和好猪油捣极细，敷疮上，外用纸扎定，即长平。

（36）治疮及遍身恶疮溃烂，年久不结口者。将桐油涂疮口四周，然后用朽烂棺木屑烧烟熏疮，如此 2～3 次，即愈。

注：以上 5 方见《万病验方》

（37）干梨叶，以醋浸透贴疮。

（38）五倍子，炒，研末敷上。

（39）大黄末，煎熟，香油调搽。

（40）枯矾末，陈酽醋调敷。

（41）生萝卜片，缠定贴疮上，频易之。

注：以上 5 方见《种杏仙方》

（42）腊猪胆汁捣生姜敷贴，即愈。

（43）东南桃枝白皮，于火上炙脆，为末，干掺或油调搽。

注：以上 2 方见《卫生易简方》

（44）鸡蛋黄油搽患处，每日上药 3 次。

（45）马齿苋捣烂服汁，渣敷患处，每日 1～2 次，连用 10 日。

（46）翻白草 100 克，煎汤熏洗患处，每日 1 次。

（47）鲜蚕豆叶，捣烂敷患处。

（48）黄牛（瘦者）热牛粪，趁热敷患处。

（49）新鲜苜蓿洗净，捣烂敷疮面上，药干再贴，1 日换数次。

（50）烟梗研细末，猪油调匀，涂患处。

（51）多年老杉木节，烧灰调香油，隔绢绵包定。

（52）蛇床子研末，香油调敷患处。

（53）蛇床子叶捣烂敷患处。

（54）牛蹄壳烧灰，干搽患处。

（55）骡、马、驴蹄壳，任选一种烧灰，香油或桐油调搽。

（56）地骨皮（半生半炒）为末，撒患处。

（57）山药蛋擦丝捣泥，敷患处，未溃者，1 月可愈，已溃者，2 月可收口。

（58）凤仙花连根叶，煎汤洗，连洗数日。

（59）蜂蜜 30 克，大葱白头 30 克，共捣一处，敷于患处。

（60）乌梅肉，新瓦焙干研末，撒疮口，外贴以膏药。

（61）续断烧灰，以香油调涂患处。

（62）马齿苋捣烂取汁，服汁敷液，连用几次。

（63）马蜂窝 1 个，将白矾入蜂窝内，放火内烧焦取出研末，用菜油调涂患处，1 日 1 次。

（64）黄荆叶水煎，早晚各洗 1 次。

（65）鲜乌桕叶 120 克，蜂蜜 10~15 克，共捣烂敷患处。

（66）鲜蚯蚓 30~50 克，入杯内，加白糖 20~50 克，待蚯蚓化为水，涂搽患处。

（67）红枣烧灰研末，撒患处。

（68）白萝卜，擦丝煮熟捞出，趁热敷患处，布包扎。

（69）蜓蚰末（20~30 克），放瓦上焙干，研末，用麻油调患处，每日 1 次。

（70）艾条1～2支，点燃后灸疮面及其周围，每日灸15分钟。

（71）马勃20克，取粉敷疮面，外用敷料固定，1日1换。

（72）猪蹄甲，焙焦为末，研极细末，贮瓶内备用，用时将药用麻油调成糊状，敷于患处，5～7日1次，直至痊愈。

（73）废电池壳，用水洗干净，高压或煮沸消毒备用。创面常规消毒后，取比溃疡面略大的废电池壳一片，以其光滑面紧贴于溃疡面，外加上棉垫，然后用胶布或绷带固定，7日换1次药，用药期间，溃疡处有大量分泌物排出，要继续敷贴，不要将锌片拿去。

（74）白糖。先将溃疡面常规消毒，后涂上一层食用白糖（不必消毒），再瓦叠式铺盖2～3厘米宽的胶布条，最后盖上纱布敷料，每2～5日换药1次，一般创面用3～5次即可治愈。（《新医学》1978，1）

（75）南瓜瓤适量，捣烂外敷患处，或干研末，撒患处，每日2次。

（76）柳树根须焙黄研末，芝麻炒黄砸烂，2味调成膏，外敷患处，每日2次。

（77）鲜曼陀罗叶适量，热米汤冲泡，冷后敷贴患处，每日2～3次。

（78）鲜百合、白糖各适量，共捣烂，敷患处，每日2～3次。

（79）鲜蟹3个，鸡子黄3个，共捣烂敷患处，1日1次。

（80）陈石灰50克，生桐油50克，2味药共捣烂如泥，外敷患处，1日1次，以愈为度。

# 丹　毒

（1）马兰头叶（根亦可）30～50克，洗净绞汁，擦患处，干则再换。

（2）韭菜连根 30～50 克，洗净绞汁涂患处，1 日数次。

（3）瓦松 50～100 克，洗净，绞取汁，敷搽患处。

（4）油菜 30～50 克，捣烂涂患处，1 日数次。

（5）鲜马齿苋，洗净，捣烂连汁搽患处，不时擦换，不令干燥。

（6）白菜 50～100 克，捣汁涂患处，1 日数次。

（7）蝉蜕（去皮足）5～10 克，研末，用甜酒浸泡，随意服之。

（8）油菜子 50～100 克，研末，用香油调涂患处，1 日数次。

（9）鲜半边莲 50～100 克，捣烂外敷，1 日数次。

（10）鲜紫背浮萍 200 克，煎水洗患处。1 日 2 次。

（11）火丹草 50～100 克，生捣烂，敷患处，干即换。

（12）瘦猪肉切片敷患处，1 日 2～3 次。

（13）鲜芭蕉根 100～200 克，捣汁敷患处，1 日 2 次。

（14）鲜大青叶 50～100 克，捣汁，调蜂蜜 5～10 克，外敷，1 日 2 次。

（15）赤小豆 50～100 克，研细末，鸡蛋清调敷，1 日 2 次。

（16）荞面 50～100 克，加醋调糊，搽患处，1 日数次。

（17）活泥鳅，捣烂敷患处，每日 2 次。

（18）鲜蒲公英 200 克，水煎服，药渣可敷患处。

（19）苦瓜茎叶 20 克，洗净捣汁，涂患处，每日 3 次。

（20）伏龙肝为末，以鸡蛋清和敷患处。

（21）干姜为末，和蜜涂患处，1 日数次。

（22）寒水石末 30 克，涂患处，1 日数次。

（23）鲜鸭跖草叶 50 克，入食醋中泡 1 小时，用叶片将患处敷遮，干即更换，每日换 4～6 次，以愈为度。

（24）苍术 500 克，水煎浓缩为膏，加蜂蜜涂患处，每日 2～3 次。

（25）活蚯蚓数条，用清水洗净，入碗内，加白糖 20～30 克，约 5～6 小时取碗中之液涂患处，每日 2～3 次。

（26）豆豉炒焦研末，以香油调和，涂患处，每日 2～3 次。

（27）仙人掌根捣绞汁敷患处。

（28）紫背浮萍 50 克，烧灰研细末，用菜子油调涂患处。

（29）木芙蓉叶 30 克，研细，用菜子油调涂患处。

（30）佛耳草 100 克，捣烂涂患处，亦可内服。

（31）蚯蚓粪 3 克，水调敷患处，1 日 3 次。

（32）黄芩 30 克，研末，用水调匀敷患处。

（33）大戟 50 克，用水煎后洗澡。

（34）生山栀 30 克，研细末，用水调匀外用涂患处，1 日 2 次。

（35）生大黄 10～20 克，以水磨如糊，频频外涂患处。

（36）芒硝末 50 克，加水调涂患处。

（37）油菜叶洗净，捣如泥，外敷患处，1 日 2～3 次。

（38）石灰数块，以醋调如泥，候冷涂患处，1 日 1～2 次。

（39）扁柏叶捣泥，用鸡子清调涂患处。

（40）苏叶捣烂搽患处。

（41）冬青叶捣汁涂患处。

（42）板蓝根捣烂敷患处。

（43）夏枯草 120 克，煎汤熏患处。

（44）苎麻嫩叶，捣绞取汁涂患处。

（45）生莲叶捣烂加盐巴，贴患处。

（46）陈海蜇皮包裹患处。

（47）生蟹叩开，取汁涂患处。

（48）栝蒌末酽醋调涂之。

（49）榆白皮末和鸡子清敷之。

（50）萹蓄捣汁服 30～50 毫升，未瘥，再服效。

（51）刺栗皮煎汤洗。

（52）萝摩草捣汁敷之，或就捣敷，应手即消。

注：以上5方见《卫生易简方》

（53）野葡萄根捣如泥，涂之。

（54）船底青苔为末调敷。

注：以上2方见《不药良方续集》

（55）荍麦面醋调涂。

（56）苎麻根取捣汁，频浴。

（57）菠菜叶不拘多少，捣极烂，取汁扫敷患处，2～3次即愈。

注：以上3方见《古今灵验秘方大全》

# 皮肤溃疡

（1）瓦松阴干为末，先以槐树枝葱白汤洗净掺之。

（2）豆腐汁熬成膏敷之。

注：以上2方见《奇效简易良方》

（3）绿豆500克，装入瓷瓶中。用谷糠烧流出油，将油抹患处。

（4）绿豆粉外敷。

（5）取新鲜胎盘按无菌操作冲洗去血块，除去胎膜，剪成1～2平方厘米的小块，浸入无菌生理盐水中，置于1℃～4℃冰箱内，次日即可用于种植。清创后将胎盘组织平铺于上，包扎好。1星期后胎盘干燥结痂或痂面潮湿而局部无压痛及分泌物，则2～3星期即可愈。如种植失败，1星期后可再次进行。

（6）鸡矢藤鲜品或嫩芽适量，捣烂搽患处。

（7）鲜蒲公英500克，用水洗净，入小锅中，加水适量，以浸没药为度，煎至水一半时，去药过滤，再收成膏，将膏涂布贴敷患处，每日1次，不用包扎，连涂2～4日。亦可治诸疮不收口。

（8）竹茹研为细末，将溃疡局部常规消毒后，将药涂溃疡面上，厚2~3毫米，略大于疮面，如是皮肤溃疡，可盖消毒纱布，并用胶布固定，每日或隔日换药1次。亦可治多种溃疡。

（9）大果榆树皮研为细末，根据溃疡情况用凉开水或生理盐水调成糊状，敷患处，如脓液较多者于其中心留一小孔，以便引流，再于药面上敷盖纱布。分泌物较多者，每日换药1次，少者隔日换药1次。

（10）蜈蚣50~100克，研末，使用前先清洗溃疡面，后将药末涂患处，厚约1毫米，每3日换药1次，上药半小时后可能有微痛无妨。若换药时见到溃疡面有灰色薄膜，不可擦去，可清洗溃疡面四周，重新再撒药。若见溃疡面有少量分泌物，可采取分片撒布法，即留出溃疡面不上药，以利引流，待撒药部分愈合后，再撒留下的部分，直至愈合。可治外伤手术等原因所致皮肤缺损，及疖、蜂窝组织炎、褥疮等所致的溃疡、难于愈合的下肢溃疡。

（11）蜂蜜100~200克，煮开备用。将创面用新洁尔灭消毒，并除去坏死组织及脓痂，用消毒纱布浸蜂蜜敷于创面上，再用无菌敷料覆盖包扎，根据创面分物的多少，每日或隔日换药1次，一般换药3~5次即愈。据报道，此方可治各种溃疡，如外伤创面、冻伤、疮痈破溃、褥疮、脓疱疮等，不论急性、慢性有无感染，均可应用。据国外有关报道，用蜂蜜擦敷伤口，可使坏死、坏疽性腐肉逐渐分离，使钳取时无痛感。治顽固性伤口，蜂蜜可取代手术疗法，避免植皮和截肢。［《湖南中医杂志》1988（4）：46］

（12）白鲜皮（生药根皮洗净晒干）碾成粉末，备用。先将溃疡面洗净去脓痂，将药末均匀撒布于溃疡面上，外用消毒纱布包扎，每日换药1次，每次换药前要清洗创面，连续3~5日，观察肉芽新鲜时，再用药1次，待其自行脱痂愈合。此方尤宜于治化脓性皮肤溃疡。

# 疮口不合

（1）桂圆肉嚼极烂如膏贴之。（男用女嚼，女用男嚼）

（2）蛇皮烧灰，猪油和搽。

（3）瓦松研末外擦（擦前先以槐枝葱白汤洗净）。

（4）龟甲煅末掺（永忌食龟肉）。鳖甲亦妙（能收口生肌）。

注：以上3方见《奇效简易良方》

（5）白槿花（煅过存性）为末掺上，神效。即疮口如碗大，亦效。兼治金疮、刀斧伤。（《秘方集验》）

（6）治顽疮不收口。蛴螂6个捣烂，敷疮口。（《汇集金鉴》）

（7）治疡毒深空不收口。全当归适量，以香油熬煎存性，为细末，以生真香油调填疮空。（《经验良方全集》）

（8）治多年疮口不干，立效。用冬瓜叶焙干，研细末，搽之。（《菉竹堂集验方》）

（9）治疮毒不收口。先用热豆腐贴上，用布包。再用瓠子壳烧，调油搽。（《赛金丹》）

（10）蜈蚣，焙干为末，麻油调敷，数日收口，止痛如神。

（11）五倍子焙枯研末，好醋调匀摊上贴之，用细布糊一层纸以免出气，神效。

（12）铅粉，掺上即愈。有人耳上生疮，脓血淋漓，数年不愈，后用此方3日收口。

（13）白颈蚯蚓，不拘多少，放瓷碗内，加白糖3克，盖好，1～2日化成清水，挑少许入疮内，数日收口。

（14）鲫鱼破去肠杂，用羯羊粪焙枯填满鱼肚，瓦上焙枯为末干掺上，疮口自收。有人生发背，疮口深大，不能收口，照此治愈。

（15）整块石灰500克，放盆内，以清水4000毫升，烧滚倾入盆内，待石灰化开，用棍搅匀，俟水澄清，将水轻轻倾出别器（不用石灰），再用细布沥清收贮瓶内备用。凡疮毒日久不能收口或不能生肌，量疮大小剪新白布一块，浸入水内，一刻即起即贴患处，俟2~4个小时再换一块，1日换2~3次，数日收功，神效莫测，此西洋秘方也。

注：以上6方见《验方新编》

（16）秦艽为末掺之。（《经验良方大全》）

（17）治顽疮久不愈。梨树叶，醋煮贴之，效。

（18）黄柏为末，面糊调涂患处，甚妙。

注：以上2方见《万病验方》

（19）抱过鸡的蛋壳，烧为末，香油调搽。

（20）明瓦（多年天窗上经霜雪者）煅灰存性，为细末，加冰片少许，麻油调敷，湿则掺之。（《奇效简便良方》）

# 稻田皮炎

（1）五倍子25克，研细末，白醋200毫升调匀，涂患处。

（2）桉树叶适量，水煎2次，分上下午2次趁热浸洗患处。

（3）嫩烟叶放开水中烫浸，用浸液洗患处。

（4）鲜旱莲草30克，捣绞取汁涂患处，每日2次。

（5）马缨丹适量，水煎外洗，每日2次。

（6）韭菜叶适量，捣绞取汁外涂，每日2次。

（7）一枝黄花30~50克，煎水外洗，每日2次。

（8）漆大姑500克，水煎取汁，洗患处，1日2次。

（9）早稻草100~300克，切碎加水，煮沸30分钟，加入明矾10~20克，再煎10分钟，外洗，1日2次。

（10）射干30克，食盐3克，煎汤外洗，1日2次。

（11）石榴皮适量，水煎外洗，每日2次。

（12）鲜马齿苋，捣烂取汁外敷。

（13）鲜旱莲草若干，捣烂外搽手脚，至皮肤稍发黑，待略干后，即可下水劳动，每日上工前后各涂 1 次，即可预防手脚糜烂，已经糜烂的可也用此药 2~3 日治愈。

（14）新鲜凤仙花 30 克，捣烂（如泥），涂患处，每日 3~4 次，一般 2~3 日即可治愈。

# 冻　疮

（1）黄柏火煅为末，鸡蛋清调擦患处。（《赛金丹》）

（2）蟹壳烧枯研末，茶油调敷。（《奇方类编》）

（3）白及不拘多少，为末，调敷裂处。（《急救良方》）

（4）橘皮 120 克，萝卜缨 120 克，水煎洗。

（5）老丝瓜 50 克，烧灰存性，研为细面，猪油 30 克调匀，涂于患处。

注：以上 2 方见《奇效简易良方》

（6）樱桃，逢立夏时，早晨将樱桃搽患处 10 余次，可断根，永不复患，奇效之至。（《验方新编》）

（7）橄榄核烧灰存性，研末，加轻粉少许，香油调涂，神效。

（8）蚕豆叶，煎水，乘热频频洗患处。2 次立愈。

注：以上 2 方见《经验良方全集》

（9）冬瓜皮、茄根煎水洗。（《奇方类编》）

（10）黄犬屎用炭火煅过，为末，再用等份陈石灰，以麻油调敷之，虽成疮而烂，敷上即止痛生肌也。（《神仙济世良方》）

（11）生姜自然汁熬膏，涂患处，治两耳冻疮。（《医方简易》）

（12）藕 120 克，上锅蒸后，捣烂涂烂处。（《奇效简易良方》）

（13）鸽子粪，煎水洗，不可入口。（《应验良方》）

（14）瓦楞子研细末，麻油调搽，湿者干掺，数日痊愈。（《至宝方》）

（15）柿子皮，煅灰存性，熟菜油调敷，7 日必愈。（《经验方》）

（16）生南瓜切片搽患处，觉热即换，早晚 2 次，数日必愈。（《医林集要》）

（17）皂荚寸许，入火炉，烧烟熏患处，未破者熏 3 次，已溃者 10 数次，无不立愈。（《寿域神方》）

（18）樱桃捣汁，搽患处数次，不复发，以后慎勿再食。（《济急方》）

（19）临睡时，用棉花浸煤油，包患处，数次愈。皮肤溃烂者，取大黄末，用水调敷，即可止痛。（《郑氏方》）

（20）鸭脑涂之良。（《本草纲目》）

（21）山药，磨泥涂之。

（22）乳汁调黄柏末涂之。

注：以上 2 方见《儒门事亲》

（23）茄根煎汤洗，治冻脚跟。（《钱青抡方》）

（24）附子去皮为末，以水面调涂之良。（《谈野翁方》）

（25）活雀脑涂之，立效。

（26）黄色蚱蜢风干煅研，香油调涂，掺亦可。

注：以上 2 方见《外治寿世方》

（27）五倍子、猪油捣成膏填入裂处。（《秘方集验》）

（28）酒糟煎汤洗。

（29）五倍子煎汤洗。

（30）黄丹为末，猪油调搽。

（31）黄柏为末，乳汁调敷。

注：以上 4 方见《万病验方》

（32）河蚌壳 100 ~ 200 克，火上烧红，取出淬上醋，研细末，每用适量撒疮面上，1 日 1 ~ 2 次。

（33）丁香 15 克，生酒 150 毫升，将 2 味煎热敷患处。

（34）苦楝子，水煎洗患处。

（35）文蛋皮（柚子皮），水煎洗。

（36）青果核烧灰存性，研细末，香油或凡士林调敷。

（37）马勃 3 克，研末撒敷伤口。

（38）荆芥，水煎洗。

（39）皮硝 60 克，开水溶化，洗患处。

（40）独头蒜，杵烂，加温，涂贴患处。

（41）鸡内金烧存性，以蜂蜡配成膏剂，外涂。

（42）白胡椒 3 克，浸酒，7 日后过滤用，涂于患处。

（43）辣角根煎水，泡洗手脚。

（44）腊梅枝 100 克，水煎洗患处。

（45）鲜松针水煎，洗患处。

（46）茄子秆煎，泡洗患处。

（47）萝卜，放火上煨热，切片，擦患处。

（48）醋 100 毫升，煎热，洗患处。

（49）麦苗 50～100 克，煎水洗，1 日 2～3 次。

（50）山楂 60 克，烧熟捣烂，敷患处，1 日 2 次。

（51）白菜，煎汤外洗，1 日 2～3 次。

（52）陈棉花烧存性，研末，撒溃烂处。

（53）白马粪（鲜），开水搅匀，用沉淀的清水温洗患处，
1 日 2 次。

（54）兔毛 30 克，烧存性，涂患处，1 日 2 次。

（55）辣椒焙干研末或用辣椒煎汁，已溃者撒粉，未溃者
辣椒水洗，1 日 2～3 次。

# 外　科

## 疖

（1）治诸疖，孔内凸出胬肉者。取乌梅肉捣烂，量孔大小，摊贴即消，神效。（《陶氏本草》）

（2）治热疖、热疔。用白矾为细末，热水调涂即愈。（《广善编》）

（3）治热疖。五月五日（阴历）午时，取独头大蒜切片，贴眉心，入夏不发。（《方钞》）

（4）治头上软疖。虾蟆剥皮贴之，收毒即愈。（《活幼新书》）

（5）治软疖不愈。烂船底里油石灰研末，油调敷之。（《胡氏方》）

（6）治暑疖肿毒。槿树花连叶捣敷，甚效。（《简易良方》）

（7）治软疖。用哺退鸡蛋壳烧灰，清油调搽效。（《简易良方》）

（8）治痈疖恶肉。生地黄 1500 克，水 600 毫升，煮约及 180 毫升，去渣煎稠，涂纸上贴之，日 3 易。（《刘涓子鬼遗方》）

（9）治痈疖已溃。芫花根皮，搓作捻插入，疮口不合，使脓流尽。（《集简方》）

（10）治疖毒初起。葛蔓烧灰，水调敷之即消。（《千金方》）

（11）治疮疖久不收口。白木槿花煅过存性，为末，掺上神效。（《单方汇编》）

（12）疮疖通治，不拘顽疮疖毒。用生皂荚去核，弦及

筋，捣烂，酽醋和敷之立愈。不愈再敷，奇验。(《彩珍集》)

（13）大青叶 12 克，水煎服，渣可作外敷。

（14）丝瓜，捣烂外敷。

（15）芭蕉叶和根共捣烂，涂患处。

（16）柚子皮，取 7 月初皮青未成熟的，取其汁，每只柚子皮可得 10～15 克柚汁，每两柚皮汁加入梅片 0.3 克即成。搽 3～5 次，并可治跌打肿痛。

（17）生萝卜，捣烂取汁，加好醋调涂患处。

（18）杏仁研末，拌香油涂上。

（19）治软疖，流脓久不收口，缠绵不愈（欲称"蟮拱头"）。天花粉 30 克，用香油调敷。

（20）治同上。龟板适量，火煅过研末，用棉油调敷。

（21）治同上。曼陀罗籽烧灰存性研末，泡茶水调药末，涂患处。

（22）治同上。绷带一块，大小视疖之大小而定（不可过多），塞疮孔中，有祛腐生新之效。

（23）治同上。煅鳖甲 12 克研末，茶油调敷。

（24）藤梨根鲜皮适量，捣烂外敷。同时用根 60～90 克，水煎服。

（25）鲜生地 120 克，洗净切片煎汤，连服 3 日。

（26）治大人小儿头生软疖。鲜苎麻嫩根，捣敷患处。

（27）茄子切片盖疖上，觉热再换，2～3 次即消。

（28）火麻仁适量，捣烂外敷，治未成脓之疖肿。

（29）芙蓉花 60 克，浸入米醋 120 毫升中，溶化后外涂患处，每日 2～3 次。

（30）鲜垂盆草全草，捣烂外敷，每日 2～3 次。

（31）万年青根适量，捣烂加醋少许，外敷患处，每日 2 次。

（32）独头蒜 5 克，蜂蜜 10 克共捣烂，外敷患处，每日 2 次。

（33）半边莲全草适量，加少许盐，捣烂，外敷患处，每日2～3次。

（34）苦参30克，水煎去渣，每日洗患处1～2次，连用7日。

（35）石灰15克，鸡蛋壳5个，将石灰放在鸡蛋壳内，烧灰存性，研末，用麻油调之，外敷患处，每日2次。

（36）生南星1个，以醋磨成糊，外涂患处。每日3～4次。

（37）金银花50克，水煎加蜂蜜服之。

（38）鲜无花果适量，捣烂敷患处。每日换药1次。

（39）败酱草适量，捣烂外敷。

（40）乌梢蛇（按年龄每周岁10克计算），最大剂量不过150克，加水200～500毫升煎汤滤渣，将汤在1日内分1～3次服完，每周1剂，2剂为1疗程。

# 痈　疽

（1）盐汤，煎水外洗。

（2）牛粪瓦器炒热作片，涂油外敷，冷则换。

（3）桑灰淋水，煎水外洗。

注：以上3方见《东医宝鉴》

（4）治肿毒痈疽，已溃令愈，未溃令消用。草乌为细末，井花水调涂肿处，留疮头勿涂，破者不可涂疮口，或加芙蓉叶尤妙。（《仙传外科秘方》）

（5）治痈疽、疔疖、一切大毒。真麻油500毫升，砂锅内煎数10滚，倾出兑酒600毫升。热饮200～400毫升，片刻再饮。重症1日饮完，轻者2日饮尽，无不验者。（《普济应验良方》）

（6）治一切顽痈。鸡蛋4个，同香油、葱、花椒炒作饼，趁热贴患处。（《救生集》）

（7）伏龙肝以蒜和作泥贴之，干再易，或鸡子黄亦可。

（《外台秘要》）

（8）黄蜀葵花，川盐掺，收瓷器中密封，经年不坏，每用敷之，自平自溃。无花用根亦可。（《直指方》）

（9）野菊花连茎捣烂，酒煎热服，取汁。以渣敷之，即效。（《集效方》）

（10）生菖蒲捣贴之。疮干者为末，水调敷。（《经验方》）

（11）紫花地丁草，三伏时收，白面和成，盐醋浸1夜贴之。（《集效方》）

（12）马蹄草，夏用茎，冬用子，捣烂敷之，未成即效，已成即散。（《保生余录》）

（13）米醋和蚌蛤灰涂之，待干即易。（《千金方》）

（14）皂角针，春取一半新采，一半黑者，不拘多少。晒干为末，饭后酒调服9克。（《肘后方》）

（15）梧桐叶醋蒸贴之，极效。

（16）治各种痈疽疔无名肿毒（不论阴阳已溃未溃）。桑条（如手指粗细者）2根，炭火上烧着1头，吹灭用心熏疮，如未成者便消，已成者即破，有疔去疔，甚效。

注：以上2方见《奇效简便良方》

（17）治一切无名毒肿，痈疽发背等疮。用蒜掐断，擦心处，立消。（《鲁府禁方》）

（18）赤小豆为末，鸡子白调涂。

（19）牛粪烧灰，以鸡子白和敷之，干即易。

（20）红花捣汁服之，不过3服便差。

（21）治痈一切肿未成脓。用白牡蛎为末，水调涂，干更上。

（22）治痈肿恶疮。露蜂房烧末，醋调涂，干更上，亦可煎汤洗。

（23）治诸肿失治有脓。用蛇蜕皮烧灰，水和封肿上，即脓出。

（24）冬瓜削一大块，置疮上，热则易之，分散热毒气，甚良。

（25）治肿毒疼痛。香白芷末水调敷。

（26）大黄末敷患处。

（27）连钱草捣汁服之，立瘥。

注：以上10方见《卫生简易方》

（28）治痈疽不消并成脓未破。蚕茧（空壳蛾儿出过）1个烧灰，绍酒调服。（《经验良方大全》）

（29）治痈疽疔疮。鹿角，炭火煅存性，为末，酒煎热服。又以此末，醋调敷之，俱妙。（《万病验方》）

（30）治痈疽不敛，疮口太深。丝瓜取汁频抹之。

（31）蓖麻仁捣敷，即止。

（32）葱汁敷之，日四五度。

（33）商陆根和盐少许，捣敷，日再易。

（34）芭蕉研末，和生姜汁涂之。

注：以上5方见《外治寿世方》

（35）苍耳子60克，捣烂，外敷贴患处。

（36）仙人掌100克，去刺洗净，切碎捣烂，调生石膏粉，外敷贴于患处。

（37）鲜木芙蓉花捣烂，外敷贴患处。

（38）治痈疽溃烂。白芷12克，研末，撒少许于疮口上，盖纱布固定。

（39）葱白20克，捣如泥，蜜60克调匀，外敷患处，1日1次。

（40）绿豆粉适量，醋少许调和外敷，每日2次。

# 疔　疮

（1）菊花取汁250毫升，涂患处，无花取根叶捣汁亦可。（《济世经验良方》）

（2）蝉衣为末，蜜水调100毫升饮之，或用其末，津唾调涂疮上，疮口自溃。（《仙传外科秘方》）

（3）蝉壳7克，煨为末，用蜜调搽疮口。（《瑞竹堂经验方》）

（4）治疗疮及诸恶毒初起，但未成脓者，服之神效。白矾（研末）9克，葱白7根，2味同捣极烂，分作7份。每份用热酒100毫升送下，服毕用厚被盖之，再进葱汤600毫升，少顷汗出如淋，从容去其覆物，其病如脱。（《疡医大全》）

（5）人指甲炙为末，放患处，将胡桃肉嚼烂入胡桃半壳内，合住（疗疮处）不可露气，一饭顷即消。（《串雅内编》）

（6）家菊花捣汁，泡热酒服，无花时根亦可，根捣汁泡酒，其渣加盐少许，复捶细敷患处，即愈。（《杂病经验方》）

（7）酱板草捣烂，加醋少许、盐0.9克涂患处，神效。（《丹台玉案》）

（8）蛔虫洗净，瓦上焙干，研末调涂。（《奇方类编》）

（9）生蜜，隔年葱一同研成膏。先将疮周用竹针刺破，然后用疮药于疮上摊之，用绯绢盖覆。如人行20里觉疗出，然后以热醋汤洗之。（《儒门事亲》）

（10）苍耳根茎苗子，烧为灰，醋泔淀和如泥，涂上，干则易，不过十度，即拔根出。（《三因极－病证方论》）

（11）白及末1.5克，以水澄之，去水摊厚纸上，贴之良效。（《袖珍方》）

（12）取雄鸡冠血点之，神效。（《寿域方》）

（13）田螺入冰片，化水点疮上。

（14）刮铁屑涂之，即消退。

（15）12月猪胆，风干，和生葱捣敷。

注：以上3方见《普济方》

（16）将疗刺破，以老葱、生蜜杵贴2小时，疗出后，以醋汤洗之，神效。

（17）菊花连茎捣汁，和酒热服，取汁，以渣敷，即效，冬月采根，重症可治。

注：以上2方见《圣济总录》

（18）吸铁石搽良久，3日即愈。（《近效方》）

（19）益母草捣烂敷之，绞汁30毫升，服即消。（《千金方》）

（20）面和腊猪脂封之。（《梅师方》）

（21）核桃，平破取仁，嚼烂按壳内，合在疮上，频换甚效。（《普济方》）

（22）野灰藋菜叶烧灰，拨破疮皮，浆水调少许点之，出血为度。（《诸症辨疑》）

（23）嚼生黄豆涂。（《肘后方》）

（24）紫花地丁捣汁服，神效。（《集验方》）

（25）烟管中烟油，厚敷四周，头留出，少顷疔破出水而愈。（《外科精义》）

（26）蜗牛连壳捣烂敷之。（《经验丹方汇编》）

（27）磁石为末，好醋和封肿上，根即立出，瘥。

（28）附子末醋和涂。

（29）白僵蚕为末，津调或醋调涂，根自出，大妙。

（30）自死螳螂烧存性为末，以腊月猪脂和敷，立效。

（31）苦苣捣汁敷，甚效，根即出。

（32）马齿苋和梳垢捣封，或烧灰和陈醋封，根即出，仍生捣汁服。

注：以上6方见《卫生易简方》

（33）水半枝莲（生水旁者，花茎甚细），捣汁和酒服，渣敷患处。

（34）蝼蛄虫捣烂，敷疮上，疔根亦拔。

注：以上2方见《秘方集验》

（35）黄色溏鸡粪厚敷四周，将疔头挑破不敷，极效。（《验方新编》）

（36）芭蕉根，研，生酒吃。

（37）葶苈子为末，鸡清调搽。（《种杏仙方》）

（38）门枢下土，取来勿令人知，以独蒜切，蘸，擦疮

顶，立消肿。(《鲁府禁方》)

（39）治疗疮药。南瓜蒂烧存性为末，菜油调涂，露顶，愈后腐烂处，即以此末掺之。(《仇氏神方》)

（40）紫苏梗或菊花根茎叶皆可，碎研取汁，冲酒服之，将渣敷疗上，一宿即愈，百试百验。

（41）治疗疮走黄。急捣芭蕉根汁服之，立效。

注：以上2方见《经验良方大全》

（42）赤小豆花为末敷之。

（43）皂荚子中仁研末敷之，数贴，5日愈。

（44）蒺藜子50克，熬捣，以醋和，封头上拔根。

（45）真红芽大戟用整枝者，温茶洗净去心，嚼融敷之，立刻止痛而愈，再发再敷收功，嚼时药不可咽下。并治一切恶疮及阴疽，甚效。

（46）治疗疮走黄。陈年苔菜研末，敷上即消肿，收口而愈，试过无不效。

注：以上5方见《外治寿世方》

（47）治疗疮走黄。菜油120克服下，1次服完，连服1～2次。

（48）白毛藤炖番薯食，外用白毛藤捣烂，贴患处。

（49）桑螵蛸10克，新瓦焙焦研末，调茶油擦疗上。

（50）灯笼草，15克，捣烂包患处，每日换帖1次。

（51）鲜蒲公英捣烂，敷患处。

（52）鲜地丁草捣烂，敷患处，并用该药30克，水煎服。

（53）治红丝疗（急性淋巴管炎）。鲜蒲公英200克，捣烂取汁，1次服完，每日2次。

（54）治红丝疗。七叶一枝花，磨水涂在红丝头上，可渐渐消退。

（55）治红丝疗。老旱烟筒油，涂之即退。

（56）治红丝疗。白菊花叶加食盐或红糖少许，同捣烂敷疗上，红丝疗便渐渐消退，连敷3～4次。

（57）治红丝疔。水仙花叶、根捣烂敷患处，等起黄水泡时，即不再敷。

（58）治蛇头疔（指头疔）。雄黄末和米醋调涂患处。1日3次。

（59）治蛇头疔。乌梅肉嚼烂敷，或将乌梅煎浓汁用纱布浸湿包患处。

（60）治蛇头疔。金钱草适量，捣烂敷患处，或加醋敷。

（61）治蛇头疔。蜈蚣5克，放瓦上焙干研末，将鸡蛋打破去黄留清，再将蜈蚣末放入搅匀，套在指头上可以止痛。

（62）治蛇头疔。取鲜苦胆1只套入患指，扎紧。

（63）治蛇头疔，溃破后久不收口。黄柏40克，水煎，取药汁泡患指，每次20分钟，每日2~3次。

（64）治蛇头疔。鸡蛋1个穿一小孔，入信石0.3克套指头上，热则再换，立刻止痛如神。

（65）治蛇头疔。鸡子开一小孔，将指入内，待蛋化水，又换1个，如此3枚，必效。

（66）治蛇头疔。活鳅捣敷。

注：以上4方见《外治寿世方》

（67）治唇口疔。凡口唇生疔，看大腿弯中如有紫筋，用银针刺出血，即愈。

（68）治唇口疔。用蛔虫捣烂敷之，顷刻疮口出黄水，肿消神清，次日痊愈。

（69）治唇口疔。雄鸡冠血点上。

（70）治唇口疔。生蚬去壳捣绒敷，即效。

注：以上3方见《外治寿世方》

（71）巴豆研末，用葱汁、蜂蜜调敷患处。

（72）蟑螂10克，捣烂，将患处用茶水洗净，外敷上药，隔日1次。

（73）活蟾，捣烂加红糖调敷疔上。

（74）鲜旱莲捣烂，敷患处，每日2次。

（75）治唇疗、耳疗、目疗、鼻疗。荔枝烧研末，麻油调敷。（《奇效简便良方》）

# 骨髓炎（附骨流毒、附骨疽）

（1）蜣螂 10 克，和大枣捣烂敷之。（《简易普济良方》）

（2）猪脂和楸叶捣敷之。

（3）捣白杨叶，过筛敷之。

注：以上 2 方见《外治寿世方》

（4）白芥子研末，烧酒调敷。（《奇效简易良方》）

（5）松香研细末，时时敷洞处，此方适于化脓性骨髓炎。

（6）巴豆 500 克，黄蜡 90 克。先将蜡加温，等熔化后加入巴豆仁，用小火边搅边凉，以巴豆不裂为度，约煮 10 分钟。成人每次服 5 粒，每日服 3 次，温开水服下，小儿老人酌减。服此药，不可嚼碎，只可吞服。（《新中医》1976，2）

（7）治化脓性骨髓炎。毒芹根（鲜品）用石器（禁用金属器械）捣烂，再用鸡蛋清搅成糊状，按伤口大小敷患处，面积不可过大。每日 1 次。

（8）牛皮胶，加水适量，文火熔化，尽量将水蒸发，据瘘管大小，分别抽丝，置于玻璃上冷却，待硬化后，放消毒纱布中备用。用时先将伤口用过锰酸钾或双氧水洗净，将要塞入的牛皮胶一端放入开水中烫软，以填满为度，用布包盖固定，每日或隔日换药。另用蜜桶花 130 克，酒 500 毫升泡 3 日后即可服用。每次服 15～20 毫升，早晚各 1 次，小儿酌减。用于慢性骨髓炎。

（9）连头大葱 250 克，蒜 500 克。将蒜捣烂入醋 1500 毫升中，熬膏敷患处。

（10）鸡血藤根 30 克，大枣 30 克煎服，连服 1～2 个月，治慢性骨髓炎。

（11）芫花 3 克，同鸡蛋煮，食蛋。

（12）谷精草 5 千克，用净水 10 千克，泡浸 24 小时，再用布袋过滤去渣澄清，将清水入锅熬成膏，摊在布上，敷患处。

（13）鲜石上莲（全草）捣烂，外敷患处。或用干品，用淡米酒浸软磨汁，调开水外搽患处。

（14）蜈蚣研细末，每50克分为7等份，装入胶囊，每日服1份，另用凡士林纱布拌蜈蚣粉，放入瘘管内，每日换药1次。

（15）治骨髓炎，久不收口。葵花子仁生熟各半，研细末，用蜂蜜调成膏状，外敷患处，每日换药1次。

（16）蒲公英50克，水煎服，每日1剂，连服50～60日。

（17）大叶止血草（塔草），加酒少许，共捣烂敷患处4周，每日2～3次。

（18）闹羊花根2千克洗净，熬浓汁，去渣收贮，用时加青壳鸭蛋白调匀涂患处，每日5～6次。

（19）狗头骨烧烟熏之，每日2～3次。

（20）黄牛牙齿约30克（1副）煅炭，研细末，用黄酒兑服，分5日服完，每日服2～3次。

（21）野葡萄根去粗皮，取白皮捣烂，用鸡子清与麻油调成糊状，外敷患处，每日1次。

（22）铁树根，水煎服；铁树叶，煎水洗。

（23）猫头去皮煅末，研末，每重3克，加冰片0.03克，真麻油调涂患处。

（24）胡桃50克，煨熟去壳，槐花30克，研捣匀，热酒调服。（《古今录验》）

（25）鲫鱼500克，去肠入白盐，令满扎定，以水100毫升，石器内煮至干焦为末，猪油调涂，少痛，勿怪。

# 骨结核（流痰、骨痨）

（1）蓖麻子500克，去壳用肉，放入公猪肚内，酒煮肚烂为度，取出去蓖麻子，晒干为末，用前烂肚，捣千余下，为丸，酒送下，1日服3次。治男妇遍身疙瘩成块如核，不红不痛，积痰流注而成结核也。

（2）染指草（又名金凤花）适量，煎水。夏用鲜，春秋用干，煎水频洗。

注：以上2方见《寿世保元》

（3）治风寒流注袭于经络，结成肿痛。香附为末，酒和，量疮大小，作饼，风寒湿毒宜姜汁作饼，敷患处，热熨斗熨药上，未成者自消，已成者自溃。（《外科正宗》）

（4）萝蘑根30克，水煎取汁，兑米酒少量1次服完，1日1次，连服3月。

（5）活蚯蚓若干条，石灰等量。共捣烂如泥，敷患处，外以纱布固定，每日2次，早晚换药。

（6）杜仲500克，猪腰50克（1对），加水熬浓去渣收膏，口服每次9克，每日3次。

（7）鲜鹅不食草120克，捣烂取汁，用米酒或米醋、白糖各30克兑匀，分2次开水送服，小儿减半。另用药120～250克，酒或醋炒热，外敷患处，用绷带包好，1小时除药，每日1次。

（8）乌龟缚紧，黄泥封固，在炭火上煅焦去泥研细末，用枣肉捣和为丸，早晚各服12克。

（9）生乌龟壳2500克，烧存性，研细末，用红枣肉捣烂，与药末混匀，作丸，每服6～9克，1日3次，开水或酒送下。

（10）芜菁菜子，捣研细末，以纱布包裹，敷患处，每日换药1～2次。该方宜于日久不愈之骨结核。

（11）蜈蚣30克研细粉，加醋调为糊状，用鸡毛翎蘸涂患处。

（12）葡萄藤100克，酒5－10毫升，葡萄根皮适量，加水共煎服。另取葡萄根皮适量，捣烂敷患处，每日更换1次。

（13）治骨结核溃后流脓。鹿角尖用水磨成汁，每服3

克，以黄酒调服。

（14）乌梢蛇50克，焙黄研末，每日吞服10克或浸酒服。

（15）鸡内金炒焦研末，每服10克，日服3次，空腹用温黄酒服下。亦可治肠结核。

# 急性腰扭伤

（1）取人中穴，以半寸毫针向上平刺，有得气感后，行捻转泻法，并帮助患者作腰部屈伸活动，15分钟后出针，即有良效。

（2）取攒竹穴，以三棱针点刺挤血。

（3）点穴疗法治腰扭伤：在小腿承山穴与昆仑穴连线上1/3与中1/3交点处附近有一压痛敏感点。令患者俯卧在床，全身放松，找出双侧穴位后，用双手拇指猛然重力点按双侧穴位上，压放3~5次后，再平揉1~3分钟，接着用轻柔和缓的手法在腰部按摩数分钟。每日或隔日1次，1~3次即愈。

（4）奇功穴（位于两踝正中连上14厘米水平的胫骨前嵴处向外侧旁开0.5厘米）男左女右，针刺1.5~2寸，并以胀麻向上传到腰部疼痛处，提插捻转2~3次，留针3~5分钟。针后活动腰部，一般1次收效。

（5）用大拇指重力切按振殷门穴，日数次。

（6）用大拇指以中等力切人中穴，并以较重力切按振委中穴，日2次。

（7）白芥子炒黄研末，用黄酒送服（不饮酒者可用开水服）每次5克，日服2次，一般服1~3日即愈。

（8）鲜桑树根（连皮）200克，用水洗净，切成3厘米左右长为宜，加水600毫升，煎至药汁300毫升，分2次温服，每日1剂，连服3~10日。

（9）野生瓜蒌根3厘米许，鲜者切细，干者锉末，以米酒送服。轻者服1次，过2夜即愈，重者亦不过2~3次，鲜有不效者。

（10）西瓜皮 50～100 克，阴干碾细末，每用 5 克，用盐、酒调匀，空腹取用。

（11）硼砂置于干净瓦上煅，等水分挥发殆尽，硼砂呈雪白时离火，瓶装置阴冷处去火毒，然后研末。用时将少许药末点于双眼内眦，并让患者双手叉腰，前后左右活动腰及四肢。

（12）枯矾液（1%～20%）消毒过滤，滴入患者双眼内，每眼 2～3 滴，令患者闭目，转动眼球数次。枯矾液浓度越大，效果越好，但过大对人体眼球有一定刺激性，所以有眼病患者应慎用或忌用。

（13）孩儿茶 5 克，研末，黄酒服下。

（14）鳖甲沙炒，研末，热黄酒服下，每次 3 克，每日 2 次。

（15）蟹壳烘焦，研末，每次服 15 克，每日 2 次。

（16）橙子核炒干研末，每服 10 克，以白酒送下，日 2 次。

（17）韭菜煎汁冲白酒适量服。

（18）鸡矢藤 30 克，粳米 50 克，先以水煎鸡矢藤，去渣取汁，煮米作粥食。

（19）鲜蚤休 10 克，放口中嚼烂后调白酒敷患处。另用 10 克以黄酒冲服，约 3～5 分钟可止痛，2～3 小时后则痊愈。

（20）土鳖虫 10 克，焙黄研末，分为 2 份，晚上睡前及次晨用黄酒冲各服 1 份，一般服 2 份即愈，重者可连服 2～3 日。

（21）葡萄干 30 克，水煎，加酒 15 毫升服之。（《奇效简易良方》）

（22）莳萝做末，酒服 6 克，甚良。（《永类钤方》）

（23）治闪腰，并手足损伤不出血，但有青紫内伤者，先以葱白捣烂炒热，将痛处擦遍，随用生大黄研末，姜汁调敷，尽量饮以好酒，即 3 月半年不愈者，神效。（《秘方集验》）

（24）神曲 100 克，火烧通红，淬黄酒 300 毫升，少顷去神曲，饮黄酒即愈。（《古今灵验秘方大全》）

（25）用萝卜干 30 克，好酒煎服，重者 2～3 服即愈。（《万病验方》）

# 跌打损伤

（1）冬瓜子炒，研细末，温酒服 9 克，日 2 次。（《医方丛话》）

（2）五倍子（打碎，炒煳为末）120 克，陈醋 240 毫升，调匀成膏，敷患处。（《救生集》）

（3）陈瓦 30 克煅红，淬陈醋内，如此 7 次，为细末，每服 0.2 克，黄酒送下。

（4）真绿豆粉于新铁勺内炒紫色，以清水调成膏，厚敷损处，贴以白药，将损伤处用杉木缚定，其效如神。

（5）满天星口嚼，敷患处，即愈如神。

（6）降香木冲老酒，涂上即消。

注：以上 4 方见《经验良方全集》

（7）热豆腐切片敷患处，数次，其肿自消。

（8）蝉蜕 12 克，葱 20 克，捣烂敷患处，其肿自消。

注：以上 2 方见《汇集金鉴》

（9）葱头切碎捣烂，炒热敷患处，冷则易之，肿痛即止。（《医方简易》）

（10）胡桃仁捣和，温酒顿服，便瘥。（《图经本草》）

（11）黄牛尿炒热封之，裹定神效。（《简便方》）

（12）童便入少许酒饮之。（《外科发挥》）

（13）羊脂调天仙子末敷之。（《千金方》）

（14）续断叶捣烂罨之，立效。

（15）夏枯草口嚼烂，罨之即愈。

注：以上 2 方见《卫生方》

（16）水调半夏末涂之，1 宿即没痕也。（《永类钤方》）

（17）治打头青肿。用黄豆末，水和敷之，即消。（《千金方》）

（18）生姜60克打碎，和酒120毫升，釜内同煎搅匀，敷之立愈。（《慈惠小编》）

（19）治跌伤出血。乌贼鱼骨末，敷之。（《直指方》）

（20）治从高处跌下及坠马伤损。取净土和醋蒸熟，布裹熨之。（《袖珍方》）

（21）治跌打损伤青肿。生栀子末同白面用水调敷之，拔出青毒。（《奇方类编》）

（22）治皮损筋断。取金沸草根捣汁涂筋，封口14日，便可相续止痛，1次即愈，不必再涂。（《正骨心法》）

（23）治跌破。可即用吃的烟末6克捣，在患处扎好，莫透风，莫食发物，即止痛，最易完口。（《传家宝》）

（24）治跌扑折骨。凤仙花叶捣烂，频频涂上即安。（《宜良李氏刊方》）

（25）治重物压打。虎胆草捣烂，搽伤处即愈。

（26）治跌打青肿。白木耳120克，焙干研末，每服30克，麻油拌匀，酒送服，药完，其患若失。（《证治要诀》）

（27）治跌打遍身青肿者。木耳120克研末，每服30克，麻油3匙酒服，日2次。（《证治准绳》）

（28）治跌打伤筋。韭菜捣烂，敷1次即愈。（《应验良方》）

（29）治同上。葛根捣汁饮，干者煎服，熬屑敷之效。（《外台秘要》）

（30）治同上。蟹去壳、黄，捣烂微炒，敷伤处，筋能连续。（《本草拾遗》）

（31）治同上。生旋覆花根，捣汁滴入，并敷，日换3次，敷至半月，虽筋断亦续，甚效。（《卫生易简方》）

（32）跌打损伤秘方。采泉边青苔50克，洗去泥土，和以童便，再以石臼之，取其原汁，打开伤者牙齿，灌20毫升，半小时后身感痛，再服300毫升即痊愈。（《百病秘方》）

（33）治打伤危急。松节500克，入锅内炒起青烟为度，用黄酒 500 毫升，入锅内一滚即去渣，半熟灌之。

（34）治车碾及坠马伤。服热小便 300 毫升立愈，极验。

注：以上 2 方见《经验良方大全》

（35）重阳日或 11 月采野菊花，连枝叶阴干，每用菊花 30 克，加童便无灰酒各 300 毫升，同煎热服，神验之极（有微气者皆可效）。（《奇效简便良方》）

（36）仙桃草连根阴干研末，每服 3～6 克，开水送下。

（37）治打扑伤痛。羊角灰以砂糖水拌，瓦焙焦为末，每热酒服下 6 克。

（38）跌打吐血不止。干荷花焙干研末，酒调服，1 日 2～3 次，数日即愈，或干荷叶亦可。

注：以上 3 方见《古今灵验秘方大全》

（39）车前草 100 克，研细末，酒调敷伤处。

（40）治跌打损伤昏迷。杨梅根皮 2 克，研末，少许吹入鼻内，亦可内服。

（41）治跌打损伤瘀血。鲜酢浆草 100 克，捣烂，取汁冲汤服或擦伤处。

（42）治两胁损伤。血竭 1 克，研细末，用酒服下。

（43）治损伤瘀血。琥珀 1 克，研细末，白酒调敷患处。

（44）治跌打损伤肿痛。木棉树根皮适量，泡酒，加温后外敷。

（45）治同上。海马焙干研末，每服 5 克，温黄酒服下。

（46）治同上。芥末用水润湿，加醋调糊状，敷患处，敷 3 小时后取下。

（47）治跌打损伤而致筋骨疼痛。鹿角霜适量研末，每服 5 克，温黄酒服下。

（48）治鞭棍打伤。大生蟹捣极烂，热酒冲服，以醉为度。

（49）治跌打损伤。空心菜适量捣烂，用酒炒，趁热敷患处，外加包扎。亦可治无名肿痛。

（50）治跌打未出血，内伤疼痛。元胡盐水炒研，每服 6 克，每日 2 服，好陈酒下。外用葱白捣烂炒热，外敷，冷则易。

（51）丝瓜焙黄研末，每服 3 克，早晚各 1 次。亦可酒调敷患处。

（52）水蛭 1.5～3 克，焙干研末，黄酒冲服。

（53）鹅不食草，捣烂，炒熟，敷患处。

（54）陆英根白皮，酒煎服。亦可治骨折。

（55）桑树皮炭，研末，敷患处，1 日 1 次。

（56）月季花晾干，研末，每服 6～9 克，黄酒服下。或将花叶捣烂外敷患处。

（57）雪上一枝蒿 15 克，泡酒 500 毫升，10 日后外擦。严禁内服。此方可治跌打损伤，风湿骨痛，疮疡肿毒，毒虫及毒蛇咬伤，蜂叮等外科疾患。

（58）紫金牛全草 30 克，酒、水各半煎，分 2 次服。

（59）马蚁草洗净，捣烂，加酒用文火烤温，敷患处。1 日 1 次。

（60）鲜凤尾草，捣烂敷患处，1 日 1 次。

（61）鲜骨碎补，捣烂敷患处，1 日 1 次。

（62）仙人掌与酒同捣敷患处。

（63）红藤茎 15 克，晒干研末外敷。

（64）苦参研末外敷。此方宜于皮肤溃烂者。

（65）荔枝草鲜品 50 克，捣汁，以滚甜酒冲服，其渣杵烂，敷患处。

（66）落得打 10～20 克，水煎服，渣捣烂和酒敷患处。

（67）万年青 10～25 克，水煎，酌加酒调服。

（68）苏木 15 克，研细末，调白酒，1 日 3 次，每服 3 克。孕妇忌服。

（69）金钱草鲜品捣烂，取汁加童便调服。

（70）威灵仙 15 克研末，与面粉、酒同调，熬热敷患处，

1 日 1 次。

（71）三棵针 30 克，泡酒 7 日左右，内服外擦患处。

（72）点地梅 25 克，水煎服。治碰伤、摔伤、伤处肿痛。

（73）乌桕树叶（嫩叶），捣烂，放烧酒适量，炖沸为度，由轻至重，擦患处，至潮红为度，然后将药敷于伤处，约 2 小时取下，再继续使用前法。

（74）鲜接骨金栗兰草（九节茶）捣烂，酒炒，敷患处；或用根 15～30 克，浸酒服。可治跌打损伤骨折及风湿性关节炎。

（75）鲜泽兰叶捣烂外敷。

（76）冬瓜烧灰存性，酒服 3 克，1 日 2 次。

（77）辣蓼草 6 克，晒干和黄酒 120 毫升炖服，1 日 2 次，早晚饭后服。

（78）土三七 10 克，酒浸外涂，不拘次数。

（79）老松香末 6 克，老酒或凉开水送服，1 日 2 次。

（80）藤梨根 15～30 克与酒糟或白酒，捣烂烘热，外敷。

（81）合欢花 3～9 克研末，黄酒冲服。

（82）苎麻根捣烂外敷，1 日 1 次。

（83）生卷柏 15 克，与黄酒 200 毫升共炖服。

（84）密蒙花（鲜品）加香油适量捣烂敷患处，1 日 1 次。亦可治刀伤、枪伤。

（85）朱砂根 15 克，水、酒各半煎服，或浸酒服。

（86）治跌打损伤，磕碰青肿。老茄子切片如指厚，瓦焙研为末，睡时温酒服下 6 克。

（87）糯谷草，烧灰，加童便，白酒拌敷患处。

（88）口嚼大栗子敷伤处。

（89）治打击青肿，炙猪肝贴之。

# 外伤出血

（1）血竭末敷之，立止。

（2）白芍药30克，炒黄为末，酒或米饮服6克，仍以末敷疮上，即止血痛，良验。

注：以上2方见《广利方》

（3）车前叶捣敷之。

（4）饮人尿300毫升。

（5）磁石末敷之，止痛断血。

（6）牡丹为末，水服5克。

注：以上4方见《千金方》

（7）蛇含草捣烂敷之。

（8）青蒿捣烂敷之。

（9）狼牙草捣烂贴之。

（10）牡蛎粉敷之。

注：以上4方见《肘后方》

（11）云母粉敷之，绝妙。（《事林广记》）

（12）炒盐15克，酒调服之。

（13）用葱炙热，挼汁涂之，血即止。

注：以上2方见《梅师方》

（14）柳絮封之，即止。

（15）楮实捣封之，良。

（16）葛根捣汁饮，或煎服。仍炒屑敷之。

注：以上3方见《外台秘要》

（17）葱白连叶煨热或锅烙炒热，捣烂敷之，冷则再易。

（18）稗子捣敷或研末，敷之即止，甚验。

注：以上2方见《本草纲目》

（19）白薇为末，贴之。（《儒门事录》）

（20）陈紫苏叶蘸所出血，挼烂敷之，血不作脓，且愈后无瘢，甚妙也。（《永类钤方》）

（21）小蓟苗捣烂涂之。（《食疗方》）

（22）鹿蹄草捣敷，绝妙。（《濒湖集简方》）

（23）何首乌末敷之即止，神效。（《邓笔峰杂兴方》）

（24）松脂末少许加生铜屑末，掺之立愈。（《经验方》）

（25）花蕊石刮末敷之即合，仍不作脓。（《嘉祐本草》）

（26）晚蚕蛾炒为末，敷之即止，甚效。（《胜金方》）

（27）乌贼骨末敷之。（《直指方》）

（28）蒲黄 15 克，热酒灌下。

（29）地锦草研烂涂之。

注：以上 2 方见《世医得效方》

（30）用生面干掺，5~7 日即愈。（《理伤续断方》）

（31）蝙蝠 6 克，烧研，水服 1~3 克，当下水而血消也。（《刘涓子鬼遗方》）

（32）治跌打损伤血流不止。老松香为极细末，将所伤口捏凑一处，用药末厚敷上，将布扎住，即愈。（《曹氏经验方》）

（33）真降香，瓷瓦锋刮下，石碾碾细，敷之血即止，又无瘢痕。（《延生一术》）

（34）口嚼灯心，掩之即止。（《敬修斋方》）

（35）龙骨末掺之。（《种杏仙方》）

（36）炒石灰，和鸡子白，丸如弹子大，炭火煅赤，研末敷之。（《鲁府禁方》）

（37）瘦猪肉厚片贴上，或猪皮亦可。

（38）穿山甲片炒枯研末，候冷敷上。

注：以上 2 方见《古今灵验秘方大全》

（39）草纸烧灰，候冷敷上亦止。

（40）老姜烧枯存性，研末敷，亦神效也。（《验方新编》）

（41）艾叶烧灰，敷患处。

（42）杉木灰，敷患处。

（43）干荔枝壳，烧炭研末，敷患处。

（44）霜南瓜叶，晒干为末，撒患处。

（45）多年生旧毡帽，烧灰存性，研末敷患处。

（46）土贝母 20 克，研末敷患处。

（47）天竺黄研末，敷患处，外用纱布包扎。

（48）油菜子 10 克，研末，用鸡子清调匀敷患部。

（49）茶叶研末，敷于患处。

（50）月季花叶捣烂，敷于患处。

（51）荷花研末，敷于患处。

（52）生半夏研末，敷于患处。

（53）藜芦研末，敷于患处。

（54）没药研末，敷于患处。

（55）蒲公英 100 克，捣烂敷于患处。

（56）芋头洗净，捣泥敷于患处。

（57）酢浆草适量，捣烂敷于患处。

（58）芦荟粉研末，撒于出血处。对于出血部位隐蔽的.应找到出血点，用消毒棉蘸粉塞出血处。可治拔牙出血、鼻衄、齿衄、肛裂出血、痔疮出血、下肢溃疡出血、一般性软组织外伤出血等，一般均可 1 次止血。（《新医学杂志》1979，1）

（59）土荆芥晒干为细末，洗净伤口，用药粉敷之。

（60）凤尾草叶，晒干研末，敷伤口，1 日 2 次。

（61）冬青紫叶 5～10 克，捣敷患处。

（62）八角枫叶适量研末，撒患处包扎，1 日 1 次。

（63）仙鹤草捣烂敷患处，1 日 2 次。

（64）三七 3～5 克研末，敷患处，1 日 2 次。

（65）苎麻叶捣烂外敷，1 日 2 次。

（66）黄荆叶适量，口嚼外敷，1 日 2 次。

（67）百草霜研末，外敷，1 日 2 次。

（68）金银花叶，捣烂外敷，1 日 2 次。

（69）芙蓉根皮，捣烂外敷，1 日 2 次。

（70）鲜崩大碗，嚼烂外敷，1 日 2 次。

（71）一枝蒿适量捣烂外敷，1 日 2 次。

（72）南瓜嫩叶，捣烂外敷，1 日 2 次。

（73）鲜菊叶三七适量，捣烂外敷，1日2次。

（74）鲜络石藤叶，洗净捣烂，外敷，用纱布包扎，1日1次。

（75）过路黄30克，研末，1日2次，敷患处。

（76）茜草嫩梢，捣烂外敷，1日2次。茜草根焙研细末外敷亦可。

（77）马勃撕去膜皮，取内部海绵绒样物，压出血部位。

（78）野薄荷叶，嚼烂外敷。

（79）石榴花晒干研末，撒患处。

（80）生半夏研末，敷伤处。

（81）鲜马鞭草30克，捣烂外敷。

（82）乌药不拘量，研末，敷患处。

（83）丝瓜叶晒干，研末，外敷。

（84）鲜杜鹃花叶15克，捣烂外敷。

（85）槐花，焙研细末敷。

（86）半边莲50克，洗净，捶成糊，涂伤口流血处。

（87）柳树花焙研细末敷患处。

（88）金沸草鲜品10克，捣汁外敷。

（89）柚皮，烧灰存性，研末，敷伤口。

（90）旱莲草捣烂，外敷患处。

（91）菖蒲柄，烧灰，外敷患处。

（92）虎耳草鲜品20克，捣烂外敷。

（93）稻草，晒干研细末，外敷患处。

（94）代赭石（煅）为细末，外敷。

（95）鲜茅莓叶捣敷，或干叶研粉外敷。

# 破 伤 风

（1）黄明胶，烧存性，研末，酒服6克，取汗。（《普济方》）

（2）蝉蜕15克，去头足为末，酒煎服。（《谈野翁方》）

（3）桐七树，刮去粗皮，取内白皮捣烂，酒煎服，渣和白面敷患处，自愈。（《百草镜》）

（4）霜降后，稻田内寻取灰色蚱蜢，同壳装布袋内，晒干，勿受湿，常晒为要。遇此症用 10 数个，瓦上煅存性，酒下立愈。（《救生苦海》）

（5）治破伤风肿者。杏仁杵膏厚涂，上燃烛遥炙之。（《千金方》）

（6）治同上。新杀猪肉乘热割片，贴患处，连换 3 片，其肿立消。（《单方摘要》）

（7）用病人耳中垢（即耳屎），并刮爪甲上末，唾调敷上。（《简易良方》）

（8）苏木（为末），每服 9 克，酒下立效。（《本事方》）

（9）草乌头尖为细末，每服 0.3 克，温服立止。（《烟霞圣效方》）

（10）治破伤风，出血不止。当归末敷之。（《箓竹堂集验方》）

（12）治破伤风强直。桑条 1 米长数根，火上炙取汁，热酒调下。（《万病验方》）

（13）蛴螬（即地蚕虫也）将驼脊皆握住，待口吐水就取抹疮上，觉身麻汗出，无不活者。（《婴童百问》）

（14）肉苁蓉切片晒干，用 1 片，底上穿定，点燃于疮上熏之，累效。（《卫生总录》）

（15）白面、烧盐各 20 克，新水调涂之。

（16）生南星末，水调涂破伤疮四周，水出有效。

（17）麝香末 0.3 克纳疮中，出尽脓水便效。

注：以上 3 方见《普济方》

（18）治破伤风欲死。蜈蚣研末擦牙，追去涎沫，立瘥。（《圣惠方》）

（19）竹沥 30 毫升，微微温服。（《广利方》）

（20）鱼胶烧灰存性，为末，酒调服，仍封疮口。（《卫生

易简方》）

（21）牛屎烧烟熏之，令出汗愈。（《奇效简易良方》）

（22）手足十指甲，香油炒黄为末，黄酒冲服。

（23）槐子30克，好酒300毫升，煎160毫升热服。

注：以上2方见《经验良方大全》

（24）大河螃蟹去壳，捣烂，用黄酒冲服，出微汗即愈。

（25）威灵仙根15克，独头蒜10克，香油3克，白酒适量，共捣烂，开水200毫升冲泡，1次服，1日1剂。

（26）全蝎5克，核桃10克，共焙干研末，黄酒服下。

（27）野蘺15克，煮数沸后加红糖内服，1日1剂。

（28）红蓖麻根90克，水煎当茶，1日1剂。

（29）山羊角适量，焙研末，每服3克，黄酒送下，每日2次。

（30）霜桑叶60克水煎服，1日1剂。小儿酌减。

（31）雄鸡屎白，焙干研末，每服9克，烧酒冲服。

（32）将枣剖开纳蜘蛛于内，烧焦为末，用黄酒冲服，取汗出，1日1剂。

（33）苦麻子1.5～10克，水煎服，1日1剂，分1～3次服，7～10日为1疗程。

（34）大凉伞根60克，水煎服，1日1剂。

（35）椿树上臭斑虫，烤焦研末，分2份，1份撒在伤口上，1份用黄酒冲服，汗出为度，每日1次。

（36）蜂房中自死的蜂（去头足和翼），炒黄，共研细末，每服9克，白酒服下，1日1剂。

（37）没生毛的幼鼠数个，烧存性研末，每服3克，黄酒送服，1日3次。

（38）鲜松树根30厘米，以火烧一端，另一端滴下的汁液，用碗或瓶盛接，搽于患处。

（39）鲜洋槐树干（直径约10厘米）30厘米，一端放火上火烧，一端下垂，淋取树汁30毫升，每服15～30毫升，重症可连服 2 次。

# 骨　折

（1）治跌打骨折。蟹壳 3 个烧灰存性，研末。将研好的末，冲酒尽量服，服后碎骨为之响，即可全好。此方 3 日有验，骨皮伤碎，服之能相合如旧。（《济人宝笈》）

（2）治骨碎骨折。大红月季花瓣，阴干为末，1 岁服 0.03 克，好酒冲服，盖被睡卧 1 个时辰，浑身骨响，此是接骨，不必畏惧，并以月季花之叶捣烂敷患处。（《奇效简易良方》）

（3）治骨折。牡蛎少许，为末，用糯米粥调之，涂于骨折处，却以沙木板夹之，即愈。（《洪氏集验方》）

（4）治骨折。泡桐树根皮，捣烂如泥，敷患处，其骨内即有响声，对日取出去之，不可多敷一时。（《济人宝笈》）

（5）治跌打伤骨。地鳖虫 5 克，绞汁，用黄酒冲服。（《绛囊撮要》）

（6）治指断及斧伤。真苏木末敷之，外以蚕茧包缚完固，数日如故。《平易方》

（7）治脑骨破碎。蜜和葱白捣烂，厚封，立效。（《验方新编·增辑》）

（8）治骨折。古钱 1 枚，火煅醋淬，以钱化为度，研细末，酒冲服，则铜末自结为圈，围束折处。（《槐西杂志》）

（9）治骨折。大蛤蟆生研如泥，劈竹裹缚其骨，自愈。（《奚囊备急方》）

（10）治骨折。杉木炭，研极细末，用白砂糖蒸极融化，将炭末和匀，摊纸上乘热贴之，数日即愈，屡效。（《便民图纂》）

（11）治骨折。乞儿破鞋底 1 只烧灰，以绢束之，杉木夹定，须臾痛止，骨节有声为效。（《杨诚经验方》）

（12）治骨折。螃蟹 250 克，捣烂，滚热酒服下。（《经验

良方大全》)

(13) 治骨折痛极方。凤仙花，以肥大者为佳，磨酒服之。(《古今灵验秘方大全》)

(14) 治磕扑伤骨。即将折处凑上绑定，用雄鸡 1 只取血，以好酒 200 毫升，旋热就刺血在内，搅匀饮之即愈。

(15) 治骨折。用少妇发 1 团，包指头大乳香 1 块在内，以麻缠 5~7 层，如鸡子大，于烈火内烧灰存性为末，每服1~2 克，酒调下。

(16) 治骨折。用狗头，烧灰存性，为末，热酽醋调成膏，敷伤处，以帛重裹，于暖处卧。

(17) 治骨头打碎。破草鞋烧灰，为末，油调涂贴。

(18) 治打扑损伤筋骨，瘀血在内疼痛。鼠粪烧过，为末，以腊猪脂调敷封裹，其痛即止。

(19) 治伤肢折臂，断筋损骨，但有皮相连者。用生地黄研汁，好酒和服，1 月筋皮连续；并杵碎，炒热封损处，无比应效。

注：以上 6 方见《卫生易简方》

(20) 治跌打骨折。金樱子根，去皮，煎酒热服，渣敷患处，立愈。(《愿济堂刊施》)

(21) 治跌打骨折。酒调白及末 6 克服，其功不减自然铜。(《万病验方》)

(22) 治闪折筋骨伤损。骨碎补根捣筛，煮黄米粥和裹伤处，有效。(《图经》)

(23) 治折伤，能焊人骨及六畜有损者。赤铜屑细研酒服，直入骨损处。俟六畜死生后，取骨视之犹有焊痕，可验。熟铜不堪用。(《本草拾遗》)

(24) 治骨折各期。黄瓜子 20 克焙干，研细末，每服 3~5 克，每日 2 次，连服 1 月。

(25) 治骨折。自然铜 10 克，白酒送服。

(26) 治骨折。假辣蓼（即水边生的辣蓼）捶烂，以猪油适量调敷伤处，1 日换 1 次，用布包扎好，敷至痊愈为止。

（27）治骨折。白花益母草和红酒糟捣烂，敷患处。

（28）治骨折。细芙蓉树皮，捣烂调酒，以菜叶包放火内，炮热拿出待温，即敷患处，外用大芙蓉树皮夹起，以线扎好，如觉患处发痒，即解下。

（29）鲜韭菜根，洗净捣烂敷患处，每日换 1 次，连用数次。

（30）治骨折。桷蕨根茎（去毛）适量，食盐少许，捣烂外敷，1 日 1 换。

（31）治骨折。五加皮 250 克，绿豆粉面 250 克，炒黄，开水调和摊布上，贴患处，1 日 1 换。

（32）治骨折。甜瓜子 120 克，炒黄研细末，红糖调匀，每服 20 克，1 日 2 次。

# 骨刺（骨质增生）

（1）生葱白，捣碎，加入适量蜂蜜，敷患处，敷 2～3 小时。然后用生大黄末加入醋调成糊状，再敷患处 2～3 小时，7 日为 1 疗程，休息 3 日再敷，一般 3～4 个疗程即好。

（2）食醋 1000 毫升，加热后倒脚盆内，将痛脚泡入盆内，当醋温降低后再加热浸泡。每晚泡半小时，连泡 7～10 日，脚跟痛可减轻。连泡 30～50 日，即可彻底治好。

（3）威灵仙 120 克，切捣为末，以黄酒调服。1 日 2 次，每次 10～15 克。

（4）吴萸 30 克研末，以黄酒拌湿，放入瓦片上烘热，摊于油纸上，趁热敷患处，用布包好，如冷则再烘热再敷，连敷数日，以愈为度。

（5）好醋 500 毫升，青砖 1 块，将砖烧热，将醋浇砖上，足穿厚袜踏砖上，趁热用醋蒸熏，每日 3 次。此方治足跟骨刺。

（6）仙人掌，将毛刺刮去，剖成两半，用剖开的一面敷于足跟疼痛处，外用胶布固定，敷 12 小时后再换半片。冬天可先将剖开的一面放在热锅内烘 3 ~ 4 分钟，烘热后敷患处，一般晚上贴敷，连续敷 2 ~ 3 周。此方治脚跟痛。

（7）川芎 45 克，为末，分 3 袋。放鞋中踩与患处，每次用药 1 袋，每日换 1 次，轮流换用。

（8）生川乌烘干研末，每用 3 克与陈醋拌糊状，涂干净纱布上，贴患处，用胶布固定，3 日换 1 次。

（9）鲜川楝叶 50 克，与红糖 50 克，共捣烂为膏状，外敷足跟，24 小时换 1 次。

（10）威灵仙 90 克，水、醋各半，煎汤洗患侧部位。

# 坐骨神经痛

（1）新鲜毛茛地上部分 1 ~ 2 棵，洗去泥沙，沥干，打烂。取干燥纱布叠成适中方块四层，将打烂的毛茛全草倒在纱布上摊均，即可敷在最疼点，用胶布固定 2 ~ 3 小时（时间不宜过长），打开如有水泡即可去除敷料，并用消毒后的针头挑破水泡，适当涂些消炎药膏，以防感染，一般 1 次即愈。

（2）鲜八角刺根皮 500 克，放在铁锅内炒干，白酒 1500 毫升浸 7 日后，取药液擦痛处，并早晚各服 15 克。

（3）用青梅酒擦伤处。

（4）陈艾叶 60 克，加水 1000 毫升煎汤洗患处，每日 1 ~ 2 次，洗数日。

（5）生乌头末 250 克，加醋调为糊状，入锅内熬至酱色，摊于布上，约 0.5cm 厚，贴在疼痛处，每日换药 1 次，贴数日。

（6）独头蒜捣烂外敷（环跳、风市、委中、承山、阿是穴），纱布包缚紧，候 8 ~ 12 小时，敷处起水泡，将泡挑破，流出黄水，外涂龙胆紫即可。

# 肩、臂、腿痛

**肩臂痛**

（1）片姜黄6～10克，研为粗末，水煎去粗渣，可连服数日。

（2）威灵仙5～10克，水煎服，1日2次。

（3）追地风30克，浸入白酒60毫升中，浸泡5～7日，分次服用。

（4）槿木炭120克，为末，和砂糖，1日2次，每服10克。

（5）新瓦晒热，熨痛处。

（6）当归浸醇酒频饮。

（7）桑枝熬膏服。

（8）桑枝120克，切细炒香，又水煎500毫升，不拘时，1日内服完。

（9）枸杞子（当年新采的）50克，浸入500毫升高粱酒中，泡10日。每日饮2次，每次25毫升，饮2周有良效。

**腿痛**

（1）茜草120克，用白酒泡7日后服，1日2次，每服10毫升。

（2）白术30克，用酒300毫升煎成100毫升，不拘时间徐徐饮之，1日服完。不会饮酒者用水煎亦可，但药力较缓。

（3）鲜松毛（即毛松叶）2500克，捣碎，将松毛摊于热炕上，复之以布，用醋250毫升洒之，后躺上，盖被出汗。

（4）莱菔子15克，为末，醋适量，加葱白，共捣烂，做成饼状贴患处。

（5）茜草15克，用水、酒各半煎服。

（6）治腿膝不肿但痛者。鹿衔草10克，水煎服，连服4日。

（7）治腿膝肿痛。豆腐渣，炒熟，敷患部。

（8）治同上。老姜，捣烂涂患处。

（9）治足趾关节痛，脚痛。汉防己5克，水煎温服，每日1～2剂，连服数剂。

（10）治同上。臭梧桐梗适量，煎汁洗患处。

（11）治同上。吴茱萸30克，研末以黄酒拌湿炒热，摊在油纸上，敷患处，用布包好，如冷再炒，再敷，连续数次。

（12）治同上。生大黄，醋磨汁敷痛处。

**脚后跟痛**

（1）茄子根，炖水洗脚。

（2）黄豆根500克，煎汤热浸数次。

**背痛**

（1）桑枝切细，炒黄，煎汤，随时服用。

（2）大豆200克，酒300毫升，煮取汁顿服。

（3）韭菜连根捣烂，醋拌炒，绢包熨痛处。

（4）针刺中渚穴。

# 肢体麻木

（1）蔓荆子15克，水煎服。

（2）嫩桑树皮100～200克，水煎，先熏后洗，一般1～2次可愈，甚效。桑枝亦可，用60克，水煎熏洗，连用3～4次。该方对"末梢神经炎"手指尖麻痛者有特效。

（3）乌豆30～60克，乌枣20克，每日1剂，炖2次服，连服数剂。

（4）路路通6～10克，水煎服，亦可烧炭研末，酒调服。

（5）蚕砂炒热，布包熨患处。

（6）淫羊藿120克，烧酒500毫升，将药切细在酒中泡4～5日，适量服之。

（7）鲜姜60克，葱120克，醋120毫升，水煎，先熏后洗。

（8）祖师麻10克，水煎，煮鸡蛋10个，每日早晚各食1

个，并喝汤20毫升。此方冬天用效果更好。

（9）白木耳150克或黑木耳150克，焙干。黄豆150克，锅内炒黄。共捣为末，每日早晚各服1次，每服5克，开水送下。15日为1疗程。

（10）白术30克，煎汤分2次服，或酒煎服。

（11）伸筋草30～60克，水煎服。

（12）老鹳草10～15克，水煎服。或老鹳草120克，用酒500毫升浸3～4日，隔水蒸透，每服15毫升，1日2～3次。

（13）鲜苍耳草12克，水煎服。1日2次，早晚各1次。

（14）威灵仙10克，水煎服。

（15）天冬60克，洗净，装入布袋内扎紧，放入酒500毫升罐中，盖好盖，浸30日即成，每日饮1次，每次20～30毫升。

（16）鸡蛋壳120克，研末，每次服6克，黄酒服。

（17）豆淋酒适量饮服，每日2次，饭后服用。（豆淋酒作法：黑大豆250克炒至爆裂色退时，加陈黄酒500毫升，泡于坛中，密封冷却，过滤备用）

（18）干地黄60克洗净，泡入500毫升白酒中封固，浸7日以上即可饮用。每次饮10～15毫升，睡前饮效果最好。

（19）天麻30克，白酒500毫升，泡7日后服用，每次饮10～20毫升，每日2～3次。

（20）五台山蘑菇300克，洗净，取白酒和黄酒各300毫升将蘑菇入酒内，加花椒0.3克，放笼内蒸，晒干研末，每日早晚空腹以黄酒为引服用10克，白开水送下。

（21）公鸡腿1副，烧灰同木耳30克，熬汤，黄酒为引，1次送服，数次可愈。此方用于腿麻木不仁效果更好。

（22）生姜60克，醋100毫升，共煎洗患处，每日1次。

（23）芥菜子末，调醋涂患处。

（24）霜桑叶煎汤频洗，或童便和黄酒各10毫升，煎服2～3次。

（25）桑寄生泡酒，每日午后随量服用。

（26）桑枝并叶煎汤浸洗。

# 大骨节病

（1）杨、柳、槐、松、桑树皮若干，用45%酒精浸过药面泡24小时，过滤液汁贮存备用，每日服3次，1次服15～25毫升。

（2）水三七干茎叶10克，水煎，1日分2次饭前服。

（3）草木灰3000克，加水5000毫升，充分搅后浸泡24小时，取上清液煮沸浓缩成1000毫升，每日3次，每次30～40毫升，30日为1疗程。

（4）芒硝，每服（成人）2～4克，每日2次，连服30日。

# 肠 粘 连

（1）芒硝10～20克，加面粉等量，用醋和白酒各半，调和为泥状，睡前敷于脐部，半径可至15厘米，纱布固定，晨起后洗净，连续用数次即可。

（2）黄荆根30克，煎水服，可止腹痛。

（3）黄荆子为末，每用5克，蜂蜜调服。

（4）莱菔子10～15克，水煎服，或为末，每服5～10克。

（5）三七粉每服2～3克，手术拆线后，连服5～10日。

［附］按摩法：平卧，双目微闭，舌舐上腭，意留脐中，作平静腹式呼吸3分钟，每分钟呼吸6次。在继续进行腹式呼吸的同时，自行叠双手，将右掌从右下腹开始以顺时针向做绕脐按摩。按摩时用力要匀，绕脐1周用时10秒，同时做1次腹式呼吸。再按摩5分钟（绕脐30周，呼吸30次）后，再如前做平静式呼吸3分钟即告结束。每日1～2次，在不饥不饱时进行。

# 脱疽（血栓闭塞性脉管炎）

（1）治脱疽有发于脚趾，渐至膝，色黑，逐节脱落，剧痛者。土蜂巢研细，陈醋调搽。（《乾坤生意》）

（2）治脱疽初起。天竹枝上胡蜂巢 1 个，用阴阳瓦炙灰研末，冰片 0.6 克，滴醋少许，调匀敷患处，奏效如神。（《瑞竹堂经验方》）

（3）甘草嚼烂厚敷，干则随换，日夜不断，数日必愈，神效。

（4）用顶大甘草研极细末，用香麻油调敷，要敷极厚，1日 1 换，不可间断，忌食发物。

注：以上 2 方见《验方新编》

（5）隔蒜灸有效。

（6）艾叶、葱白煎汤洗之，次用松香放炭火内烧烟熏之，1~2 次即愈。

注：以上 2 方见《万病验方》

（7）密陀僧研末，桐油调稠，摊布贴之。（《经验良方大全》）

（8）活蜗牛（连壳）杵烂为泥状，平敷于溃烂面上，以湿纱布盖之。每 1~2 日换药 1 次。

（9）毛披树根 90 克，煎水浸泡伤口，每日 1~2 次。

（10）白花丹参晒干研末，用 55 度白酒泡 15 日，配成5%~10% 丹参酒，每服 20~30 毫升，每日服 3 次。

（11）大葱白 2500 克，煎水，每日洗疮 2 次。